物理治療師必備！

髖關節攣縮的評估與運動治療

楓 葉 社

髖關節攣縮的評估與運動治療

監修　林　典雄
肌肉骨骼系統功能解剖學研究所　所長

淺野昭裕
中部學院大學　看護復健學系　理學療法系　教授

執筆　熊谷匡晃
松阪中央綜合醫院　復健中心　主任

審定　吳欣穎
任職於台東基督教醫院

第1章　骨盆、髖關節的功能剖析　**1**

1. 直立二足行走的進化過程
2. 髖關節的表面解剖
3. 骨頭型態
4. 關節囊和關節囊韌帶
5. 肌肉
6. 神經系統
7. 血管系統

第2章　髖關節的生物力學　**2**

1. 髖關節的運動
2. 關節的潤滑機制
3. 髖臼關節唇的構造與力學特徵
4. 具代表性的X光標記
5. 對髖關節施加的作用力

第3章　因髖關節周邊組織攣縮　　產生的疼痛評估　**3**

1. 與關節疼痛相關的基本概念
2. 疼痛的評估
3. 髖脊症候群（hip-spine syndrome）
4. 起因於攣縮的髖關節痛
5. 夾擠性神經病變

第4章　髖關節攣縮的評估與治療　**4**

1. 髖關節的關節活動度
2. 關節活動度受限（攣縮）的基礎知識
3. 關節活動度受限的評估與治療

第5章　異常步態（跛行）的評估與治療　**5**

1. 正常步態的運動學
2. 起因於關節活動度受限的異常步態
3. 異常步態（跛行）的評估
4. 針對步行障礙的運動治療

第6章　針對髖關節疾患的評估與運動治療　**6**

1. 近端股骨骨折
2. 髖關節脫臼骨折、髖臼骨折
3. 髖關節退化性關節炎
4. 股骨髖臼夾擠症候群（FAI）

索引　**索引**

監修的前言

我的同學熊谷先生（國立療養所東名古屋醫院附屬復健學院）畢業後於骨科復健學會持續鑽研精進，進而完成了偉業，即獨立完成了《髖關節攣縮的評估與運動治療》這本書，這是繼我的學生赤羽根的著作《肩關節攣縮的評估和運動治療》後的第二本系列著作，如同赤羽根的著作廣受好評，我深信這本著作也能對從事肌肉骨骼系統診療的諸多人士有所助益。

骨科復健學會裡，通過ＡＡ等級認證的熊谷先生現在正是「炙手可熱的物理治療師」之一，其診療技術之高，不只髖關節診療，其他無論是上肢或下肢障礙，他都能夠診療，是位全方位的物理治療師。我將像熊谷先生這樣不僅擁有診斷所有關節的能力，在這當中又有特別擅長的領域之專家稱為「物理治療師之箇中翹楚」。這世上常看到有人自稱是「專治肩膀的物理治療師」、「專治膝蓋的物理治療師」，不過這在我聽來，其言下之意只不過是「想看肩膀以外疾患的人請去其他診所！」「想看膝蓋以外疾患的人請去其他診所！」如果只在某些特定區域工作的話，專治某個關節的物理治療師或許也派得上用場，可是，除此以外的大部分地區，需要的都是無論任何關節都有一定專業度的物理治療師，若是一位能確實掌握每個關節的解剖構造，且會基於每個構造的功能特性進行診療的物理治療師，可能會像這樣介紹自己：

「我是肩膀、手肘、手、腰、大腿、膝蓋、腳⋯⋯的專業物理治療師。」

為了某天能這樣理直氣壯地介紹自己，需要很長一段時間努力並持續鞭策自己，但是，人生只有一回，既然從眾多職業當中選擇了物理治療師這個職業，就以「真正的肌肉骨骼系統專業物理治療師」為目標如何？我深信這本書會是各位不可或缺的寶典。

擔任這次的審定時，我請中部學院大學教授淺野昭裕教授幫忙我，他既是我的盟友，也是我最好的朋友及最重要的競爭對手，淺野教授的文章校對能力無人能出其右，影像的判讀能力也是無人能出其右，理解髖關節疾患時，正確掌握從身體上看到的症狀，並對照Ｘ光片釐清其因果關係的過程非常重要，就這個觀點而言，此書可視為是我和淺野教授共同審定的，請各位在閱讀時也把這點放在心上。

最後，這本書出版時，得到「運動與醫學出版社」的園部先生很多的幫助，在此致上誠摯的謝意，此外，也對總是當熊谷先生後盾的夫人及其家人表達深切感謝之意。

二〇一九年十月吉日
審定代表　肌骨系統功能解剖學研究所所長　林典雄

序文 … 致出版社

會直立二足行走的人類髖關節和四腳動物的髖關節相比，其構造有很大的差異性，髖關節是接近身體中心一個功能上很重要的關節，在日本由於越來越高齡化，近端股骨因骨質疏鬆造成的骨折病例持續增加。

近端股骨骨折是種會讓患者的ADL顯著下降，甚至影響到生命的骨折，在做骨折治療時，即使是骨頭無法癒合的狀態（從骨折部位插入植入物幫助骨頭密合，或是大轉子和小轉子等骨板未固定的狀態），術後還是要盡早積極開始做行走訓練，大多於手術的隔天就開始做全承重步行，和其他骨折相比，治療這種疾患可說是用比較特殊的骨科治療與運動治療。

由於近端股骨骨折患者大多是高齡者，從預防術後併發症和預防ADL下降的觀點來看，是希望患者能早點下床，但卻忽略了一些步驟，即就運動治療而言，其他部位的骨折時，會從關節功能解剖學的觀點詳細地解釋病徵這個步驟，多少只是制式地遵循臨床路徑的運動治療。

考量到長期的成效與預防跌倒，相信不用說也知道最重要的是詳細的評估，之後再實施適當的運動治療。

肌骨系統問題的復健上，治療師會遇到的症狀當中，「關節攣縮」、「疼痛」、「肌力退化」占了半數，這些都是相互影響的。

只要關節攣縮持續，就大多會出現疼痛，此外，關於肌力，也不是單純的肌力退化，有時背後也存在著關節攣縮。

大家通常將肌力和活動度分開評估，不過兩者是表裡一體的關係，為了將關節導向無痛、能順利活動、確實支撐住身體，就無法將這三個問題分開評估，其中關節攣縮對其他因素影響極大，因此只要是每天在醫療第一線奮鬥的治療師，就能理解「關節攣縮的評估與治療」是多麼地重要。

當今社會很重視效率，街頭巷尾充斥著小聰明的服務，物理治療業界也毫無例外，只注重學些表面的技術，而不重視基於病徵的評估和治療是當今的風氣。

書店裡滿滿陳列著讓人忍不住想伸手去拿的聳動書名的書，簡單整理出懶人包的書或許符合當今社會極度重視效率，不過提高評估技巧與運動治療的技巧不是短時間內能達成的，這些書的助益性就變得片段不完整。

我們負責的肌肉骨骼系統疾患很多元，每個患者的症狀和病徵也都大不相同，此外，為了進行關節攣縮的評估與治療，除了熟知解剖學和運動學，重要的是做正確的觸診與關節操作，最近於肌骨系統的領域裡，因超音波普及，便知道了造成關節攣縮的原因實際上有很多種，也知道了關節攣縮是造成髖關節疾患的原因。

　　這次，網羅了新的見解，再次回到原點，以從事肌骨系統復健的治療師在做評估與治療時一定要知道的基礎「髖關節的攣縮」為題，撰寫了這本書，我特別花心思將解剖學、生物力學的總論、髖關節攣縮的詳細評估方法、起因於關節攣縮的疼痛與異常步態等多元的內容，廣泛使用影像和插圖，用容易理解的方式寫出來，雖然不是網羅了所有的髖關節問題，不過以負責肌肉骨骼系統治療的各位治療師主要會遇到的疾患為主，撰寫了此書。

　　如果這本書能對拿起拙作的人多少有點幫助，且能幫助更多患者改善其症狀的話，我將感到無比喜悅。

　　這本書請到了肌肉骨骼系統功能解剖學研究所的林典雄所長、中部學院大學的淺野昭裕教授幫忙審定，兩位前輩都是以領導者之姿長期致力於肌肉骨骼系統復健領域的普及與啟蒙，我自己也是於臨床實習時受到兩位老師指導的學生之一，兩位老師的教導讓我在肌骨系統復健的基礎概念非常紮實，這回，兩位答應擔任審定讓我備感光榮。

　　此外，在此向編輯時提供諸多協助的「運動與醫學出版社」編輯部、Condition Labo診所的園部俊晴所長等相關人士，致上最誠摯的謝意。

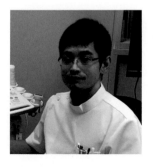

二○一九年十月吉日
三重縣厚生連松阪中央綜合醫院
復健中心主任
熊谷匡晃

目錄

監修的前言

序文

第1章　骨盆、髖關節的功能剖析

1. 直立二足行走的進化過程 ————————————————————————————— 10

2. 髖關節的表面解剖 ————————————————————————————— 14

    1）皮膚的標記 ————————————————————————————— 14

    2）骨頭的標記 ————————————————————————————— 15

3. 骨頭型態 ————————————————————————————————— 17

    1）髖骨、髖臼 ———————————————————————————— 17

    2）股骨 ———————————————————————————————— 20

4. 關節囊和關節囊韌帶 ——————————————————————————— 24

    1）關節囊 —————————————————————————————— 24

    2）關節囊韌帶 ———————————————————————————— 24

5. 肌肉 ———————————————————————————————————— 27

    1）髖骨深層肌群 ——————————————————————————— 29

    2）髖骨淺層肌群 ——————————————————————————— 30

    3）大腿的伸肌肌群（大腿前側的肌肉） ———————————————— 32

    4）大腿的內收肌群 —————————————————————————— 32

    5）大腿的屈肌肌群（大腿後側的肌肉） ———————————————— 34

6. 神經系統 ————————————————————————————————— 35

    1）感覺 ———————————————————————————————— 35

    2）運動 ———————————————————————————————— 37

7. 血管系統 ————————————————————————————————— 40

    1）髖關節周圍的血管系統 ——————————————————————— 40

    2）股骨頭的血管系統 ————————————————————————— 41

第2章　髖關節的生物力學

1. 髖關節的運動————————————————————————————46
    1）髖關節的活動度與牽制 ·······················46
    2）髖關節的活動度與ADL ·······················47

2. 關節的潤滑機制————————————————————————49
    1）關節軟骨 ·····································49
    2）關節潤滑的生物力學 ·························50

3. 髖臼關節唇的構造與力學特徵————————————————51
    1）關節唇的構造 ·································51
    2）關節唇的生物力學 ···························51

4. 具代表性的Ｘ光標記————————————————————53
    1）髖臼角（α角）································53
    2）Sharp角 ······································53
    3）CE角（center-edge angle）····················53
    4）AHI（acetabular head index）·················53
    5）ARO（acetabular roof obliquity）··············54
    6）ADR（acetabular depth ratio）················54
    7）沈通線 ·······································54
    8）股骨頭脫臼度（按Crowe分類分級）·············54

5. 對髖關節施加的作用力————————————————————56
    1）關節合力 ·····································56
    2）關節應力 ·····································58
    3）將生物力學運用於髖關節患者身上 ·············62

第3章　因髖關節周邊組織攣縮產生的疼痛評估

1. 與關節疼痛相關的基本概念————————————————68
    1）穩定的關節與不穩定的關節 ···················68
    2）髖關節的不穩定性 ···························69

2. 疼痛的評估——————————————————————————71
    1）髖關節周圍組織感覺受器的分類與功能 ·········71

2）疼痛發生的時機 ·· 73

3）疼痛發生的主要原因 ··· 73

4）疼痛部位的表示方法 ··· 74

5）疼痛的定量評估 ··· 74

6）轉移痛 ··· 74

3. 髖脊症候群（hip-spine syndrome） ──────────── 76

1）分類 ··· 76

2）骨盆傾斜與脊椎排列（alignment）的評估 ··············· 77

3）起因於骨盆前傾的髖關節疼痛 ·································· 83

4）起因於骨盆後傾的髖關節疼痛 ·································· 105

4. 起因於攣縮的髖關節疼痛 ───────────────── 119

1）骨盆後傾，腰椎後凸受限時，髖關節前側疼痛 ··········· 119

2）與髖關節後側支持組織柔軟度不足相關的髖關節前側疼痛 ··· 121

3）與髖關節前側支持組織柔軟度不足相關的髖關節前側疼痛 ··· 123

5. 夾擠性神經病變 ─────────────────────── 126

1）股神經障礙 ·· 126

2）梨狀肌症候群 ··· 129

3）閉孔神經障礙 ··· 134

第4章　髖關節攣縮的評估與治療

1. 髖關節的關節活動度 ───────────────────── 144

1）髖關節複合體的活動度與髖關節本身的活動度 ············ 144

2）髖關節屈曲與股骨頸部軸屈曲的差異性 ····················· 145

3）關節活動度的量測方法 ··· 146

2. 關節活動度受限（攣縮）的基礎知識 ─────────── 155

1）關節攣縮的發生機轉 ·· 155

2）關節活動度受限的主要原因 ······································· 157

3）沾黏與縮短 ··· 157

4）到外傷性攣縮完成為止的時間因素 ···························· 160

5）髖關節活動障礙的特徵 ··· 162

3. 關節活動度受限的評估與治療 ———————————————————— 164
　　1）限制因子的推斷方法 ——————————————————————— 164
　　2）關節活動度的實際／運動情況 ——————————————————— 168

第5章　異常步態（跛行）的評估與治療

1. 正常步態的運動學 ————————————————————————— 176
　　1）二足步行的力學特性 ——————————————————————— 176
　　2）步態週期的區分與功能 —————————————————————— 177

2. 起因於關節活動度受限的異常步態 —————————————————— 181
　　1）步行之下肢關節角度的變化 ———————————————————— 181
　　2）髖關節的關節活動度受限引起的異常步態 ————————————— 183
　　3）膝關節的關節活動度受限引起的異常步態 ————————————— 192
　　4）足關節的關節活動度受限引起的異常步態 ————————————— 194

3. 異常步態（跛行）的評估 ——————————————————————— 195
　　1）藉由觀察得到的步態評估 ————————————————————— 195
　　2）藉由動作誘導得到的步態評估 ——————————————————— 196

4. 針對步行障礙的運動治療 —————————————————————— 198
　　1）取得步行時所需的關節活動度 ——————————————————— 198
　　2）以提高肌肉功能品質為目的之運動治療 —————————————— 198
　　3）站姿、承重訓練 ————————————————————————— 203
　　4）行走訓練 ——————————————————————————— 207

第6章　針對髖關節疾患的評估與運動治療

1. 近端股骨骨折 ——————————————————————————— 216
　　1）疾患概述 ——————————————————————————— 216
　　2）骨科的治療 —————————————————————————— 219
　　3）評估 ————————————————————————————— 221
　　4）運動治療 —————————————————————————— 227

2. 髖關節脫臼骨折、髖臼骨折 ——————————————————————— 231
    1）疾患概述 ——————————————————————————————— 231
    2）骨科的治療 ————————————————————————————— 232
    3）評估 ————————————————————————————————— 233
    4）運動治療 —————————————————————————————— 234
3. 髖關節退化性關節炎 ——————————————————————————— 236
    1）疾患概述 ——————————————————————————————— 236
    2）骨科的治療 ————————————————————————————— 237
    3）評估 ————————————————————————————————— 239
    4）運動治療 —————————————————————————————— 245
4. 股骨髖臼夾擠症候群（FAI）————————————————————— 249
    1）疾患概述 ——————————————————————————————— 249
    2）骨科的治療 ————————————————————————————— 252
    3）評估 ————————————————————————————————— 254
    4）運動治療 —————————————————————————————— 257

索引 ————————————————————————————————————— 264

NOTE：

感覺接受性疼痛（nociceptive pain）與神經病變性疼痛（neuropathic pain）———— 72
頸椎和腰椎小面關節形態特徵 ———————————————————————— 90
希爾頓氏定律（Hilton's Law）—————————————————————— 112
髖關節外旋肌群和髖關節內收、外展肌群的關係 ————————————— 134
站姿時的肌肉活動 ———————————————————————————————— 178
關節力矩和關節力量 —————————————————————————————— 188
步行的神經控制也受到伸直活動度的影響嗎？—————————————— 189
高齡者的步行特徵 ———————————————————————————————— 193
滾動功能（J. Perry 步態）————————————————————————— 194
高齡者的姿勢變化和對步行的影響 ———————————————————— 208
靜態步行與動態步行 —————————————————————————————— 210
從體表確認骨盆調整的方法 ————————————————————————— 241
O'Malley肌肉分離術的目的與效果 ———————————————————— 244

1

骨盆、髖關節的功能剖析

1. 直立二足行走的進化過程

2. 髖關節的表面解剖

1）皮膚的標記

2）骨頭的標記

3. 骨頭型態

1）髖骨、髖臼

2）股骨

4. 關節囊和關節囊韌帶

1）關節囊

2）關節囊韌帶

5. 肌肉

1）髖骨深層肌群

2）髖骨淺層肌群

3）大腿的伸肌肌群（大腿前側的肌肉）

4）大腿的內收肌群

5）大腿的屈肌肌群（大腿後側的肌肉）

6. 神經系統

1）感覺

2）運動

7. 血管系統

1）髖關節周圍的血管系統

2）股骨頭的血管系統

髖關節由髖臼和股骨頭形成，是自由度3的杵臼關節，也是人體上最大的負重關節，有強健的支撐性，其構造能夠耐很大的負重。雖然其他哺乳類的髖關節構造也和人類的很像，但因為人類的直立二足行走在力學上並不穩定，因此人類髖關節有著生物力學上獨特的特徵。在進化過程中，因髖關節伸直而能夠直立二足行走，從而演變成能巧妙地利用重力和慣性，消耗較少能源的優秀移動方式。

這章將解說人類髖關節在功能解剖學上為了兼顧支撐性和可動性這兩個不同的功能，而發展出來的特徵。

1. 直立二足行走的進化過程

人類和其他動物最大的差異之一就是採用直立二足行走的移動方式，人類因為能夠直立二足行走，手部自由度就增加了，因此能促進大腦發育，進而打造出今日的高度文明。不只人類，能夠二足行走的動物還有鴕鳥和袋鼠等，不過牠們的髖關節和膝關節是屈曲的，所以軀幹和下肢的關係和四足行走的動物一樣（圖1-1）。

參考文獻2所做的圖

—— 重心線

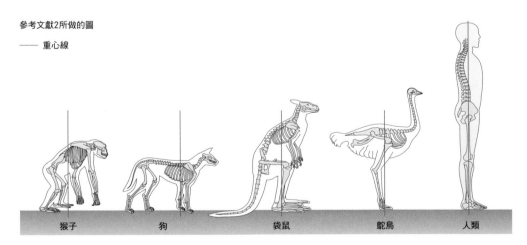

| 猴子 | 狗 | 袋鼠 | 鴕鳥 | 人類 |

圖1-1：用二足和四足站立時的骨骼位置

人類的構造是在髖關節、膝關節完全伸直的下肢上，筆直接上軀幹和頭部，而採用二足移動的鴕鳥和袋鼠則是彎曲髖關節、膝關節，其骨盆和下肢的關係和四足動物是一樣的，牠們的二足移動並非是直立二足移動。再看看四足動物的重心線，狗等一般陸地上的四足動物，其重心線是落在前腳附近，因此前腳的負重比較多，而猴子則是落在後腳附近，人類則是位於髖關節的正上方。

採用四足移動的動物和採用直立二足行走的人類，最大的差異就是反映出生物移動方式的骨盆形狀，脊椎動物的骨盆在進化的過程當中，會順應肌肉抗重力的關係與移動方式等因素而改變形狀[1]。採用四足移動的動物骨盆呈現縱向長形的板狀（圖1-2），這種從骨盆垂直往下長出後腳的構造，很適合配置將後腳用力踢出的大腿屈肌。另一方面，人類的骨盆是橫向寬廣狀，像個碗狀延伸出來，能夠由下方支撐內臟，寬闊的髂骨讓負責伸直髖關節的臀大肌和臀中肌的附著範圍增加，並有利於支撐住腹部內臟[2]（圖1-3）。此外，髂骨在背部挺起的同時，腰椎會強烈往前凸，使得上半身直立且往後方移動，同時重心就會落在髖關節的正上方，能用少一點的力氣穩定維持住很重的頭和軀幹[3]（第10頁圖1-1）。

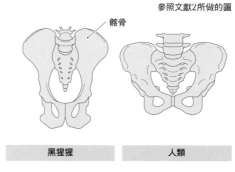

參照文獻2所做的圖

髂骨

黑猩猩　　　　人類

圖1-2：黑猩猩和人類的骨盆比較

彎腰走路的黑猩猩骨盆呈現較為細長型，不過人類的骨盆是呈現碗狀（dome-shaped）的。

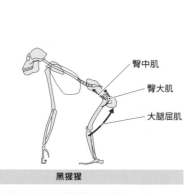

參照文獻2所做的圖

臀中肌
臀大肌
大腿屈肌

黑猩猩

臀中肌　　　臀大肌

大腿屈肌

人類

圖1-3：黑猩猩和人類的肌肉生長方式的比較

為了將腳往前踢出，黑猩猩的主要肌肉是大腿屈肌肌群，而直立二足行走的人類則是由臀大肌來擔任這個功能。

接下來是股骨的形狀：觀看人類的股骨骨幹中段附近的剖面，可以看出後側的骨質呈現凸出來的形狀，形成粗線[4]（圖1-4）。用雙腳站起來時，因為有重力，會強烈受到往股骨長軸方向的壓縮應力，而顯示出耐前後方向彎曲的力學性質。另一方面，黑猩猩的股骨，並沒看到像人類一樣的粗線凸出，且內外方向的直徑要大得多，這個形狀比較適合四足移動[4]。股骨附近部位也看得到能明顯反映出運動方式的構造，人類股骨頸的緻密骨之厚度特徵是下端較厚、上端較薄[5],[6]，這起因於剖面的下端和上端間施加的力量不同。

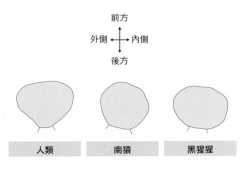

前方
外側 ←→ 內側
後方

| 人類 | 南猿 | 黑猩猩 |

圖1-4：股骨骨幹部的剖面圖比較

觀看人類的股骨骨幹中段附近的剖面，看得出後方的骨質呈現凸出來的形狀，形成粗線（linea aspera），凸出的粗線顯示出耐前後方向彎曲的力學性質。另一方面，黑猩猩的股骨，並沒有像人類一樣的粗線凸出，內外方向的直徑很大，這個形狀比較適合四足移動。

參照文獻5所做的圖

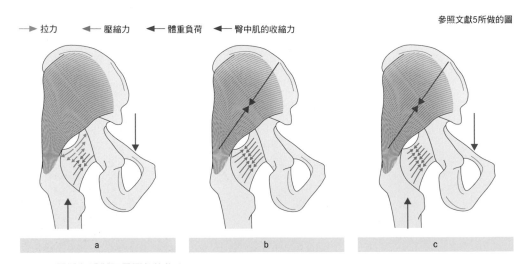

→ 拉力　　← 壓縮力　　← 體重負荷　　← 臀中肌的收縮力

a　　　　　　b　　　　　　c

圖1-5：體重負重對股骨頸部的施力

因體重負重對股骨頸施加了內反作用力，導致上端產生拉力，下端產生壓縮力（a）。另一方面，和股骨頸的長軸呈平行方向作用的臀中肌，其收縮力會讓上端和下端都產生壓縮力（b），結果導致用雙腳站起來時，在上端因拉力和壓縮力相抵銷而讓施力變小，下端的壓縮力變大（c）。

也就是說，直立時的體重負荷讓人類的股骨頸施加了內反作用力，導致上端產生拉力，下端產生壓縮力（左頁圖1-5a）。另一方面，和股骨頸的長軸呈平行方向作用的臀中肌，其收縮力會讓上端和下端都產生壓縮力（左頁圖1-5b），結果導致用雙腳站起來時，在上端因拉力和壓縮力相抵銷而讓施力變小，下端的壓縮力變大[5]（左頁圖1-5c）。因此，用雙腳站起來時會承受很大負荷的下端，在保持了強固的構造的同時，緻密骨也產生了力學上的適應性[7]。此外，觀察人類的股骨頸表面就會發現，後面有閉孔外肌通過的溝（閉孔外肌溝），這個溝是當髖關節過度伸直時，受到肌腱壓迫而形成的壓痕[8]。

如此，比較四足動物和採用直立二足行走的人類骨頭型態，便知這是為了要適應經年累月變化而來的移動方式才形成的，此外，骨骼形狀和肌肉的附著處也會隨之調整，緊密連結後形成了合適的走路方式。

2. 髖關節的表面解剖

　　對治療師而言，是否擁有能針對治療對象的組織做正確觸診的技術，攸關到在評估與運動治療上是否能得到更多的有益資訊。

　　在思考本書標題「關節攣縮」的原因時，推測限制因子的第一步相當重要：在做被動動作測試時，是否能靠觸診找出最先出現張力的組織（大多時候是肌肉），以及是否能判斷出是什麼組織。

　　有沒有壓痛症狀會告訴我們那個組織本身產生疼痛的原因？為了不要讓其他肌肉出現代償作用，要讓肌肉放鬆，以及進行有效的肌力強化訓練，這在確認治療對象的肌肉能否收縮這點上很重要。

　　關於每塊肌肉的觸診方法，請各位參考我之前出版過的書[9]，現在這本書僅針對皮膚和骨頭的標記（landmark）做說明。

1）皮膚的標記

　　大腿前側有下腹部和大腿交界處形成的鼠蹊部，鼠蹊部和從髂前上棘到恥骨結節間的腹股溝韌帶一致。

　　大腿後側，相當於臀大肌的部位豐滿隆起，在其下端附近形成臀下緣，要注意的是此臀下緣和臀大肌的下緣並不一致，臀下緣中央附近的深處有坐骨神經往遠端生長。

　　在嬰幼兒身上可看到從大腿內側往大腿前側和後側橫向長出一條大腿內側皮膚皺褶，大腿內側皮膚皺褶不對稱是先天性髖關節脫臼的特有症狀之一（圖1-6）。

參照文獻31所做的圖

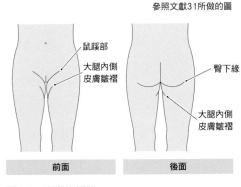

鼠蹊部
大腿內側
皮膚皺褶
臀下緣
大腿內側
皮膚皺褶

| 前面 | 後面 |

圖1-6：皮膚的標記

2）骨頭的標記

① 骨盆側

在骨盆側，髂嵴、髂骨棘、恥骨聯合、坐骨粗隆是主要的標記（圖1-7）。髂嵴形成髂骨翼的上緣，前端有髂前上棘；髂前上棘為縫匠肌和闊筋膜張肌的起點，後方5公分處可觸摸到肥厚的髂骨結節（iliac tubercle，也稱髂嵴結節），往內側下方深處可觸摸到髂前下棘。髂嵴後端有髂後上棘，髂後上棘位於第2薦椎的高度，這裡有朝向第1腰椎棘突的多裂肌附著，連結左右髂嵴頂點的髂嵴切線（Jacoby line，即雅各比線）通過第4腰椎棘突。

恥骨聯合接觸到下腹部下緣的正中間部位，外側的恥骨上緣有恥骨結節，坐骨粗隆接觸到下臀部，因被臀大肌包覆，故於站立時不容易觸摸到，採取坐姿或髖屈時較容易觸摸到。

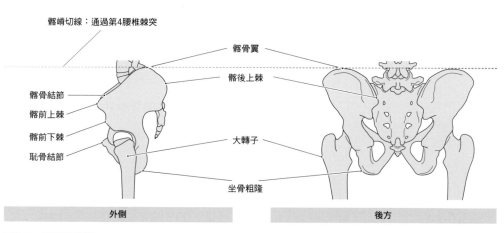

髂嵴切線：通過第4腰椎棘突

髂骨翼

髂後上棘

髂骨結節

髂前上棘

髂前下棘

恥骨結節

大轉子

坐骨粗隆

外側

後方

圖1-7：骨頭的標記

② 股骨側

在股骨側標記的是大轉子和股骨頭，大轉子是股骨近端外側部的骨隆起，適度做髖關節內收和內外旋時很容易就能觸摸得到。在評估大轉子的位置時，會使用內拉通氏線（Roser Nelaton line，連結髂前上棘至坐骨粗隆的線），正常情況下，髖關節彎曲45度時，大轉子上端位於內拉通氏線上（圖1-8）。

腹股溝韌帶和縫匠肌內側、內收長肌外側這三邊構成了股三角（Scarpa triangle），而股骨頭就位於其中，因其骨頭特性是鼓起來的，故摸得到。股骨頭中心點位於腹股溝韌帶中央，遠端外方大轉子上緣的高度（圖1-9）。

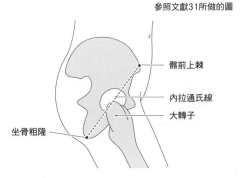

參照文獻31所做的圖

髂前上棘
內拉通氏線
大轉子
坐骨粗隆

圖1-8：內拉通氏線

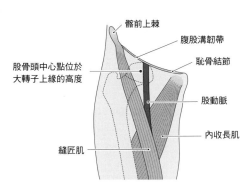

髂前上棘
腹股溝韌帶
恥骨結節
股骨頭中心點位於大轉子上緣的高度
股動脈
內收長肌
縫匠肌

圖1-9：股三角和股骨頭的位置

3. 骨頭型態

在不同擺位下觀察髖臼覆蓋股骨頭的變化，會發現髖伸（站姿的基本位置）時，股骨的前面是凸出髖臼的（圖1-10），這是因為前扭轉的股骨頸部軸和前開的髖臼，兩者軸的方向大不同而產生的現象[10]（圖1-11）。相對於此，若髖關節90度屈曲／輕度外展位，股骨頭會完全被髖臼覆蓋住，處於非常穩定的擺位，在股骨頭覆蓋的骨頭特性而言，髖關節可說是種還處於適合四足移動的構造，是個還在進化過程中，尚未完全適合直立二足行走的關節。

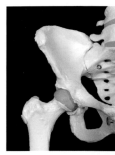 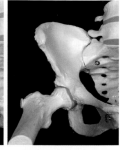

髖關節的伸直位
前方部位覆蓋不夠。

髖關節的屈曲位
大部分被臼蓋覆蓋住，很穩定。

圖1-10：肢位不同，臼蓋覆蓋股骨頭的範圍也不同

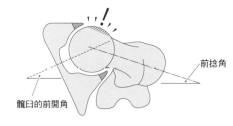

參照文獻10所做的圖

前捻角

髖臼的前開角

圖1-11：髖關節伸直位時的水平剖面圖

1）髖骨、髖臼

① 髖骨

髖骨是由髂骨、恥骨、坐骨的骨骺形成的扁平骨，這些骨頭癒合而成的部位就是髖臼。成長期時，這些骨骺線在髖臼底部藉由Y軟骨而癒合，女性的Y軟骨完成於11～14歲，男性的Y軟骨完成於14～16歲，之後髂骨、恥骨、坐骨就癒合形成一塊骨頭（髖骨）[11]。左右的髖骨在髂骨後方和薦椎間形成薦髂關節；在恥骨前端，則藉由恥骨癒合而直接癒合，形成了碗狀的骨盆，和薦椎間的關節面稱作耳狀面，從耳狀面斜走到恥骨上端有條弓狀線，髖骨內面則是從這條弓狀線經過恥骨梳到達恥骨癒合上端的隆起連結，以這個隆起為

界線，其上與其下的形狀不同。分界線的上方內面和薦椎共同形成了淺碗狀的大骨盆，下方則和薦椎、尾骨共同形成一個圓筒狀的小骨盆（圖1-12、1-13，右頁1-14），至於和髖關節運動相關的肌肉如何附著於骨盆上，請參照右頁圖1-15所示。

② 髖臼

髖臼位於髖骨外側，是個外前下方有開口的半球狀關節窩，和水平面形成的角度（Sharp角）約為40度，和前額角形成的角度（前開角）約為30度（第17頁圖1-11），由關節軟骨覆蓋的馬蹄形月狀面及其包圍的凹陷髖臼窩，形成了髖臼。

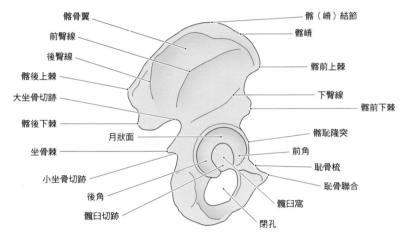

髂骨翼　　　　　　　　　　　　髂（嵴）結節
前臀線　　　　　　　　　　　　髂嵴
後臀線　　　　　　　　　　　　髂前上棘
髂後上棘　　　　　　　　　　　下臀線
大坐骨切跡　　　　　　　　　　髂前下棘
髂後下棘　　　　　　　　　　　髂恥隆突
月狀面　　　　　　　　　　　　前角
坐骨棘　　　　　　　　　　　　恥骨梳
小坐骨切跡　　　　　　　　　　恥骨聯合
後角　　　　　　　　　　　　　髖臼窩
髖臼切跡　　　　　　　　　　　閉孔

圖1-12：髖骨外側

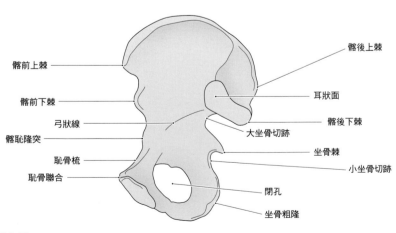

髂前上棘　　　　　　　　　　　髂後上棘
髂前下棘　　　　　　　　　　　耳狀面
弓狀線　　　　　　　　　　　　髂後下棘
髂恥隆突　　　　　　　　　　　大坐骨切跡
恥骨梳　　　　　　　　　　　　坐骨棘
恥骨聯合　　　　　　　　　　　小坐骨切跡
閉孔
坐骨粗隆

圖1-13：髖骨內側

　　月狀面的關節軟骨中心部分較薄，越往外緣越厚，外緣約有0.8～3.0mm，中間約為0.5～0.9mm[11]。髖臼窩滿布被滑液膜覆蓋的纖維脂肪組織，下方有股骨頭韌帶（圓韌帶）附著，月狀面的前角和後角間稱作髖臼切跡，其上被髖臼橫韌帶覆蓋住，整個髖臼邊緣都被稱作關節唇的纖維軟骨包覆著，因而使髖臼更深，股骨頭在其內更穩定（圖1-16）。

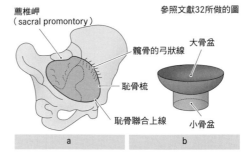

參照文獻32所做的圖

圖1-14：大骨盆和小骨盆

a：以從薦椎岬經過髖骨的弓狀線和恥骨梳到達恥骨聯合上線的一整條隆起處為分界線，其上方稱作大骨盆，下方稱作小骨盆（骨盆腔）[*]，小骨盆的入口稱作骨盆上口。

b：大骨盆呈現淺碗狀，小骨盆呈現短圓筒狀。

[*]審註：大骨盆/小骨盆又稱為假骨盆（false pelvis）與真骨盆（true pelvis）。

參照文獻33所做的圖

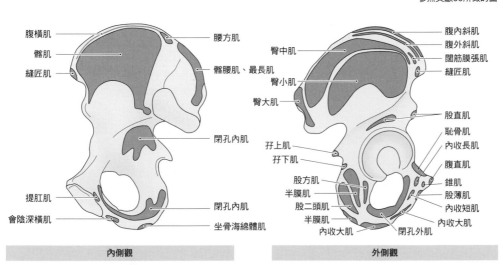

圖1-15：髖骨（右側）的肌肉附著圖

2）股骨

　　股骨是人體內最長的長骨，稍微往前彎曲。股骨近端是由股骨頭、股骨頸、轉子、骨幹形成的（圖1-17），股骨上的肌肉分布顯示於圖1-18。

① 股骨頭

　　股骨頭為半徑2.5cm的三分之二球狀，除了附著於股骨頭韌帶的後下方（股骨頭窩）之外，其他部分皆覆蓋著關節軟骨。關節軟骨和越靠邊緣越厚的髖臼相反，股骨頭的上方和後方負重部較厚，越靠近邊緣越薄，和髖臼的月狀面剛好形成對比。關節軟骨的厚度，負重部約為2.2～3.7 mm，邊緣部約為1.0～1.9mm[11]。

參照文獻34所做的圖

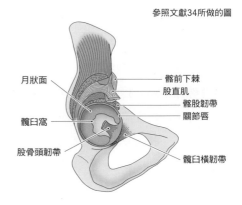

月狀面
髂前下棘
股直肌
髖臼窩
髂股韌帶
關節唇
股骨頭韌帶
髖臼橫韌帶

圖1-16：髖臼

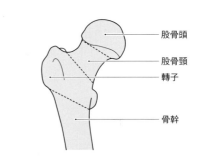

股骨頭
股骨頸
轉子
骨幹

圖1-17：股骨近端的構造

參照文獻33所做的圖

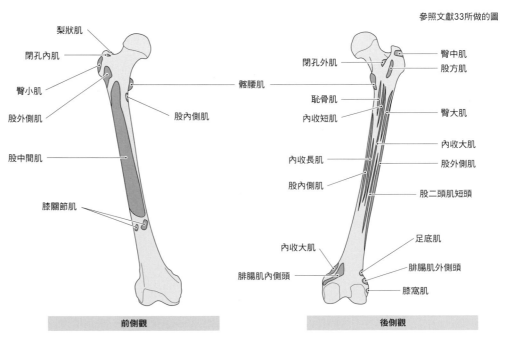

梨狀肌
閉孔內肌
臀小肌
股外側肌
股中間肌
膝關節肌
股內側肌

閉孔外肌
髂腰肌
恥骨肌
內收短肌
內收長肌
股內側肌
內收大肌
腓腸肌內側頭

臀中肌
股方肌
臀大肌
內收大肌
股外側肌
股二頭肌短頭
足底肌
腓腸肌外側頭
膝窩肌

| 前側觀 | 後側觀 |

圖1-18：股骨（右側）上的肌肉分布

② 股骨頸傾斜角

股骨頭位於股骨軸稍微內側的位置，構造上稍微往前扭轉。股骨頸將股骨頭與股骨幹斜線連結起來，股骨頸軸與股骨幹形成的角稱為股骨頸傾斜角，成人的股骨頸傾斜角約為125～135度左右（圖1-19），會隨著年紀變化。根據平尾[14]的描述，2～3歲呈現135.5度，是最大的角度，5歲以後就差不多等於成人的正常值（表1-1）。一般而言股骨頸傾斜角超過140度就稱作髖外翻，未滿115度則稱作髖內翻[12]。

股骨頸的存在意義為避免髖關節運動時和髖臼產生夾擠（impingement），不僅可以讓活動度更大，也能讓運動中心與肌力作用點的距離（lever arm）加大，進而提高臀中肌效率。

另一方面，股骨頸傾斜角讓股骨頸反覆進行彎曲力矩，會變成力學上的弱點。

③ 骨梁構造

股骨近端有個有特色的骨梁構造，被視為是為了支撐施加在骨頭上的負重，而產生出了適應身體需求後的合理結果。從股骨頸內側骨皮質（Adam'sarch）延伸到股骨頭內上方的骨梁被稱作主壓縮骨梁群，主要是支撐住壓縮負重。此外，從近端骨幹外側骨皮質起，有條呈弓狀線通過股骨頸往骨頭下方走行的骨梁，被稱作主張力骨梁群，主要是抵抗張力。

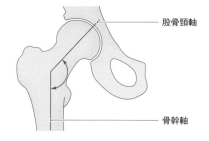

股骨頸軸

骨幹軸

圖1-19：股骨頸傾斜角

表1-1：日本人的股骨頸傾斜角、股骨前傾角的正常值

參照文獻14所做的表

年齡	股骨頸傾斜角	股骨前傾角
～1	132.6°	33.5°
1～	133.1°	33.7°
2～	135.5°	34.0°
3～	131.3°	34.5°
4～	130.4°	33.3°
5～	130.2°	35.6°
6～	129.8°	33.1°
7～	130.5°	32.2°
8～	131.0°	31.7°
9～	130.4°	31.8°
10～	129.8°	30.5°
11～	130.1°	30.7°
12～	131.4°	28.6°
13～	129.8°	28.1°
14～	129.7°	27.3°
15～	130.1°	25.3°
16～	130.6°	25.4°
17～	128.7°	23.7°
18～	130.5°	22.4°
19～58	129.5°	19.7°

再者，還有副壓縮骨梁群和副張力骨梁群可以補強這些骨梁群，也就是從小轉子附近內側和外側皮質骨往中央形成了哥德式拱橋狀的走向。上述的骨梁群再加上大轉子骨梁群共五群形成了網絡構造，被主壓縮骨梁群、主張力骨梁群、副壓縮骨梁群包圍的網絡構造中，較空疏的部分稱作沃德氏三角（Ward's triangle），容易因骨質疏鬆症造成股骨頸骨折（圖1-20）。

④ 股骨前傾角（Femoral anteversion angle）

股骨頸軸與股骨髁橫軸（連結內、外髁的軸）形成的角度稱作股骨前傾角，正常情況下約為15～20度（圖1-21）。股骨前傾角在出生時較大，為30～40度，之後逐漸變小，到16歲時變成15度[13]、[14]。隨著成長股骨前傾角會變小，這表示在直立二足行走時，這變化除了能補足骨頭覆蓋程度不足，還有助於減輕對髖關節造成的負擔[15]。

⑤ 轉子間

轉子間是由大轉子和小轉子及兩者間的轉子間所構成，往股骨近端外側大幅伸直出去的外展肌群附著在大轉子上；而小轉子存在於股骨頸下內側後方且有髂腰肌附著；轉子間前面從大轉子連接到小轉子前方的隆起稱作轉子間線，轉子間線附著於前方關節囊、髂股韌帶。在後面連結大轉子和小轉子的是轉子間嵴，亦是股方肌的附著部。這些部位相對於骨幹軸呈斜走向，形成和股骨頸間的界線（圖1-22）。

參照文獻10所做的圖

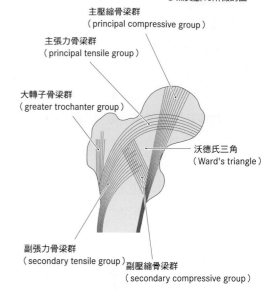

主壓縮骨梁群（principal compressive group）
主張力骨梁群（principal tensile group）
大轉子骨梁群（greater trochanter group）
沃德氏三角（Ward's triangle）
副張力骨梁群（secondary tensile group）
副壓縮骨梁群（secondary compressive group）

圖1-20：骨梁構造

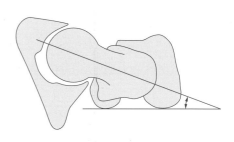

圖1-21：股骨前傾角

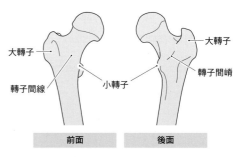

大轉子
轉子間線
小轉子
大轉子
轉子間嵴

前面　　後面

圖1-22：股骨轉子間

⑥ 股骨距

　　從股骨頸後方到骨幹後方，像是支撐著小轉子般縱走於髓內的板狀骨硬化部稱作股骨距（calcar femorale）[16]（圖1-23），近年普遍被用來指稱股骨頸內側的厚皮質骨，不過這是誤用。

　　雖然在X光片上可能無法清楚辨識，不過近端股骨骨折前後的圖片上，若看到內側皮質骨錯位或是旋轉移位，就表示股骨距沒保持其連續性，有因早期負重造成股骨頸縮短的危險性，要特別注意[17]。

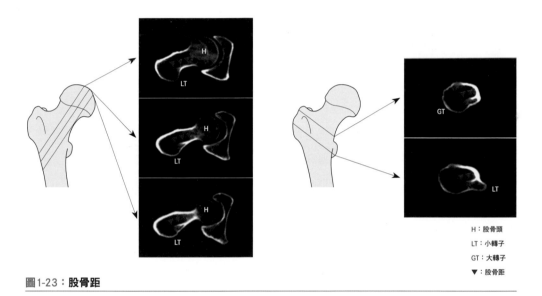

H：股骨頭
LT：小轉子
GT：大轉子
▼：股骨距

圖1-23：股骨距

4. 關節囊和關節囊韌帶

1）關節囊

就像剛才所述的，直立二足行走的人類，為了彌補在站起來時股骨頭的包覆性減少，關節囊和韌帶顯著發達。

關節囊的形狀是中央凹陷的圓筒狀，關節囊的形狀是中央凹陷的圓筒狀，在臼蓋側則是附著於關節唇周圍的髖骨臼緣和臼蓋橫韌帶上，股骨前方包覆到轉子間線，關節囊的後方附著於轉子間嵴往近端一指寬處的股骨頸遠端，沒有將股骨頸整個包覆住（圖1-24）。關節囊的主要纖維除了深層的一部分之外，其餘都是沿著關節的長軸方向附著，在關節囊的內側，像是繞住股骨頸般支撐住關節囊的纖維束稱作輪匝（審註：orbicular zone，多稱zona orbicularis或ring ligament），關節囊的形狀像是沙漏般呈凹凸狀，像個鎖環般將股骨頸綁住，其功能就是抵抗牽引的限制因子[18]（圖1-25）。

2）關節囊韌帶

補強關節囊的韌帶有三條，前方有髂股韌帶（iliofemoral ligament）和恥股韌帶（pubofemoral ligament），後方則有坐股韌帶（ischiofemoral ligament）（右頁圖1-26）。

這三條韌帶每一條的纖維在髖伸時，就像是扭轉的抹布般附著在股骨頸上，將股骨頭拉往髖臼，提高支撐度，相對於此，於髖屈時會鬆弛[10]（圖1-27）。

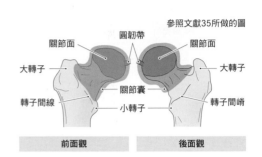

圖1-24：關節囊的附著位置

前方關節囊附著於轉子間線，覆蓋住整個股骨頸部，後方關節囊於轉子間嵴近端附著，沒有覆蓋住整個股骨頸。

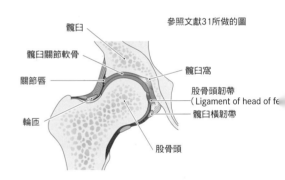

圖1-25：髖關節冠狀面剖面圖

輪匝是一部分的關節囊往內肥厚增生的纖維束，將股骨頸圈起來。

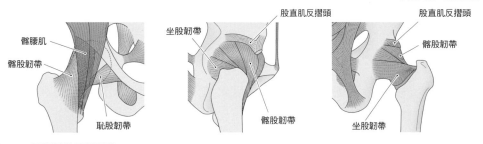

參照文獻36所做的圖

髂腰肌

髂股韌帶

恥股韌帶

坐股韌帶

股直肌反摺頭

髂股韌帶

股直肌反摺頭

髂股韌帶

坐股韌帶

圖1-26：髖關節的韌帶構造

關節囊靠韌帶從外側補強，前方有髂股韌帶，前內側有恥股韌帶，後方有坐股韌帶。

髂股韌帶和恥股韌帶連結處的中樞部位，雖沒有補強韌帶包覆，不過有腰大肌腱補強；同樣地，坐股韌帶的後上方側是靠股直肌的反摺頭來補強。

① 髂股韌帶

補強關節囊的韌帶當中，髂股韌帶是最強韌的，起於髂前下棘和髖臼上緣，附著於股骨轉子間線。附著於大轉子的橫向纖維呈倒Y形，因此有人稱之為Y狀韌帶，主要是牽制髖關節的伸直和外旋，也有助於牽制內收[19]。

② 恥股韌帶

恥股韌帶起點位於髂恥隆突的前面內側和恥骨上支，和髂股韌帶合併後附著於轉子窩前外側，這條韌帶牽制髖關節的外展、外旋、伸直。

③ 坐股韌帶

坐股韌帶從髖臼後下方大範圍長出，往外前方扭轉後附著於轉子窩，不過有一部分附著於輪匝。這條韌帶於髖伸時會拉緊，不過主要是牽制髖關節於彎曲位置時的內旋，也有助於牽制外展。

參照文獻36所做的圖

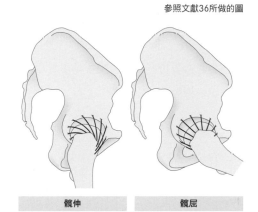

髖伸	髖屈

圖1-27：依關節所處位置不同，韌帶的作用也不同

三條韌帶每一條的纖維都是在屈曲時放鬆的，在髖伸時，就像是扭轉的抹布，纖維扭轉地附著在股骨頸上，將股骨頭往髖臼拉，提高支撐度。

　　髂股韌帶和恥股韌帶連結處的中樞側有腰大肌腱，坐股韌帶的後上方部有股直肌反摺頭，各會補強其韌帶的強度（前頁圖1-26）。

④ 股骨頭韌帶

股骨頭韌帶（圓韌帶）是起於髖臼切跡和髖臼橫韌帶，附著於股骨頭窩處約3公分的扁平韌帶，作用是將動脈引導到股骨頭（第20頁圖1-16），童年時期有提供股骨頭養分的血管通過，成人後，當作養分血管的任務結束，變成只是解剖學上的痕跡，和髖關節的穩定性沒什麼關係。但是，近年透過關節鏡和MRI觀察，發現這條韌帶對內收、外旋、屈曲有牽制作用[20]。

⑤ Weitbrecht支持帶

　　除了上述的韌帶之外，還有Weitbrecht支持帶，範圍是從關節囊下方到股骨頭遠端，雖然這不是一塊完全的韌帶組織。有文獻指出，這個支持帶裡存在著提供股骨頭養分的血管束[21]，Weitbrecht支持帶分成前方、內側、外側支持帶，而這當中內側支持帶有無損傷會影響到股骨頸骨折時，股骨頭旋轉移位和骨片復位與否，這成為在Garden分類裡StageⅢ或Ⅳ的分類依據[22]。

5. 肌肉

　　和髖關節運動有關的肌肉總共有21塊，分為髖骨的肌群和大腿的肌群，髖骨肌群又分為位於骨盆前方的髖骨深層肌群和位於骨盆後方的髖骨淺層肌群；大腿肌肉可分為位於前方的伸肌、位於內側的內收肌和位於後方的屈肌三群[23]。

　　表1-2彙整了和髖關節運動有關的肌肉，各肌肉分別負責不同動作的向心收縮，髖關節為自由度3的關節，因此可做屈曲、伸直、內收、外展、內旋、外旋這六種運動。

　　髖關節是個可做三軸活動的關節，因此即使是同一塊肌肉，也多會因關節角度（或說解剖位置）的不同而讓運動的作用方向不同。例如，屬於內收肌的內收長肌，屈曲60度以上或以下會產生相反的屈曲或伸直作用，這個作用的變化是因為內收長肌的走向在髖關節屈曲60度時和屈伸軸一致的關係。屈曲未滿60度時，因為其位於屈伸軸的前方，故對屈曲發揮作用，不過在超過60度屈曲位時，會轉為位於屈伸軸的後方，故對伸直發揮作用[24]（下頁圖1-28）。

表1-2：和髖關節運動有關的肌肉

	肌肉名稱與支配神經		屈曲	伸直	外展	內收	外旋	內旋
髖骨深層肌群	腰大肌	} 股神經	○				△	
	髂肌		○				△	
髖骨淺層肌群	臀大肌 上段	} 臀下神經		○	△		○	
	臀大肌 下段			○		△		
	臀中肌 前段	} 臀上神經	△		○			
	臀中肌 後段			△	○			
	臀小肌				△			○
	闊筋膜張肌		○		△			△
	梨狀肌	} 薦神經叢					○	
	閉孔內肌						○	
	孖上肌						○	
	孖下肌						○	
	股方肌						○	
大腿的伸肌群（大腿前側的肌肉）	縫匠肌	} 股神經	○		△		△	
	股直肌		○					
大腿的內收肌群	恥骨肌	} 閉孔神經	○			○		
	股薄肌					○		
	內收長肌					○		
	內收短肌					○		
	閉孔外肌					△	○	
	內收大肌 肌部	} 坐骨神經				○		
	內收大肌 腱部		△	△		○		
大腿的屈肌群（大腿後側的肌肉）	股二頭肌 長頭	} 坐骨神經		○			△	
	半腱肌			○		△		△
	半膜肌			○		△		△

○表示主動作肌肉，△表示輔助動作肌肉。

參照文獻37所做的圖

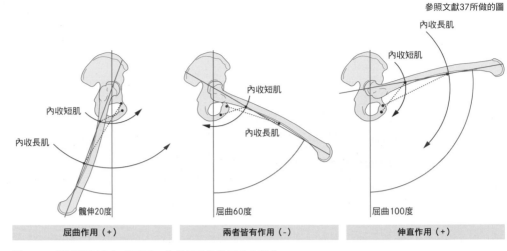

屈曲作用（+）	兩者皆有作用（-）	伸直作用（+）

圖1-28：髖關節屈曲角度不同，內收長肌的作用也有變化

內收長肌的走行於髖關節彎曲60度時，和屈伸軸是一致的，也就是說在這個角度，內收長肌對屈曲或伸直都沒發揮作用。屈曲未滿60度時，因為其走行於屈伸軸的前方，故對屈曲發揮作用，不過超過60度時，因其位於屈伸軸的後方，所以對伸直發揮作用。

此外，因臀大肌上下大片覆蓋住髖關節的內收軸和外展軸，在功能上可分為上方纖維和下方纖維，由於上方纖維位於內收、外展軸的上方，因此有外展作用；而下方纖維位於內外轉軸的下方，故有內收作用（圖1-29）。

同樣地，由於臀中肌全部的纖維皆位於內收、外展軸的外側，故整體而言會發揮髖關節外展的作用，不過前後方纖維分別覆蓋於屈伸和旋轉軸，故兩者的作用不同[26]。前方纖維位於屈伸軸和旋轉軸的前方，因而有屈曲和內旋作用；後方纖維則位於這些軸的後方，因而有伸直和外旋作用（右頁圖1-30）。

此外，內收大肌分為起點於恥骨的肌部和起點於坐骨的腱部，肌部對髖關節的屈曲發揮作用，腱部則對伸直發揮作用。

參照文獻37所做的圖

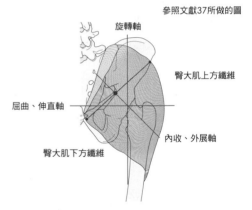

圖1-29：從運動軸看臀大肌的作用

若從屈曲、伸直軸為中心來看臀大肌的走行，因為所有的纖維群都位於軸的後方，故整體而言對髖關節發揮伸直作用。可是，就和內收、外展軸的關係來看的話，上方纖維位於軸的上方，故有外展作用，相反地下方纖維有內收作用。

1）髖骨深層肌群

髂肌和腰大肌合稱為髂腰肌，是最強而有力的髖關節屈肌（圖1-31）。髂腰肌在屈曲時，屈曲作用就增強，是在快到極限時唯一能讓髖關節更屈曲的肌肉。此外，在髖伸時，會和髂股韌帶和恥股韌帶共同牽制股骨頭的前方不穩定性，並提供支撐的功能[9]。

① 髂肌

起點位於髂骨內面的髂骨窩、髂前下棘和其下方，經過腹股溝韌帶下的肌裂孔後附著於小轉子。

② 腰大肌

淺頭起點位於第12胸椎～第5腰椎的椎體與椎間盤，深頭起點於所有腰椎的橫突，經由腹股溝韌帶下的肌裂孔，附著於小轉子。

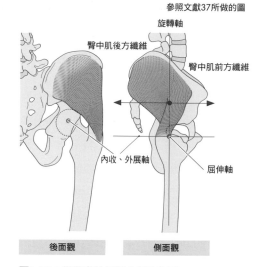

參照文獻37所做的圖

旋轉軸

臀中肌後方纖維

臀中肌前方纖維

內收、外展軸

屈伸軸

| 後面觀 | 側面觀 |

圖1-30：從運動軸看臀中肌的作用

若以內收、外展軸為中心看臀中肌的方向，由於全部的纖維皆位於軸的外側，故整體而言會發揮髖關節外展的作用。不過看屈伸軸和旋轉軸的關係，由於前方纖維位於屈伸軸和旋轉軸的前方，因而有屈曲和內旋作用；後方纖維位於那些軸的後方，因而有伸直和外旋作用。

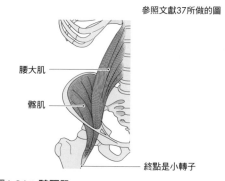

參照文獻37所做的圖

腰大肌

髂肌

終點是小轉子

圖1-31：髂腰肌

髂肌和腰大肌合稱為髂腰肌。

2）髖骨淺層肌群

a. 臀肌群（臀大肌、臀中肌、臀小肌、闊筋膜張肌）

臀大肌主要作用於髖關節的伸直、外旋，上方纖維對外展發揮作用，下方纖維對內收發揮作用，其他的臀中肌、臀小肌、闊筋膜張肌主要作用於外展。不過說到旋轉作用，位於旋轉軸前方的肌纖維有內旋作用，位於旋轉軸後方的肌纖維有外旋作用。

臀大肌由臀下神經支配，其他肌肉則由臀上神經支配，爬樓梯時，臀大肌相當於髖關節位於屈曲位置，膕旁肌發揮較少作用時，是作為伸直大腿一塊很重要的肌肉。

臀中肌在站立期，除了會控制擺盪側骨盆下沉，還有將股骨頭抵住髖臼的功能。闊筋膜張肌和臀中肌、臀小肌雖然能共同協助讓骨盆在單腳站時穩定，不過當作外展肌力的話，只有臀中肌的二分之一程度而已。

① 臀大肌

因起點不同而分類為表層纖維與深層纖維，表層纖維起點於髂嵴、髂後上棘、腰背腱膜（指淺層胸腰筋膜下方這一段）、薦椎以及尾骨，通過大轉子，移動到髂脛束。深層纖維則於髂骨外面起點於後臀肌線後方、薦椎結節韌帶（sacrotuberous ligament）與臀中肌的筋膜，附著於股骨的臀肌粗隆。

② 臀中肌

起點於髂骨外側的前臀肌線和後臀肌線之間、髂嵴外唇及臀肌筋膜，附著於大轉子的外側面。

③ 臀小肌

在髂骨外面起點於前面及下臀肌線之間，附著於大轉子的前面。

④ 闊筋膜張肌

在臀中肌的前方起點於髂前上棘與大腿筋膜的內面，藉由髂脛束附著於脛骨粗隆外側的Gerdy結節，和髖關節有關的運動發揮於屈曲、外展、內旋。

b. 旋轉肌群（梨狀肌、閉孔內肌、孖上肌、孖下肌、股方肌、閉孔外肌）

梨狀肌、閉孔內肌、孖上肌、孖下肌、股方肌，再加上閉孔外肌這六塊肌群全都是對髖關節外旋發揮作用的小塊肌肉集合體，稱作深層外旋六肌（圖1-32）。髖關節外旋肌群的旋轉作用，會依照髖關節屈伸角度不同而產生變化。髖關節屈曲0度（解剖位置）時，所有肌肉都發揮外旋作用。不過有報告指出若是在屈曲90度時，梨狀肌有內旋作用[27]，這是因為肌肉和旋轉中心的相對位置出現變化而產生的現象（圖1-33），深層外旋六肌和肩關節的旋轉肌群一樣，和髂股韌帶等韌帶共同形成髖關節運動的支點，可視為有助於穩定股骨頭。

① 梨狀肌

起點於薦椎前面，通過坐骨大孔，穿出骨盆外，附著於大轉子尖端的後端。

② 閉孔內肌

於骨盤內面起點於閉孔膜和閉孔的周圍，於坐骨小孔邊緣朝直角改變方向，穿出骨盆外，附著於大轉子轉子窩的上部。

③ 孖上肌

起點於坐骨棘，附著於股骨的轉子窩。

④ 孖下肌

起點於坐骨粗隆的上部，附著於股骨的轉子窩。

參照文獻37所做的圖

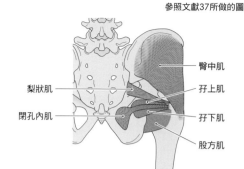

圖1-32：髖關節外旋肌群的相對位置

臀中肌後方有梨狀肌走行，和坐骨粗隆的高度幾乎平行的地方有股方肌，就像是要填滿這間隙，孖上肌、孖下肌夾著閉孔內肌走行至轉子窩。

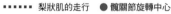

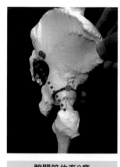

髖關節伸直0度　　髖關節屈曲90度

圖1-33：髖關節肢位和梨狀肌的旋轉作用

髖關節位於正中位置（解剖位置）時，因肌肉通過旋轉中心的後方，故發揮外旋作用。不過若是在屈曲90度時，是通過旋轉中心的上方，故有內旋作用，這是因為肌肉和旋轉中心的相對位置出現變化而產生的現象。

⑤ 股方肌

起點於坐骨粗隆的外側，附著於大轉子後面下部和轉子間崎。

⑥ 閉孔外肌

相對於閉孔內肌，閉孔外肌則起點於閉孔膜的外面和其周圍的骨頭，邊匯集邊往股骨頸的後方走行，附著於轉子窩下部。

閉孔外肌以外的深層外旋肌於髖關節屈曲位置時，因為起點與終點是靠近股骨軸方向走行，故減少了外旋作用。相對於此，閉孔外肌於髖關節正中位置與屈曲90度的位置時，和股骨軸幾乎呈直角，因此於髖關節屈曲位置時可牽制內旋動作[28]。

3）大腿的伸肌肌群（大腿前側的肌肉）

作用於髖關節的大腿前側肌肉有縫匠肌與股直肌，兩塊肌肉都是附著於脛骨上。負責髖關節屈曲的雙關節肌，受股神經支配，在做快跑和跳遠等需要快速變換縫匠肌的離心收縮和向心收縮時，起點的髂前上棘容易發生撕裂性骨折[9]。近年股直肌的起點因易發生夾擠症候群而很受矚目。

① 縫匠肌

是塊長條帶狀的肌肉，起點於髂前上棘，往內下方斜向走行，這條肌腱是鵝足的一部分，附著於脛骨粗隆的內側。

② 股直肌

起點於髂前下棘的直接頭（direct head）和起點於髖臼上端的反摺頭（reflect head），兩者合併往共同肌腱（股四頭肌腱）走行後，通過膝蓋骨附著於脛骨粗隆。

4）大腿的內收肌群

大腿內側的所有內收肌群都對髖關節發揮作用，恥骨肌對髖關節的彎曲與內收也都發揮了作用，不過內收作用的影響則較內收長肌弱。股薄肌是髖關節內收肌群當中，唯一的雙關節肌，和縫匠肌與半腱肌共同形成鵝足。內收肌群主要由閉孔神經支配，不過恥骨肌是髖關節內收肌群當中，唯一受到股神經及閉孔神經這兩條神經支配的肌肉（右頁圖1-34）。

除了內收大肌之外，內收肌群的肌肉功能會依髖關節的關節角度不同，產生「肌肉功能

逆轉」這種變化。髖關節在正中位置與髖伸時，會發揮屈曲作用，不過在髖屈時，就變成發揮伸直作用。

因此，內收肌群發生縮短的話，不只會牽制外展，也和牽制屈曲、伸直活動度有關。走路時為了支撐骨盆，除了臀肌群以外，內收肌群也發揮了很重要的功能。當中，內收大肌在站立期時，因臀肌群的作用，讓膝關節相對於骨盆，做出牽制往外側偏移的動作，有助於讓骨盆配置在膝關節上方。

① 恥骨肌
起點於恥骨梳，附著於股骨上端的恥骨肌線。

② 股薄肌
起點為恥骨聯合的外側，走行過大腿最內側，終點處的肌腱是為鵝足的一部分，並附著於脛骨粗隆的內側。

參照文獻36所做的圖

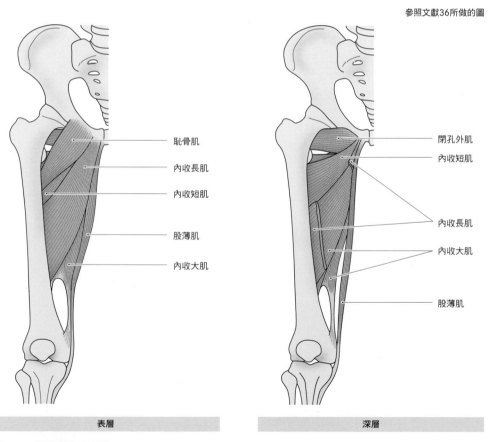

恥骨肌
內收長肌
內收短肌
股薄肌
內收大肌

閉孔外肌
內收短肌
內收長肌
內收大肌
股薄肌

表層　　　　　　　　　　　深層

圖1-34：髖關節內收肌群

③ 內收長肌

連接恥骨肌內側，從恥骨結節下方開始以強健的肌腱為起點，附著於股骨後面粗線內唇的三分之一處，對髖關節的內收、屈曲發揮作用，也輔助外旋。

④ 內收短肌

整塊肌肉都被恥骨肌和內收長肌包覆著，起點於恥骨下支下端的短肌腱，附著於股骨的恥骨肌線下半部和位於股骨後側的粗隆內唇。

⑤ 內收大肌

為最強壯的內收肌，分成從恥骨下支往粗隆內唇走行的肌部，和從坐骨支以及從坐骨粗隆往內收肌結節走行的腱部，肌部和髖關節的屈曲有關，腱部則和伸直有關。

5）大腿的屈肌肌群（大腿後側的肌肉）

位於大腿後面的肌肉且和髖關節運作有關的肌肉有股二頭肌、半腱肌與半膜肌，這些總稱為膕旁肌（hamstrings），是主宰髖關節的伸直與膝關節屈曲的雙關節肌，受坐骨神經支配。

就膕旁肌的力臂而言，髖關節的比膝關節的大，因此當足部接觸到地板的閉鎖式動力鍊運動（closed kinetic chain, CKC），以確保骨盆穩定，強力的髖關節伸直作用會使大腿部往後方移動，導致脛骨往後方拉，故能當作膝關節伸直肌肉發揮作用。

① 股二頭肌

股二頭肌的長頭起點於坐骨粗隆，短頭起點於股骨粗線外唇，走行於大腿外側，主要附著於腓骨頭，雙關節肌的長頭和髖關節伸直有關。

② 半腱肌

起點於坐骨粗隆的下內側部，走行於大腿內側，是為鵝足的一部分，附著於脛骨粗隆的內側。

③ 半膜肌

被半腱肌覆蓋住，起點於坐骨粗隆的上外側，沿著大腿內側，亦即脛骨內側髁的內側往內側髁後方，附著於斜膝窩韌帶、膝窩筋膜、膝後方關節囊、後斜韌帶以及內側半月板。

6. 神經系統

1）感覺

① 皮膚神經支配

　　大腿前側的皮神經起於第1～4腰椎神經，從腰部外側到腹股溝部是由髂下腹神經支配，大腿外側由股外側皮神經支配，大腿前側正上方上部中央由生殖股神經的股分支支配，上部內側由髂腹股溝神經支配。此外，大腿前面有股神經的前皮支分布，大腿內側由閉孔神經皮支支配（圖1-35）。

　　臀部的皮神經依部位不同其支配神經也各異，臀上部是由第1～3腰椎神經後支的外側支的臀上皮神經支配，臀外側是由髂下腹神經皮支所支配，臀內側是由第1～3薦椎後支的外側支臀中皮神經所支配，臀下部則由後股皮神經分支的臀下皮神經所支配（下頁圖1-36）。

② 關節囊的支配神經

　　髖關節囊在髖關節周邊組織當中擁有最多的感覺接受器，機械式受器（魯菲尼式小體〔Ruffini〕、帕西尼氏小體〔Pacini〕、高爾基─馬佐尼氏小體〔Golgi-Mazzoni〕）和自由神經末梢都算在內。

　　髖關節囊的支配神經前側起源於腰椎神經叢，後側起源於薦椎神經叢。關節囊的前方由股神經支配；前內側由閉孔神經和副閉孔神經支配；上方由臀上神經支配；後上方由坐骨神經支配；後下方由臀下神經和股方肌支的關節囊分支所支配[28]。

參照文獻36所做的圖

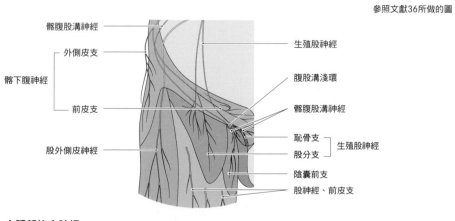

圖1-35：**大腿部的皮神經**

參照文獻36所做的圖

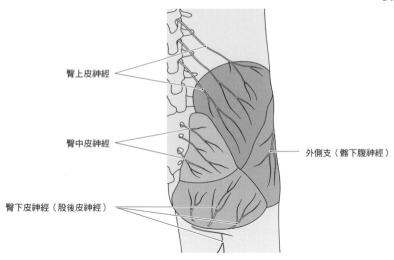

臀上皮神經

臀中皮神經

外側支（髂下腹神經）

臀下皮神經（股後皮神經）

圖1-36：臀部、大腿後面的皮神經

參照文獻39所做的圖

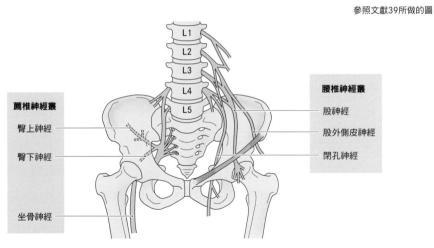

L1
L2
L3
L4
L5

薦椎神經叢

臀上神經

臀下神經

坐骨神經

腰椎神經叢

股神經

股外側皮神經

閉孔神經

圖1-37：髖關節周圍的神經走向

由於關節囊有很多神經支配，髖關節患者有可能因關節囊受到傷害刺激，引發髖關節以外的各部位出現轉移痛，因此分辨眼前的患者是腰椎疾患還是膝蓋疾患很重要[30]。

2）運動

腰椎神經叢和薦椎神經叢的各分支支配著髖關節周圍的肌肉，前者支配股神經和閉孔神經，後者支配臀上神經、臀下神經和坐骨神經（左頁圖1-37）。

① 股神經 （第2～4腰椎神經）

股神經是腰椎神經叢裡最大的分支，從第2～4腰椎神經叢發出，沿著腰大肌和髂肌之間往外下方，於股動脈的外側從腹股溝韌帶下方延伸到大腿前側，骨盆內有髂肌和腰大肌，骨盆外（臀部）有股四頭肌和縫匠肌等髖關節屈肌和內收肌，這些肌肉當中，只有恥骨肌有肌分支（圖1-38）。

參照文獻35所做的圖

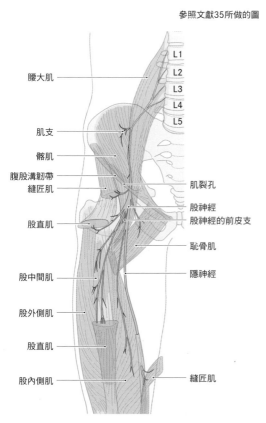

圖1-38：**股神經**

參照文獻35所做的圖

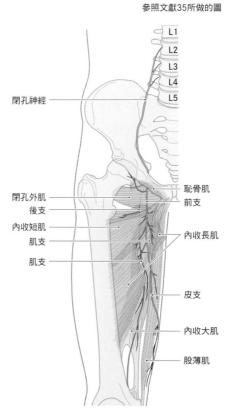

圖1-39：**閉孔神經**

② **閉孔神經** （第2～4腰椎神經）

　　從第2～4腰椎神經前支的腹側支長出的閉孔神經沿著腰大肌的內側，於薦髂關節的高度進入小骨盆腔，和閉孔動脈一同通過閉孔後到達大腿前方內側。閉孔神經從閉膜管長出，像是越過閉孔外肌般，分成前支和後支。前支走行於內收長肌與內收短肌之間，往內收長肌、內收短肌、股薄肌長出肌支；後支貫穿閉孔外肌，走行於內收短肌與內收大肌，往閉孔外肌、內收大肌、內收短肌長出肌支。不是只有閉孔神經，恥骨肌也受到股神經支配，內收大肌也受到坐骨神經支配（前頁**圖1-39**）。

　　臀上神經、臀下神經和坐骨神經為薦椎神經叢的分支，由第4腰椎神經～第3薦椎神經形成，三條神經都通過骨盆後壁，從坐骨大孔往外伸出。

③ **臀上神經**

　　（第 4 腰椎神經～第 1 薦椎神經）

　　臀上神經只有運動支，通過梨狀肌上孔到達臀部，往臀中肌、臀小肌和闊筋膜張肌伸出肌支（**圖1-40**）。

④ **臀下神經**

　　（第 5 腰椎神經～第 2 薦椎神經）

　　穿過梨狀肌下孔，往臀部伸出後往臀大肌長出肌支（**圖1-41**）。

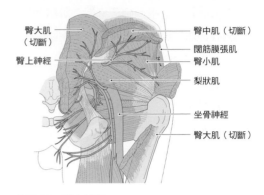

臀大肌（切斷）
臀上神經
臀中肌（切斷）
闊筋膜張肌
臀小肌
梨狀肌
坐骨神經
臀大肌（切斷）

圖1-40：臀上神經

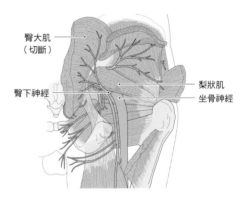

臀大肌（切斷）
臀下神經
梨狀肌
坐骨神經

圖1-41：臀下神經

⑤ **坐骨神經**（第 4 腰椎神經～第 2 薦椎神經）

　　這是人體最大條的神經，和臀下神經共
同穿過梨狀肌下孔，接到坐骨切跡的上
端，從坐骨大孔往臀部穿出。在臀部，穿
過大轉子與坐骨粗隆連線內側三分之一的
點，分布於大腿屈肌群同時沿著大腿後側
往下，在膝窩分為脛骨神經與腓骨神經，
往半腱肌、股二頭肌、內收大肌與半膜肌
長出肌支（圖1-42）。

參照文獻35所做的圖

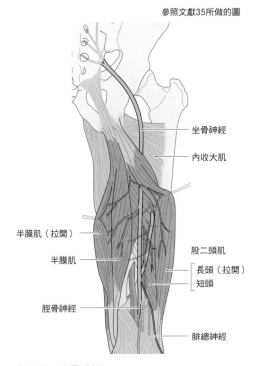

坐骨神經

內收大肌

半膜肌（拉開）

半膜肌

股二頭肌

長頭（拉開）

短頭

脛骨神經

腓總神經

圖1-42：**坐骨神經**

7. 血管系統

　　和髖關節的血流有關的血管系統，主要有內髂動脈的分支與外髂動脈的分支兩條路徑，起源於外髂動脈分支的股骨頭血流有其特殊性，與幼兒時期的派爾特斯病（Perthes）、成人不明原因的股骨頭壞死，以及導致股骨頸骨折的併發症之症候性股骨頭壞死症有極大關聯。

1）髖關節周圍的血管系統

　　髂總動脈於第4腰椎下端往左右分支後，在薦髂關節前分支為內髂動脈與外髂動脈，內髂動脈大致分為臀上動脈與臀下動脈；臀上動脈從梨狀肌上面開始和臀上神經一起穿過坐骨大孔，出現於臀部，分布於臀肌。相對於此，臀下動脈是和坐骨神經、臀下神經等一起從梨狀肌下面開始，穿過坐骨大孔，到達臀部，分布於臀大肌的下部附近，並分出閉孔動脈。閉孔動脈和閉孔神經一起從閉膜孔上緣往大腿內側伸出，分為前支和後支，前支分布於內收肌上端，後支的髖臼支變成股骨頭圓韌帶動脈。

　　外髂動脈沿著骨盆內的前下方，從腹股溝韌帶下的血管裂孔伸出大腿前側，變成股動脈。股動脈會往膝窩動脈行進，發出很多分支，不過股動脈與其分支內外側旋股動脈於提供髖關節周圍與股骨頭養分上非常重要，深股動脈從中樞往後方分支出與股骨頭的血液循環密切相關的內側旋股動脈，同時分支出外側旋股動脈，此外側旋股動脈通過轉子間前方到達大轉子（圖1-43）。

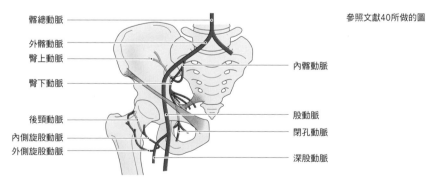

參照文獻40所做的圖

髂總動脈 —
外髂動脈 —
臀上動脈 —
臀下動脈 —
　　　　　　　　　　　　— 內髂動脈
後頸動脈 —
內側旋股動脈 —
外側旋股動脈 —
　　　　　　　　　　　　— 股動脈
　　　　　　　　　　　　— 閉孔動脈
　　　　　　　　　　　　— 深股動脈

圖1-43：與髖關節相關的血管系統

內髂動脈與外髂動脈這兩條大血管是由髂總動脈分支出來的，內髂動脈大致分為臀上動脈與臀下動脈，臀下動脈分出閉孔動脈。外髂動脈於腹股溝韌帶附近變成股動脈，深股動脈由股動脈分出來，並往後方分出內側旋股動脈，同時也會分出外側旋股動脈。

2）股骨頭的血管系統

　　股骨頭的循環裡有經由支持帶動脈與經由股骨頭韌帶兩條路徑（圖1-44），股骨頭周邊的養分是靠股骨頭圓韌帶動脈得到的，範圍小，一般認為對股骨頭的血液循環不是那麼重要。

　　和股骨頭的血液循環有最密切相關的是內側旋股動脈，從這條動脈開始分成後頸動脈和下方支持帶動脈（inferior retinacular artery, IRA）。後頸動脈穿行於轉子間嵴，在轉子窩變成上方支持帶動脈（superior retinacular artery, SRA）。上方支持帶動脈於其末梢以外側骨骺動脈（epipnyseal artery）進入骨端，對承重部位的股骨頭外上方三分之二範圍提供養分。下支持帶動脈末梢骨骺動脈後下營養動脈，穿過位於股骨頸內側的強韌支撐組織Weitbrecht支持帶，進入股骨頭的後內側，對股骨頭的內下方三分之一範圍提供養分，和負承重區域血液循環的關聯較少。

　　外側旋股動脈的分支有一部分分布於股骨頭內前側，和往股骨頭承重部位的血液循環較沒有關係。轉子間前方，一部分的外側旋股動脈分支和內側旋股動脈的分支後頸動脈在骨外結合，於股骨頸形成動脈環。

　　股骨頭圓韌帶動脈（ligamentum teres artery, LTA）從閉孔動脈分支出來，分布在髖臼窩，同時通過股骨頭圓韌帶，往股骨頭窩從內側骨端動脈進入骨內，對股骨頭圓韌帶附著部的小範圍提供養分。

　　股骨頸骨折後的骨頭能否癒合，據說取決於是否有SRA和IRA。SRA的血液循環中斷的話，剩下的IRA、LTA無法取而代之做血液循環，那個範圍的股骨頭承重部位周邊的股骨頭就會塌陷變形（late segmental collapse）。

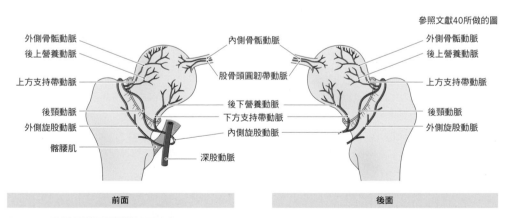

參照文獻40所做的圖

前面　　　　　　　　　　　　後面

圖1-44：負責供給股骨頭養分的血管

股骨頭的養分血管當中，最重要的是上方支持帶動脈末梢的外側骨骺動脈。

參考文獻

1) 高橋秀雄：ヒト骨盤の形態．3次元形態の性差中心に．歩行の進化と老化（木村 賛編），人間科学全書，研究報告シリーズ　1，てらぺいあ，東京：135-48，2002.

2) NHK取材班：生命40億年はるかな旅　5，ヒトがサルと分かれた日／ヒトは何処へ行くのか．日本放送出版協会：20-28，1995.

3) 竹村義治：人類の進化における直立二足歩行の光と影 – 整形外科医の立場から．旭川医科大学研究フォーラム 12：23-26，2011.

4) 松村秋芳，岡田守彦，高橋裕：猿人類の大腿骨と上腕骨：初期人類の二足歩行を探る手がかりを求めて．歩行の進化と老化（木村 賛編），人間科学全書，研究報告シリーズ　1，てらぺいあ，東京：21-33，2002.

5) Lovejoy CO: Evolution of human walking. Sci Am 259: 118-125, 1988.

6) Matsumura A, Gunji H, Takahashi Y, et al: Cross-sectional morphology of the femoral neck of wild chimpanzees. Int J Primatol 31: 219-238, 2010.

7) 松村秋芳，高橋 裕，石田英実，他：二足起立ラット大腿骨の運動適応：骨密度と横断面形状からみた分析．バイオメカニズム 15：89-95，2000.

8) 諏訪 元：中新世末から鮮新世の化石人類：最新の動向．地学雑誌 111：816-831，2002.

9) 林典雄：運動療法のための機能解剖学的触診技術．メジカルビュー社，東京，2012.

10) 川嶋禎之，祖父江牟妻人：関節の形態と機能／下肢　股関節．関節外科 9（増刊号）：113-125，1990.

11) Lanz J, Wachsmuth W: PraktischeAnatomie, Bein und Statik. Springer-Verlag, Berlin, 152-214, 1972.

12) 野口康男：股関節の成長と変形．神中整形外科学（岩本幸英編），南山堂，東京：837-842，2013.

13) Crane L: Femoral torsion and its relation to toeing-in and toeing-out. J Bone Joint Surg Am 41: 421-428, 1959.

14) 平尾尚徳：先天股脱整復後の骨頭核変形と前捻角の関係．慈恵会誌 76：534-542，1960.

15) Fabeck L, Tolley M, et al: Theoretical study of the decrease in the femoral neck anteversion during growth. Cells Tissues Organs 171: 269-275, 2002.

16) Harty M: The calcarfemorale and the femoral neck. J Bone Joint Surh 39A: 625-630, 1957.

17) 浅野昭裕：運動療法に役立つ単純X線像の読み方，メジカルビュー社：177，2011.

18) Ito H, Song Y, Lindsey DP, et al: The proximal hip joint capsule and the zona orbicularis contribute to hip joint stability in distraction. J Orthop Res 27: 989-995, 2009.

19) Kapandji IA: The hip. In: The physiology of the joints: lower limb annotated diagrams of the mechanics of the human joints-lower limb. 5th ed. Vol2. Elsevier.: 24-33, 1987.

20) Cerezal L, Kassarjian A, et al: Anatomy, biomechanics, imaging, and management of ligamentumteres injuries. Radiographics 30: 1637-1651, 2010.

21) 南澤育雄：下肢骨折および脱臼 – 大腿骨近位部．整形外科手術 2-A 外傷Ⅰ（黒川高秀総編集，原田征行ほか編集），中山書店：102-116，1994.

22) Garden RS：Low-angle Fixation in fractures of the femoral neck．J Bone Joint Surg Br 43：647-663，1961.

23) 森於菟，小川鼎三大内弘，他：分担解剖学 1 総説・骨学・靱帯学・筋学第 11 版，金原出版：378-384，1992.

24) Castaing J, et al：図解関節・運動器の機能解剖下肢編，共同医書出版社：47，1993.

25) 林典雄：運動療法のための機能解剖学的触診技術下肢・体幹，メジカルビュー社：160-164，2012.

26) 林典雄：運動療法のための機能解剖学的触診技術下肢・体幹，メジカルビュー社：154-155，2012.

27) Delp SL, Hess WE, et al: Variation of rotation moment arms with hip flexion. J Biomech 32：493-501, 1999.

28) 平野和宏，木下一雄，加藤努，他：ヒト屍体を用いた股関節外旋筋群の機能解剖の検討 –THA 術後脱臼予防における内・外閉鎖筋の役割 –. Hip joint 35：174-176，2009.

29) Kampa RJ, Prasthofer A, Lawrence-Watt, et al: The internervous safe zone for incision of the capsule of the hip. A cadaver study. J Bone Joint Surg Br 89: 971-976, 2007.

30) Lesher JM, Dreyfuss P, Hager N, et al：Hip joint pain referral patterns：a descriptive study. Pain Med 9：22-25，2008.

31) 松尾丈夫："股関節". 標準整形外科学第 10 版．国分正一，鳥巣兵彦監修，医学書院：504-505，2010.

32) 古賀大介，神野哲也："解剖学" 股関節学．久保俊一編，金芳堂：20，2014.

33) 森於菟，小川鼎三，大内 , 弘、他：分担解剖学 1 総説・骨学・靱帯学・筋学第 11 版，金原出版，1992.

34) Anderson JE（森田茂、楠豊和訳）：グラント解剖学図譜第 3 版，医学書院，東京，1990.

35) 宮永豊：機能解剖と生体力学．図説臨床整形外科講座 6A 骨盤・股関節（寺山和雄編），メジカルビュー社，東京：15，1983.

36) Michael Schunke, Erik Schulte, Udo Schumacher（坂井建雄，松村讓兒監訳）：プロメテウス解剖学アトラス解剖学総論／運動器系，医学書院，東京，2009.

37) 林典雄："下肢の筋". 運動療法のための機能解剖学的触診技術下肢・体幹，メジカルビュー社：140-179，2012.

38) 市橋則明：股関節の動きを運動学的視点から考える．理学療法学 38（8）：613-614，2011.

39) 古賀大介，神野哲也："解剖学". 股関節学．久保俊一編，金芳堂：62，2014.

40) 渥美敬，久保俊一："解剖学". 股関節学．久保俊一編，金芳堂：53-58，2014.

骨盆、髖關節的功能剖析

2

髖關節的生物力學

1. 髖關節的運動

1）髖關節的活動度與牽制

2）髖關節的活動度與ADL

2. 關節的潤滑機制

1）關節軟骨

2）關節潤滑的生物力學

3. 髖臼關節唇的構造與力學特徵

1）關節唇的構造

2）關節唇的生物力學

4. 具代表性的X光標記

1）髖臼角（α角）

2）Sharp角

3）CE角（center-edge angle）

4）AHI（acetabular head index）

5）ARO（acetabular roof obliquity）

6）ADR（acetabular depth ratio）

7）沈通線

8）股骨頭脫臼度（按Crowe分類分級）

5. 對髖關節施加的作用力

1）關節合力

2）關節應力

3）將生物力學運用於髖關節患者身上

所謂生物力學（biomechanics），指的是從力學觀點來討論生物體的運動，以及運動相關的構造，該學問領域包含了研究生物體運動的位置與速度、加速度等運動學（kinematics），以及研究運動作用的力量大小的動力學（kinetics）[1]。

關節運動受到關節面的形狀和韌帶走向等解剖學的影響，解剖學也和關節運動有整合性。也就是說，運動學和解剖學是表裡一致的關係，必須隨時從雙方的觀點來看關節運動。

髖關節作為負重關節具有很強的支撐度，是個能反覆承受巨大負重，同時擁有三個旋轉軸方向之高自由度關節。因此，在進行髖關節相關的生物力學研究與執行安全有效率的運動治療時，對生物力學的理解程度就顯得很重要。

1. 髖關節的運動

1）髖關節的活動度與牽制

髖關節在三個平面都能活動，有屈曲－伸直、外展－內收、外旋－內旋這些活動區域，其中又以屈曲－伸直的活動度最大（**表2-1**）。

偏向矢狀面上全運動區域的伸直側「解剖姿勢」，是髖關節伸直肌群鬆弛、屈肌群緊繃的狀態，這對髖關節的屈曲有利，不過較不利於往前移動時所需的伸肌群運動。因為突然要往前移動時，就像蹲踞式起跑般從解剖姿勢換成髖關節大幅度屈曲，這動作會對髖關節的伸肌群造成適度的張力[2]。

牽制髖關節活動度的主要構造為軀幹、對側下肢、髖臼緣、韌帶，其他還有拮抗肌從相反方向施加張力（**表2-1**）。此外，這些牽制也受到鄰近關節的肢位影響。於膝關節屈曲位時，膕旁肌這塊拮抗肌較鬆弛，因此髖關節屈曲範圍為120度以上，不過於膝關節伸直位時則僅為90度。就伸直範圍而言，膝蓋彎曲的話，因股直肌張力，大約會減少10度，髖關節的彎曲攣縮個案當中，有人會藉由腰椎過度伸直來代償，要特別注意。

表2-1：髖關節的活動度與牽制組織

	活動度	主要牽制的組織	主要的動作肌肉
屈曲	0〜125°	軀幹	髂腰肌、股直肌、闊筋膜張肌
伸直	0〜15°	髂股韌帶	臀大肌、內收大肌、內側膕旁肌
外展	0〜45°	髖臼緣、恥股韌帶	臀中肌、臀大肌、闊筋膜張肌、股直肌
內收	0〜20°	對側下肢、髂股韌帶	內收大肌、內收長肌、內收短肌、臀大肌
外旋	0〜45°	髂股韌帶、髖臼緣	臀大肌、臀中肌、髂腰肌
內旋	0〜45°	坐股韌帶	臀中肌、臀小肌、闊筋膜張肌

2）髖關節的活動度與ADL

　　為了解析髖關節在日常生活動作中的活動度，有報告指出，1960年代後半起使用的是電子量角器（electoric goniometer），最近幾年則是使用open MRI的手法、紅外線反射偵測器和紅外線攝影機的解析方法。

　　為了順利完成「日本骨科學會髖關節功能判定標準（JOA評分表）」中，「日常生活動作」項目的「坐下」、「蹲下、起立」、「上下樓梯」、「上下車、公車」等動作，再加上為了讓穿脫襪子和剪腳指甲等動作能順利完成，髖關節需要屈曲120〜130度、外展20度、外旋30度、內旋20度左右的活動度。因此我們測量了髖關節在三個運動面的活動範圍，將日常生活動作上各種動作的最大活動度（表2-2）以及平均活動度（表2-3）整理成表格。

表2-2：髖關節在日常動作裡的最大活動度

參照文獻24所做的表

動作	運動面	角度
站著綁鞋帶	矢狀面（屈曲） 冠狀面（外展） 橫剖面（外旋）	129° 18° 13°
翹腳綁鞋帶	矢狀面（屈曲） 冠狀面（外展） 橫剖面（外旋）	115° 24° 28°
從椅子上站起來	矢狀面（屈曲） 冠狀面（外展） 橫剖面（外旋）	112° 20° 14°
蹲下撿地上的東西	矢狀面（屈曲） 冠狀面（外展） 橫剖面（外旋）	125° 21° 15°
蹲著	矢狀面（屈曲） 冠狀面（外展） 橫剖面（外旋）	114° 27° 24°
爬樓梯	矢狀面（屈曲） 冠狀面（外展） 橫剖面（外旋）	68° 16° 18°

表2-3：生物體髖關節的活動度

參照文獻25及26所做的表

報告書	解析方法	動作	屈曲（度）	外展（度）	外旋（度）
Yamamura等學者 2007	open MRI	跪坐	55	-4.8	1
		盤腿坐	106.7 （最大值133.3）	25.3 （最大值35）	41.8 （最大值48.5）
		跪著往前 彎曲敬禮	109.7 （最大值117.2）	-3.7 （最小值-9.4）	-8.4 （最小值-18.7）
		蹲著 （腳跟著地）	110.8 （最大值122.4）	2.2	-9.6
		鴨子坐 （割座）	91.3 （最大值108.9）	-1 （最小值-5.2）	-37.2 （最小值-50.1）
Hemmerich等學者 2006	紅外線攝影機（Fastrak）	蹲著 （腳跟著地）	95.4±26.2	28.2±13.9	25.7±11.8
		蹲著 （腳跟沒著地）	91.3±17.1	31.7±11.2	33.7±12.7

2. 關節的潤滑機制

1）關節軟骨

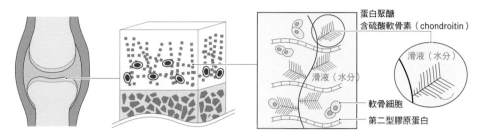

圖2-1：關節軟骨的構造

關節軟骨主要是由蛋白聚醣、第二型膠原蛋白、軟骨細胞所構成，關節軟骨的主要成分蛋白聚醣裡所含的硫酸軟骨素發揮其功用，充分蓄積滑液，因此關節能夠順利活動。

關節軟骨在組織學上分類為透明軟骨，是由80%的水分、20%的軟骨基質和一點軟骨細胞所構成。軟骨基質的主要成分為膠原蛋白和蛋白聚醣，結構性蛋白質的膠原蛋白形成的網目結構裡，含大量水分的蛋白聚醣和軟骨細胞被封住，這特殊結構打造出軟骨基質固有的黏彈性（圖2-1），這種黏彈性體的關節軟骨發揮了吸收撞擊及潤滑的功能。

關節軟骨是由輝板（gliding surface）、表層軟骨、中層軟骨、深層軟骨和鈣化軟骨層所構成，深層和鈣化軟骨層間有潮線（tidemark）存在（圖2-2）。

關節軟骨的厚度依體重、部位、關節內的位置而各異，人類髖關節髖臼側和股骨頭側結合起來是2～4mm，股骨頭的前內側、髖臼的上外側是最厚的[3]。

參照文獻27所做的圖

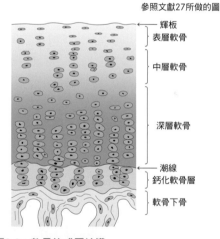

圖2-2：軟骨的成層結構

軟骨細胞從表層到深層是個很大的球狀，呈現柱狀排列，細胞密度下降，膠原蛋白纖維越往深層就越和關節面垂直，且密度變稀疏。

關節軟骨的功能是讓關節活動並分散力量，分散對關節施加的撞擊負重後再往軟骨下骨傳遞而能保護骨頭；再者，因負重產生的黏彈性變形可以吸收力量，讓關節順利活動。

關節軟骨藉由關節液擴散而獲得養分，而關節液的擴散則是透過關節的間接性負重使軟骨壓縮與回彈來達成，長時間將關節固定住或沒給予負重的話，會阻礙關節液的擴散，導致關節軟骨得不到養分而退化。

成熟的關節軟骨因為沒有血管、淋巴管、神經組織，所以一旦損傷，其修復型態也和其他組織不同[4),5)]。

關節軟骨受損的自然修復機制依損傷程度不同而異，沒傷到軟骨下骨的損傷（部分損傷），不會發生從損傷區域周圍發炎細胞浸潤的現象，即使是小損傷，也會就此留下損傷。另一方面，傷到軟骨下骨的損傷（全損傷），由於未分化間質幹細胞從骨髓進入，這些細胞會形成修復組織，至於這是透明軟骨還是纖維軟骨還無定論。

彈性低且僅3㎜左右的關節軟骨之所以耐得住人類盡情使用七八十年，是因為關節軟骨有潤滑機制。

2）關節潤滑的生物力學

所謂的潤滑，指的是減少接觸面摩擦的現象。

滑液關節含有少量的滑液，可以包覆軟骨、滑液膜、半月板等關節內腔的表面。滑液是軟骨的養分來源，同時也是軟骨和軟骨、軟骨和滑液膜間的潤滑劑。

生物體的潤滑主要分為邊界潤滑與流體潤滑[註1]，關節運動於低負重、低速時，主體是邊界潤滑；高負重、高速時，流體潤滑是主體。依照關節的運動速度和負重狀況，關節會自己選擇最適合的潤滑機制[6)]。

關於潤滑，有人將滑液關節和機械軸承比較討論，結果發現滑液關節的優異性無可比擬，人體關節是以比工業技術的低摩擦係數（金屬對塑膠為0.01～0.03，金屬對金屬為0.03～0.08）還少一位數的優異摩擦係數（軟骨對軟骨0.001～0.002）在運動。

[註1] 邊界潤滑指的是兩個面接觸的潤滑，流體潤滑指的是兩個面之間藉由流體產生潤滑。

3. 髖臼關節唇的構造與力學特徵

髖臼關節唇（acetabular labrum）是沿著除了髖臼切跡之外的髖臼邊緣附著的，是個呈馬蹄形狀的纖維軟骨組織。關節唇也存在於肩關節的肩胛骨關節窩裡，所以稱之為髖臼關節唇比較不會搞混。本書裡只要沒特別說明，關節唇這個字指的都是髖臼關節唇。

1）關節唇的構造

關節唇在髖臼緣上直接附著在骨頭上，髖臼切跡部連接著髖臼橫韌帶（橫韌帶），關節唇的橫剖面呈現三角形，型態是前方較寬約為6.3㎜，上方的厚度較厚約為5.5㎜[7]。關節唇位於關節腔和關節囊之間，關節面側隔著鈣化軟骨層，關節囊側則直接緊密連接，關節軟骨和關節唇約重疊1～2㎜彼此連接[7],[8]（圖2-3）。往關節唇的血液主要是靠臀上動脈與臀下動脈供給，這些血管像是包圍般分布在關節唇上，關節唇基本上是缺乏血液流動的，和關節腔側比起來，關節囊側有較充足的血液流動。

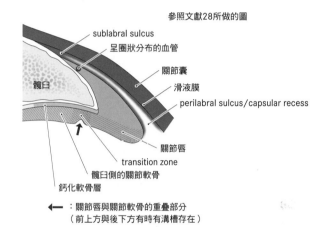

參照文獻28所做的圖

- sublabral sulcus
- 呈圈狀分布的血管
- 關節囊
- 滑液膜
- perilabral sulcus/capsular recess
- 髖臼
- 關節唇
- transition zone
- 髖臼側的關節軟骨
- 鈣化軟骨層

◀━━ ：關節唇與關節軟骨的重疊部分
（前上方與後下方有時有溝槽存在）

圖2-3：關節唇附著部的剖面

2）關節唇的生物力學

因為有關節唇存在，就靜態功能來講，關節軟骨面積增加了28％，髖臼體積增加30％[10]；就動態功能來講，具有suction功能與sealing功能[11]（圖2-4）。所謂的suction功能，指的是藉由抵抗股骨和髖臼間產生的張力，提高關節穩定性的功能[12]。所謂的sealing功能，指的是能藉由將壓迫力密閉（sealing），靠少量的關節液讓髖臼軟骨平均分擔，同時對軟骨有高效率傳遞養分的功能[13],[14]。

也就是說，關節唇是個藉由將關節內和關節外密封（seal），讓內部壓力維持比外部低（suction效果），用最少的關節液讓關節內穩定，使關節順利運作，並分散壓力、對關節軟骨提供養分的重要組織之一。因此，關節唇一損傷，就會讓這些效果消失，進而降低關節穩定性，是導致軟骨損傷主要原因。

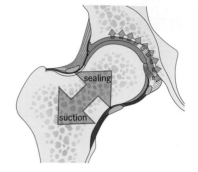

圖2-4：suction功能和sealing功能

4. 具代表性的X光標記

關於展開治療髖關節疾患的適當運動治療及其效果判斷，X光片能提供我們有益的資訊。此外，為了了解髖關節的生物力學，必須要能正確解讀X光片看到的現象，在此彙整了現今廣泛用於臨床X光學的診斷與評估，對治療師而言是不可或缺的知識。

1）髖臼角（α角）

指的是幼兒時期骨骺線的骨癒合還未完成（審註：生長板〔epiphyseal plate〕癒合後以骨骺線〔epiphyseal line〕代之。）時，髖臼嘴（髖臼的外側上緣）和Y軟骨外上角連成的直線，與兩側Y軟骨連成的Y軟骨線（Hilgenreiner線）形成的角度（第55頁圖2-5a），女孩子的正常值是35度以下，男孩子則是30度以下，超過的話視為髖臼發育不全。

2）Sharp角

髖臼外側緣和淚滴（teardrop）下端連接成的線和骨盆水平線（兩側淚滴下端連成的線）形成的角（第55頁圖2-5b），和髖臼角一樣，表示髖臼的傾斜度，是股骨頭是否被髖臼完全包覆的指標，正常為33～38度，40度以上視為髖臼發育不全。

3）CE角（center-edge angle）

股骨頭中心和髖臼外側緣的連線，以及兩側股骨頭中心連線之鉛垂線形成的夾角，表示出髖臼和股骨頭的相對位置（第55頁圖2-5c），成人的正常值是25度以上，20度以下則評估為髖臼發育不全。

4）AHI（acetabular head index）

從股骨頭內側端到髖臼緣外側端的距離為A，股骨頭橫向直徑為B，A/B×100所得到的值即AHI（第55頁圖2-5d），表示股骨頭被髖臼覆蓋的程度，正常值為80%以上，75%以下為髖臼發育不全。

5）ARO（acetabular roof obliquity）

連結髖臼承重區硬化帶（sourcil）的內側緣和髖臼外側緣的線，與骨盆淚滴水平線形成的角，表示髖臼承重面的傾斜角（右頁圖2-5e），若髖臼承重區硬化帶的寬度減少，ARO也會減少，正常的話都是正值。

6）ADR（acetabular depth ratio）

從髖臼外側緣到淚滴下端的距離為AW，與之垂直且到髖臼的最大距離為AD，AW/AD×1000即ADR（右頁圖2-5f），是表示髖臼的深度指數，正常值為280～300。

7）沈通線

在正常的髖關節正面圖上，從股骨內側延伸到近端的線在股骨頸往內側畫條彎曲線，其延伸部分可以和閉孔的上緣順利相接，完成一條往上方凸出的曲線（右頁圖2-5g）。

但是，若發生髖關節退化性關節炎、髖關節脫臼、股骨頸骨折等，那條線就不會連續，顯示出形態或位置異常。

8）股骨頭脫臼度（按Crowe分類分級）

是髖關節半脫位時髖關節的脫臼程度指標，以股骨頭的直徑為基準，依照其脫臼程度的百分比，從高到低分為四組（右頁圖2-5h），通常股骨頭的直徑為骨盆高度（單純X光正面圖上，兩邊髂骨上緣的連結線和兩邊坐骨下緣連結線的距離）的五分之一左右，由此可知一個好處，即股骨頭變形的話也很容易分類。最輕症的Group I是未滿50%的脫臼（往上移未滿股骨頭直徑的二分之一），最重症的Group IV是百分之百以上的脫臼（往上移一個股骨頭以上的寬度）。

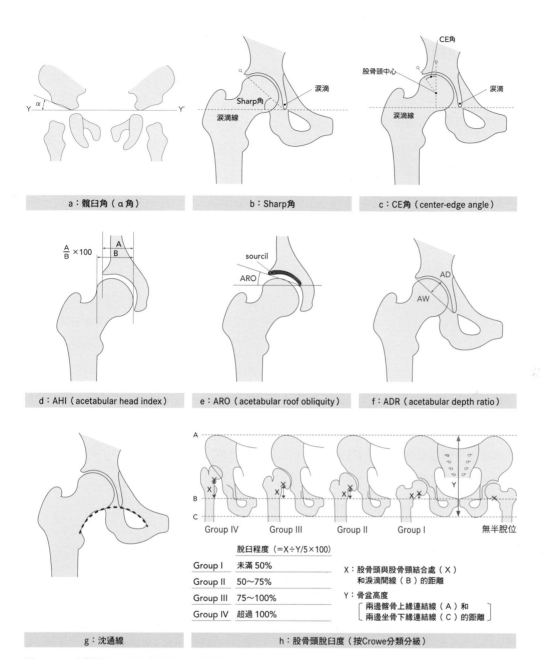

a：髖臼角（α角）

b：Sharp角

c：CE角（center-edge angle）

d：AHI（acetabular head index）

e：ARO（acetabular roof obliquity）

f：ADR（acetabular depth ratio）

g：沈通線

h：股骨頭脫臼度（按Crowe分類分級）

脫臼程度（＝X÷Y/5×100）

Group I	未滿 50%
Group II	50～75%
Group III	75～100%
Group IV	超過 100%

X：股骨頭與股骨頸結合處（X）
　　和淚滴間線（B）的距離
Y：骨盆高度
　　［ 兩邊髂骨上緣連結線（A）和
　　　 兩邊坐骨下緣連結線（C）的距離 ］

圖2-5：**X光圖片上代表的骨頭型態的指標**

5. 對髖關節施加的作用力

對髖關節施加的負重負荷可以表示為對髖臼作用的合力R（resultant compression force）。對關節施加的合力大小和方向、髖關節的承重面積則決定了髖關節的承重，正常的髖關節上，髖臼和股骨頭會適切接觸，但若罹患退化性髖關節炎，陡峭的Sharp角往關節面外上方的剪力會加大（圖2-6）。

1）關節合力

所謂的關節合力是作用於整個關節的力量總和，髖關節合力的算法是以Pauwels[15]的靜態平衡理論為基礎開始了先驅研究。即使做同一個動作，關節合力也會因體重和身高、肌力而不同，通常是以相對於體重（weight, W）的比例求得的。

雙腳站立的靜態姿勢時，以髖關節為中心的旋轉力矩不會發揮作用，因此對單側髖關節施加的受力如下：單腳下肢重量假設為體重的六分之一，減掉雙下肢的重量為1/3W（亦即2/3W的一半），且其方向是垂直的（圖2-7）。單腳站時，減掉站立肢的下肢重量後，相當於體重六分之五的重量位於站立時的髖關節中心內側，外旋的旋轉力矩便會發揮作用。因此為了要保持平衡狀態，外展肌就會做往內旋轉的力矩，藉以保持平衡。

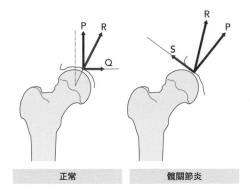

| 正常 | 髖關節炎 |

圖2-6：合力與分力

對股骨頭施加的合力（R）分為和承重面垂直的分力（P）與和承重面平行的分力（Q），或是分力－剪力（S）。

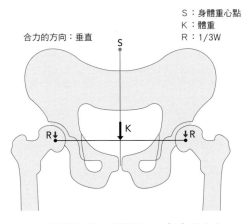

S：身體重心點
K：體重
R：1/3W

合力的方向：垂直

圖2-7：雙腳站立時，髖關節合力（R）的大小

雙腳站立時，以髖關節為中心的旋轉力矩不會發揮作用，因此對髖關節施加的負重如下：單腳下肢重量假設為體重的六分之一，減掉雙下肢的重量，為1/3W（亦即2/3的一半），且其方向是垂直的。

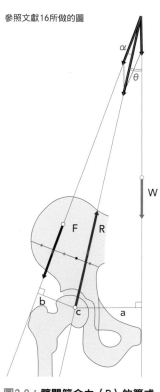

參照文獻16所做的圖

正常

$$F = \frac{a}{b}W \left(視為 \frac{a}{b} = P \right)$$

$$R = \sqrt{P^2 + 2P\cos\theta + 1}\,W$$

算式

$$F \times b = W \times a$$

$F = \frac{a}{b} \times W$ ，在此假設 $P = \frac{a}{b}$

接下來思考量的力矩。

垂直方向： $R\sin\theta = F\sin\alpha = PW\sin\alpha$

水平方向： $R\cos\theta = F\cos\alpha = W + F\cos\alpha = W + PW\cos\alpha$

$$R^2 = P^2\sin^2\alpha W^2 + (1+P)^2\cos^2\alpha W^2 = (P^2 + 2P\cos\alpha + 1)W^2$$

$$R = \sqrt{P^2 + 2P\cos\alpha + 1}\,W$$

在此 $\cos\alpha = \cos\theta$ ，因此：

$$R = \sqrt{P^2 + 2P\cos\theta + 1}\,W$$

F：外展肌群的肌力
W：體重
R：對股骨頭施加的合力
a：從股骨頭的中心點到與體重的重力方向線垂直線的距離
b：從股骨頭的中心點到與外展肌的肌力作用方向線垂直線的距離
θ：往股骨頭施加的合力方向線和體重的重力方向線形成的角度
α：外展肌的肌力作用方向線和體重的重力方向線形成的角度

圖2-8：髖關節合力（R）的算式

關節合力以髖關節軸為第一槓桿，根據外展肌與負重的平衡理論以及向量合成理論計算得出，Pauwels的報告指出，單腳站時的髖關節合力是體重的三倍，關節合力的作用方向相對於垂直線呈16度[15]，在日本則有二宮等學者[16]加入對髖關節的施力方向後導出了另一個算式（圖2-8）。這種狀態下，需要決定外展肌群的方向，如同圖2-8，從大轉子往骨盆最外側畫出一條線，將這個接點與在X光片上看到的髂骨內壁最短處連起來的線上，於其外方的三分之一處將從大轉子外緣畫的直線方向假設為外展肌群的肌力方向，此外體重（W，正確來說，應該是體重減掉站立肢的重量）施加的負重方向是X光片上穿過身體中心的垂直線方向。從以上的引線可算出施加於股骨頭上的合力（R），男性平均為2.74W，女性平均為2.87W（表2-4）。這個算式充其量只不過是基於靜態力學平衡理論所得出的，a/b越小，也就是外展肌的力臂b越長，想得到同樣力矩的髖關節外展肌力越小，關節合力也較少。外展肌的力臂b變短且患有退化性髖關節炎或O型腿等症狀的患者，則需要更大的外展肌力，同時關節合力也會增加。

此外，用正常上肢拄枴杖時，從股骨頭中心延伸出的長力臂會產生相反的力矩，使所需的髖關節外展肌力變小，因此大大減少了關節合力 Maquet[17]的研究結果指出，體重47公斤的人單腳站且使用枴杖的話，將17公斤的負重施加在枴杖上時，關節合力就變成30公斤（體重的64%），是沒使用枴杖時的關節合力147公斤的五分之一左右。同樣地，Radin[18]的報告也指出，使用枴杖會使關節合力約減少體重的60%。

表2-4：一般成人男女髖關節合力計算值（平均值±標準誤差）

參照文獻16所做的表

	女性	男性
a (mm)	100.6±4.8	99.8±1.6
b (mm)	53.6±5.3	56.8±5.7
θ(°)	14.9±3.3	17.5±4.2
R（×體重）	2.87±0.19	2.74±0.17

可是，上述靜態力學方面的解析，只考慮到臀中肌而已，我們無法得知所有日常生活上各式各樣的動作骨內壓，因此，有人試著在生物體內直接測量實際的髖關節關節合力。

Rydell[19]在兩位股骨頸骨折患者的股骨頸裡埋入配有應變規的Austin-Moore型人工骨頭，量測手術後六個月裡做各種動作時的髖關節合力，結果數據證實了仰臥將患肢往上抬時，有超過體重的負重（表2-5）；Case 1用患肢單腳站時，髖關節的關節合力是體重的2.3倍，Case 2是2.8倍，相對於垂直線的方向分別呈19度（Case 1）和27度（Case 2）。

Hodge等學者[20]於人工骨頭表面設置壓力計，量測和髖臼的接觸壓力（contact pressure），結果獨立步行時的接觸壓力是5.5MPa，跳躍或慢跑時則是7.3～7.7MPa。相對於此，上下樓梯時是10.2MPa，從椅子上站起時是9～15MPa，這是個很有趣的結果（表2-6）。

2）關節應力

所謂的關節應力指的是作用於一部分關節面的壓力，可以解釋為單位面積承受的力量。關節應力的決定因素，要考慮髖關節的型態、關節合力和關節周圍肌肉的收縮力、關節囊和韌帶等非收縮組織，以及關節內壓。

正常髖關節上的股骨頭承重面範圍很廣，不過若是髖臼發育不全的髖關節，其承重面就極端狹窄，Pauwels[21]用高跟鞋的鞋跟剖面積做比喻，表示出髖關節承重面積的重要性（第60頁圖2-9）。也就是說，鞋跟部分的剖面積大或小，對接觸地面的面積施加的負重會產生驚人變化，承重面積減少的話，每個單位面積的承重量就會增大。

表2-5：各種動作時的髖關節合力

參照文獻19所做的表

		Case 1	Case 2
平躺將患肢上抬（膝蓋微彎）	0～10度	1.23	1.24
	10～0度	1.19	1
	30度	1.06	1.01
	60度	0.99	0.97
	90度	0.65	0.82
平躺，對側的下肢上抬	45度	0.47	0.62
	90度	0.23	0.42
趴姿，患肢做最大伸直角度		1.31	2.1
趴姿，對側的下肢做最大伸直角度		＊＊	1.58
平躺，患肢自然外展	0～30度	0.56	0.69
平躺，對側的下肢自然外展	0～30度	0.25	0.17
坐著		0	0.22
對側下肢單腳站	患肢膝蓋屈曲	0.5	＊＊
	髖膝皆屈曲	＊＊	0.91
患肢單腳站		2.3	2.8
平地步行		1.59 - 1.8	2.95 - 3.27
上下樓梯	上樓梯	1.54	3.38
	下樓梯	1.59	2.83
慢跑		＊＊	4.33

(% Body Weight)

表2-6：做各種動作時，髖臼的最大接觸壓力

參照文獻20所做的表

動作	接觸壓力
平躺休息	1.4
平行桿內步行	3.4
靠步行器步行	3.8
用兩支腋下枴無承重步行	2.4
用兩支腋下枴部分承重步行	3.5
單枴步行	4.8
獨立行走	5.5
跳躍	7.3
慢跑	7.7
上下樓梯	10.2
從椅子（椅面56cm）上站起	9.2
從椅子（椅面45cm）上站起	13.1
從椅子（椅面38cm）上站起	15

壓力（MPa）

同樣地，和正常髖關節比起來，髖臼發育不全的髖關節會將負重幾乎集中於股骨頭的一點上。由此可知，退化性關節炎引起的軟骨退化並非和關節合力（施加於整個關節面的力量總和）有關，而是和關節應力（分布於局部關節面的力量大小）有關。

此外，正常髖關節的髖臼曲率半徑比股骨頭稍大，因此負重能平均分配在寬廣的承重面積上。可是，髖臼和股骨頭間發生問題使關節間隙變小的話，接觸位置就會偏移，造成關節應力集中在某些部位，關節合力與關節應力的關係表示於圖2-10[22]。

最近幾年電腦技術發達，也有些方法是在基於生物體的X光、CT、MRI數據做成的骨頭肌肉型態模組上，運用逆動力學算出關節應力。元田等學者[22]以正常成人為對象的臨床實驗中，嘗試利用剛體彈簧模型（假設骨頭為剛體，軟骨和韌帶為彈簧的模型）製作的髖關節模型，算出拄枴杖步行時的髖關節合力，結果發現髖關節合力是1000N，而站立後期最大是2000N，亦即前者只有後者的二分之一，不過沒有像Maquet[17]以槓桿原理形成的靜態力學算式算出來，減少了五分之一～六分之一那麼少。就SLR時的髖關節合力而言，正常群約是不正常群的1.5倍，但是，不正常群的關節面應力較大，特別是髖伸比屈曲更大（圖2-11）。

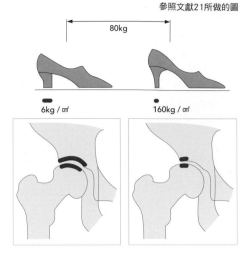

參照文獻21所做的圖

80kg

6kg／c㎡　　160kg／c㎡

圖2-9：承重面積大小與每個單位面積的承重量

鞋跟部分的剖面積大或小，對接觸地面的面積施加的承重會產生驚人變化，承重面積減少的話，每個單位面積的承重量就會增大。

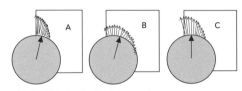

參照文獻22所做的圖

A　B　C

關節面的大小：A＜B＝C
↑：力量大小與方向

圖2-10：關節合力與關節應力的關係

A和B的力量方向與大小是一樣的，不過因關節面的大小不同，導致應力分布不同。B和C的關節面與力量大小是一樣的，不過施力方向不同，導致應力分布不同。

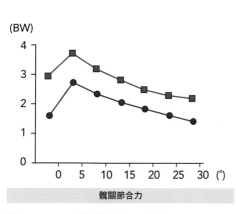
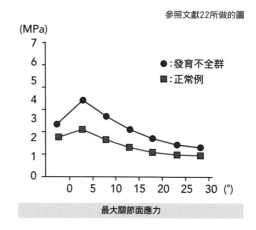

圖2-11：SLR時的髖關節合力與應力

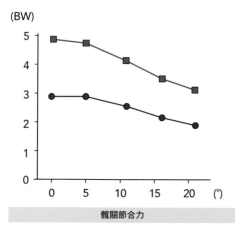
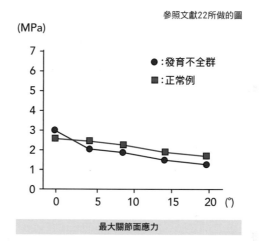

圖2-12：髖關節外展時，髖關節合力與應力

　　另一方面，外展運動時的合力，則是正常群比較大，應力則是兩個群組沒有差別。外展運動時，因關節合力朝向內側，因此即使發育不全，實質上的承重面積沒很大差異（圖2-12）。由此可知，雖然外展運動是比較安全的運動治療，不過SLR的應力增加較多，所以有可能加速軟骨變形或是導致關節症惡化。

　　Chegini等學者[23]只用CE角和髖臼角（α角）建立了簡易髖關節模型，以驗證髖臼發育不全和股骨髖臼夾擠症候群（femoro acetabular impingement, FAI）的患者中，髖關節形狀異常對關節應力的影響。髖臼發育不全模型顯示出，步行時應力集中於髖臼外上緣，FAI模型則顯示出從站姿坐下時，有同樣的應力集中情形，特別是在CE角30度以上，α角50度以上時，會出現那樣的傾向。

3）將生物力學運用於髖關節患者身上

　　髖關節疾患的治療方式中，許多都是以作用於髖關節的關節合力大小與方向，和髖關節承重面的研究成果為理論基礎，從生物力學的觀點出發，論述因髖臼發育不全的退化性髖關節炎（次發性髖關節炎）[註2]之治療，亦即以關節保留手術來執行股骨切開術與骨盆切開術。

a. 股骨轉子間內翻骨切開術（Pauwels I）

　　為了改善狀況，同時讓外展肌力的方向變成水平，骨頭內翻可以讓關節合力朝向內側，進而增大實際的承重面。此外，股骨頭往內下方移動會讓體重力矩減少、外展肌的力臂延長，如此所需的外展肌力就會降低，關節合力也會減少（圖2-13）。

　　因為這種手術方式不是直接處置髖臼，所以無法期待承重面能增大多少。因此，通常不會對罹患退化性髖關節炎的成人單獨做內翻骨切開術，通常會一併進行骨盆骨切開術。

b. 股骨轉子間外翻骨切開術（Pauwels II）

　　髖關節炎惡化後，股骨頭內側會形成骨刺，股骨頭也會變得扁平，使關節接觸不

参照文獻29所做的圖

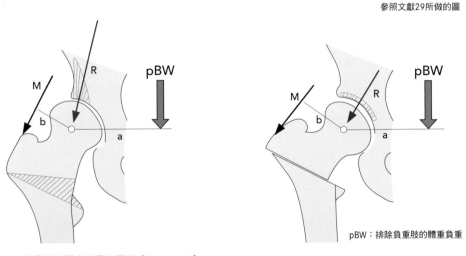

pBW：排除負重肢的體重負重

圖2-13：股骨轉子間內翻骨切開術（Pauwels I）

從關節中心到重心的力臂（a）和從關節中心到外展肌的力臂（b）的槓桿比（a/b）會減少，外展肌力（M）降低，導致關節合力（R）降低，只要改善關節接觸性，承重面積就會增大，關節應力就會降低。

[註2] 關於髖關節的退化性關節炎將於第6章各節詳細論述。

良。不過可以靠內收位來改善接觸狀況，像這樣的病例，若切開外翻骨，便能靠股骨頭內側的骨刺承受負重並擴大承重面，讓股骨旋轉中心移往內側。一旦股骨頭往外伸出，外展肌的力臂就會延長，從重心到股骨頭旋轉中心的力臂就會隨之減少（圖2-14）。外翻骨切開術和內翻骨切開術一樣，多會一併採用骨盆骨切開術。

c. Chiari骨盆截骨術

這個手術方式是將髖臼上部的骨盆朝內側仰角5～10度切開，將中樞骨片往外側拉出，將末梢骨片往內側移，藉此再建構相容性佳的髖臼。特徵是這樣能形成大且堅固的髖臼，擴大和股骨頭的承重面，隨著擴大和股骨頭間的承重面能減少關節應力；而末梢骨盆往內側轉，可以讓股骨頭中心往內，進而減少從重心到股骨頭旋轉中心的力臂，以達到減少關節合力（圖2-15）。

d. 髖骨旋轉切骨術（rotational acetabular osteotomy, RAO）

這個手術是在關節囊外將髖臼穿過骨頭，切出類似半球狀，讓附有軟骨的髖臼往前外方旋轉移動，提高股骨頭的接觸性、擴大承重面（圖2-16）。此方法適用於股骨頭還未變形的前期與初期髖關節炎、年齡介於十六、七歲至五十歲。股骨頭和髖臼曲率不一致的關節接觸性不良則不適用此方法。

參照文獻29所做的圖

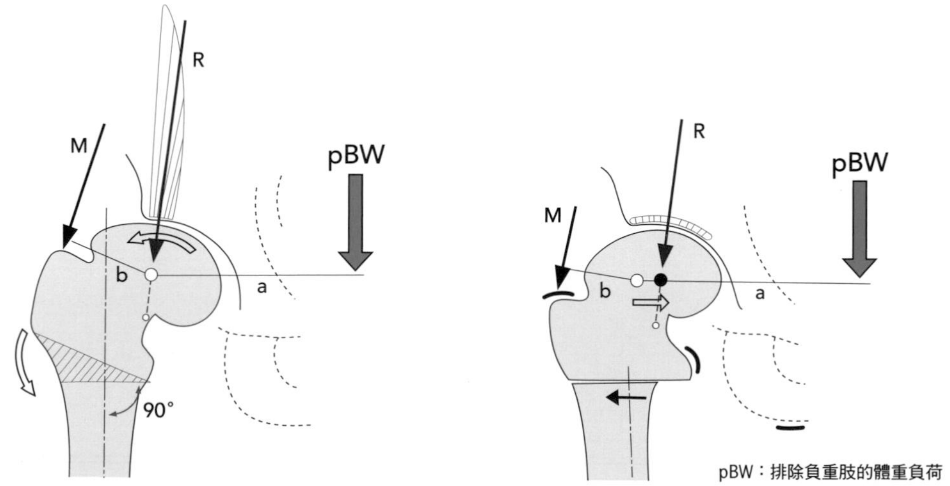

圖2-14：股骨轉子間外翻骨切開術（Pauwels Ⅱ）後，關節合力的變化

股骨內側的骨刺變成關節面，使關節中心相對往內移，槓桿比（a/b）減少，結果導致外展肌力（M）下降，關節合力（R）減少，承重面積也增加了，因此關節應力減輕。

這個手術的特徵是在原本的關節面上覆蓋骨頭，因充分覆蓋住骨頭能使關節合力減少，並分散關節應力。

參照文獻29所做的圖

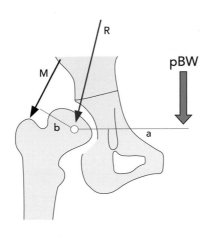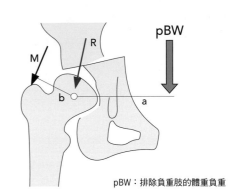

pBW：排除負重肢的體重負重

圖2-15：Chiari骨盆截骨術後之關節合力變化

將髖臼上部的骨盆水平切開（20度以內的範圍），將髖關節往內移，從關節中心到重心的力臂（a）減少，槓桿比（a/b）減少，外展肌力（M）下降，結果關節合力（R）下降，骨性髖臼覆蓋住股骨頭，導致承重面積擴大，關節應力因此下降。

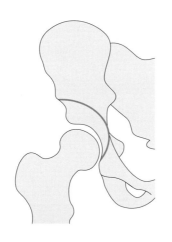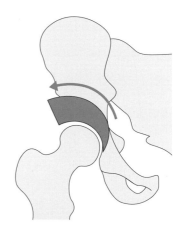

圖2-16： 髖骨旋轉切骨術（RAO）

將髖臼切出半球狀，讓附著軟骨的髖臼往前外方旋轉移動，提高股骨頭的接觸性、擴大承重面的手術方式，這個手術的特徵是在原本的關節面上覆蓋骨頭，因充分覆蓋住骨頭能使關節合力減少，並分散關節應力。

參考文獻

1) Lamontagne M, Beaulieu ML, Varin D, et al: Gait and motion analysis of the lower extremity after total hip arthroplasty: what the orthopaedic surgeon should know. Orthop Clin North Am 40: 397-405, 2009.

2) 川嶋禎之，祖父江牟妻人：関節の形態と機能／下肢　股関節．関節外科 9（増刊号）：113-125，1990.

3) Athanasiou KA, Agarwal A, Dzida FJ: Comparative study of the intrinsic mechanical properties of the human acetabular and femoral head cartilage. J Orthop Res 12: 340-349, 1994.

4) 久保俊一：ラット関節軟骨損傷後の修復過程における電子顕微鏡学的研究．日整会誌 57：167-185，1983.

5) 久保俊一，高橋謙治：軟骨修復の病理病態．関節外科 14：931-940，1995.

6) Swann DA, Radin EL, Nazimiec M, et al: Role of hyaluronic acid in joint lubrication. Ann Rheum Dis 33: 318-326, 1974.

7) Seldes RM, Tan V, Hunt J, et al: Anatomy, histologic features, and vascularity of the adult acetabular labrum, Clin Orthop Relat Res 382: 232-240, 2001.

8) Field RE, Rajakulendran K: The labro-acetabular complex. J Bone Joint Surg Am 93: 22-27, 2011.

9) Kalhor M, Horowitz K, Beck M, et al: Vascular supply to the acetabular labrum.　J Bone Joint Surg Am 92: 2570-2575, 2010.

10) Tan V, Seldes RM, Katz MA, et al: Contribution of acetabular labrum to articulating surface area and femoral head coverage in adult hip joints: an anatomic study in cadaver. Am J Orthop 30: 809-812, 2001.

11) 糸満盛憲，他：最新整形外科学大系 16 骨盤・股関節，中山書店：36，2006.

12) Crawford MJ, Dy CJ, Alexander JW, et al: The 2007 Frank Stinchfield Award: The biomechanics of the hip labrum and the stability of the hip. Clin Orthop Relat Res 465: 16-22, 2007.

13) Ferguson SJ, Bryant JT, Ganz R, et al: The acetabular labrum seal: a poroelastic finite element model. Clin Biomech（Bristol, Avon）15: 463-468, 2000.

14) Ferguson SJ, Bryant JT, Ganz R, et al: An in vitro investigation of the acetabular labrum seal in hip joint mechanics. J Biomech 36: 171-178, 2003.

15) Pauwels F: Biomechanics of the normal and diseased hip. Springer - Verlag, Berlin, Heidelberg, New York, 1976.

16) 二ノ宮節夫，田川宏，他：人工股関節の骨頭位と骨頭にかかる合力について．日整会誌 50：15-20，1976.

17) Maquet PGJ: Biomechanics of the Hip, p52-56. Springer-Verlag, 1984.

18) Radin EL, et al : Practical Biomechanics for Orthopedic Surgeon. A Wiley Medical Publication, New York, 1979.

19) Rydell NW, et al: Forces acting on the femoral head prosthesis. Acta orthp Scand Suppl 88: 1-132, 1966.

20) Hodge WA, Fijan RS, Carlson KL, et al: Contact pressures in the human hip joint measured in vivo. Proc Nat Acad Sci 83（May）: 2879-2883, 1986.

21) Pauwels F: Biomechanics of the normal and diseased hip. Springer-Verlag: 129, 1976.

22）　元田英一，鈴木康雄，金井章：筋骨格コンピュータモデルと三次元剛体バネモデルによる股関節の解析．関節外科 22（2）：147-158，2003．

23）　Chegini S, Beck M, Ferguson SJ: The effects of impingement and dysplasia on stress distributions in the hip joint during sitting and walking: a finite element analysis. J Orthop Res 27: 195-201, 2009.

24）　Johnston RC, et al: Hip motion measurements for selected activities of daily living. Clin Orthop 72: 205-215, 970.

25）　Yamamura M, Miki H, Nakamura N, et al: Open-configuration MRI study of femoro-acetabular impingement. J Orthop Res 25: 1582-1588, 2007.

26）　Hemmerich A, Brown H, Smith S, et al: Hip, knee, and ankle kinematics of high range of motion activities of daily living. J Orthop Res 24: 770-781, 2006.

27）　新井祐志，久保俊一："解剖学"．股関節学．久保俊一編，金芳堂：30，2014．

28）　堀井基行，久保俊一："解剖学"．股関節学．久保俊一編，金芳堂：38，2014．

29）　高尾正樹，久保俊一："バイオメカニクス"．股関節学．久保俊一編，金芳堂：68-69，2014．

3

因髖關節周邊組織攣縮
產生的疼痛評估

1. 與關節疼痛相關的基本概念

1）穩定的關節與不穩定的關節

2）髖關節的不穩定性

2. 疼痛的評估

1）髖關節周圍組織感覺接受器的分類與功能

2）疼痛的發生時期

3）疼痛發生的主要原因

4）疼痛部位的表示方法

5）疼痛的定量評估

6）轉移痛

3. 髖脊症候群（hip-spine syndrome）

1）分類

2）骨盆傾斜與脊椎排列的評估

3）起因於骨盆前傾的髖關節疼痛

4）起因於骨盆後傾的髖關節疼痛

4. 起因於攣縮的髖關節疼痛

1）骨盆後傾，腰椎後凸受限時，髖關節前側疼痛

2）與髖關節後側支持組織柔軟度不足相關的髖關節前側疼痛

3）與髖關節前側支持組織柔軟度不足相關的髖關節前側疼痛

5. 夾擠性神經病變

1）股神經障礙

2）梨狀肌症候群

3）閉孔神經障礙

1. 與關節疼痛相關的基本概念

在骨科領域有些和關節疼痛相關的基本概念：運動軌道（tracking，運動方式、軌跡）穩定的話就不會疼痛，不過一旦失去穩定性，就會有痛感出現。這種想法在面對關節攣縮進行肌骨系統復健時，是個通用於各種關節的重要概念。

1）穩定的關節與不穩定的關節

將「不穩定」的關節導向「穩定」是運動治療的原則，說到「不穩定」大家容易想到「搖晃、動得太多」的狀態；說到「穩定」大家容易想到「不動」的狀態。不過在此說的穩不穩定和這種想法有些微差異，例如，做了人工膝關節置換術（TKA）後，就比較難做屈曲動作，這和「穩定」、「不穩定」不同，臨床上很常看到即使膝關節只能彎曲90度，關節卻不穩定的案例，這樣的狀態是「不穩定」而不是「動太多」。

因組織型態改變或支持組織受損導致器質性的鬆弛，關節就會不穩定。面對這樣的個案，作為追求穩定的終極手段，可進行關節固定術。不過因為人工關節技術日益進步，一般而言已可同時保有活動性與穩定性。於運動治療上所追求的穩定是「能循正常軌道活動（tracking）的關節」，如果活動軌跡混亂，脫離正常軌道，就稱作不穩定，這樣比較容易了解（圖3-1）。

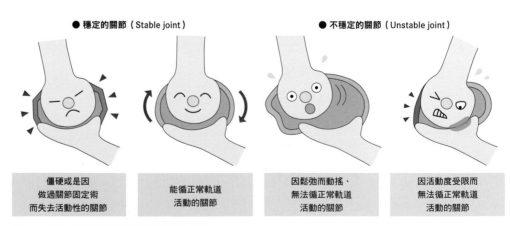

圖3-1：穩定的關節與不穩定的關節的概念

於可動關節上的穩定指的是循正常軌道活動，而不穩定則是循異常的軌道活動。關節組織的僵硬、肌肉的滑動、肌力、平衡等等異常都會造成關節脫離正常的軌道。

髖關節的後方組織裡有僵硬（stiffness）的話，股骨頭會偏向髖臼前方而產生夾擠，如此會因攣縮[註1]（參考第155頁〈關節活動度受限（攣縮）的基礎知識〉）而造成部分組織「僵硬」和有滑動障礙。即使在很早期的階段，只要活動組織就會變緊繃，導致股骨頭很難保持向心性，結果股骨頭的軌道就會從硬度高的組織側脫離到硬度低的組織側，產生夾擠症狀。同樣地，肌力退化、平衡感不佳或是附近關節的功能降低，也都會對髖關節的某些特定部位造成力學壓力，導致疼痛。

無法循正常軌跡活動的原因有很多，不過最主要的是攣縮，因此，可以將運動治療的方向定為將異常的軌道導向正常的軌道，也因此在治療方法上，需要做適當的評估並改善攣縮，讓緊繃的肌肉放鬆、加強肌力，以及使用鞋墊進行調整等方法，應選擇適當的治療方法並確實執行。

2）髖關節的不穩定性

髖關節的股骨頭有一半以上都埋在較深的髖臼裡，是個非常穩固的構造。此外，強韌的關節囊、輪匝、關節囊韌帶等靜態支持，以及補強髖臼深度的關節唇和關節內壓、髖關節周圍的肌肉張力以及隨意或反射性收縮等動態支持，都能提高穩定性。由這些事情可導出以下結論：肩關節和髖關節同樣是與軀幹和四肢連結的多軸性杵臼關節，但兩者就負重關節這個特性上，後者在解剖學上的形狀更加注重穩定性。若比較兩者的臼蓋與骨頭球形前端大小，則髖關節的骨頭前方較臼蓋小，和如同將大塊骨頭前端放在小盤子上的肩關節呈現對比。因軟組織攣縮導致肩關節失去向心性這樣的obligate translation現象，也有可能在髖關節上發生，但兩者不同在於肩關節上是多方向出現鬆動，髖關節則是在鎖定的範圍內出現鬆動。肩膀的構造是大塊骨頭放在小盤子上，因此搖晃僅止於不穩定的範圍內，可是髖關節上若發生同樣的事，就會導致骨折或脫臼，因此，將髖關節的不穩定想成是在臼蓋這個容器的範圍內產生搖晃，比較容易理解（圖3-2）。

一旦髖臼發育不全或髖關節唇損傷，骨頭球形前端的偏移量就會變大。信田等學者[1]利用X光片和關節腔攝影看到的髖關節運動，調查了股骨頭旋轉中心的移動量。

[註1]關節攣縮指的是因位於關節外的軟組織造成關節運動受限的狀態，關節攣縮分為皮膚性、肌肉性、神經性、關節性，不過因髖關節後方組織僵硬（stiffness）導致的限制會伴隨皮膚性／肌肉性的攣縮。

報告結果顯示做30度外展運動時，正常大腿只往內側移動0.3㎜、往下方移動0.6㎜，但是髖臼發育不全的大腿卻會往內側移動1.5㎜、往下移動1.8㎜；關節唇異常的退化性關節炎個案中，其股骨則移動更大，會往內側移動2.6㎜、往下移動3.6㎜。此外，Myers等學者[2)]計算了髖關節外旋運動時，骨頭球形前端偏移量，研究結果顯示，正常狀況下會往後方偏移0.4㎜，切除關節唇和髂股韌帶後則會往前偏移2.2㎜。

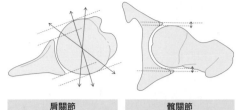

肩關節	髖關節

圖3-2：肩關節與髖關節不穩定性的差異

肩關節是和軀幹及四肢連結的多軸性杵臼關節相較於髖關節的臼蓋與骨頭球形前端，肩關節的形狀是在小盤子上放上大塊骨頭，與此相對照，髖關節的形狀是骨頭球形前端覆蓋在大且深的髖臼裡，兩者的不同在於肩關節上是多方向出現鬆動，髖關節是在鎖定的範圍內出現鬆動，這樣想比較好理解。

2. 疼痛的評估

　　骨科的問題裡，疼痛是在臨床上最常遇到的症狀之一，為了找出疼痛原因，問診就顯得很重要了。疼痛在臨床上可分為感覺接受性疼痛（nociceptive pain）、神經病變性疼痛（neuropathic pain）和心因性疼痛。因此，理解感受疼痛的接受器種類及其功能便顯得很重要，要能從問診和理學檢查找出疼痛的源頭，進行適當的運動治療。

1）髖關節周圍組織感覺受器的分類與功能

　　關節周圍的感覺接受器，很多都是感知機械性刺激的機械式受器（mechanoreceptor），Freeman和Wyke[3]將關節的感覺接受器分為四種類型（**圖3-3**，下頁**表3-1**）：Ⅰ～Ⅲ型稱作本體感受器（proprioceptor），可以感知關節的位置和運動速度、對韌帶及關節囊的張力和壓力，Ⅳ型稱作痛覺感受器，是神經末梢呈現裸露狀態的自由神經末梢，會對侵入性刺激產生反應，並感知到疼痛刺激。自由神經末梢分布在關節囊、韌帶、肌腱、骨膜，但沒有分布在關節軟骨、半月板、關節唇上。此外，如果在生理性的關節活動度內，接受器不會產生反應，但會對超過活動度的力量等施加於關節的有害性機械刺激產生反應。可以將疼痛視為位於末梢的痛覺感受器受到刺激後，這個資訊被轉換成電訊號，藉由末梢神經傳輸到中樞，並投射到大腦皮質。

參照文獻103所做的圖

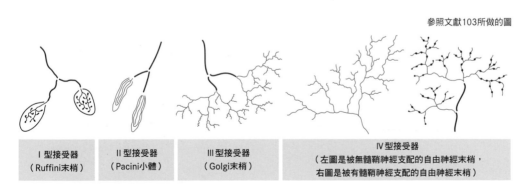

Ⅰ型接受器 （Ruffini末梢）	Ⅱ型接受器 （Pacini小體）	Ⅲ型接受器 （Golgi末梢）	Ⅳ型接受器 （左圖是被無髓鞘神經支配的自由神經末梢， 右圖是被有髓鞘神經支配的自由神經末梢）

圖3-3：關節的感覺接受器型態模式圖

表3-1：關節接受器的分類

參照文獻103所做的表

型	型態	分布	支配神經纖維	功能
I	被薄囊包覆住的球狀小體（100×40μm）Ruffini末端等	關節囊（主要是淺層）	細徑有髓鞘纖維（III 群神經纖維）	靜態、動態機械性受器隨關節角度改變
II	被厚囊包覆住的錐狀小體（280×120μm）Pacini小體等	關節囊（主要是深層）關節脂肪體	中徑有髓鞘纖維（III 群神經纖維）	動態機械性受器隨壓力不同
III	被薄囊包覆住的錐狀小體（600×100μm）Golgi末梢等	關節內外的韌帶	大徑有髓鞘纖維（II 群神經纖維）	動態機械性受器隨韌帶張力改變
IV	自由神經末梢	關節囊、韌帶、關節脂肪體、血管壁	細徑有髓鞘纖維（III 群神經纖維）無髓鞘神經纖維（IV 群神經纖維）	痛覺感受器

組織一旦受損發炎，周邊就會流出各式各樣的化學物質，例如內因性致痛物質緩激肽（bradykinin），只要極低濃度就能讓多覺型感受器產生反應，並加強對各種刺激的反應，使發炎時針對關節運動等機械性刺激的臨界值下降[4]。此外，正常狀況下完全不會對力學刺激產生反應的非活動性痛覺感受器（sleeping fiber）也是，在發炎時會因發炎物質發作而有反應[5]，也就是說在發炎時，熱刺激、化學性刺激的臨界值都會降低，反應的接受器數量增加時，會比正常時候更容易產生疼痛。

NOTE：感覺接受性疼痛與神經病變性疼痛

感覺接受性疼痛指的是在正常的神經（軸索和髓鞘無問題的神經）上，加上了產生痛感的侵入刺激，例如Aδ、C纖維的自由神經末梢受刺激時的疼痛。另一方面，神經病變性疼痛指的是軸索和髓鞘出問題，即使自由神經末梢的刺激消失，但在受到傷害的神經纖維途中和二維神經元上，動作電位自然點燃所產生的疼痛。

神經病變不管在任何神經纖維種類（Aα、Aβ、Aγ、Aδ、b、c）上都會發生，因此遭受病變的神經纖維不限於Aδ、C纖維，評估神經病變時之所以需要同時檢查知覺鈍麻（Aβ纖維的病變）、肌力退化（Aδ纖維的病變）、自律神經異常（C纖維的病變），是有其道理的。

2）疼痛發生的時機

評估疼痛時，最重要的是認真傾聽病患的主訴症狀，確實找出需要的資訊。

問出疼痛持續多久與什麼時候開始發生等受傷的原因，有助於判斷疼痛的主因是發炎引起的還是因攣縮等功能病變造成的。

一般而言，幾天內感到疼痛，急性發炎的可能性比較高，治療方式並不是對患部進行機械性刺激的運動治療，而是讓患部休息、固定或是吃藥。

幾個月後，發炎現象應已消失，如果這時還會痛的話，就可將疼痛原因視為攣縮導致的功能性病變，進行以功能評估為基礎的積極運動治療就變得很重要。

3）疼痛發生的主要原因

考察疼痛發生的主要原因時，最重要的是理解運動治療的有效範圍，適當地進行治療。很多痛覺感受器除了會對機械性刺激產生反應之外，也會對化學刺激和熱刺激產生反應，因為這些會對多樣的（poly）模式（mode）刺激產生反應，所以被稱作多覺型感受器（polymodal receptor）。

為了進行適當的運動治療，必須判別痛覺感受器疼痛的主要原因是機械性刺激（攣縮性）引起的還是化學性刺激（發炎性）引起的。

a. 機械性刺激導致的疼痛

這是因攣縮導致運動時關節無法保持在正確位置，因壓縮力、牽引力、剪力、扭轉力集中在某些部位所產生的疼痛，主要症狀是在做動作時或是做完動作當下感到強烈疼痛，適合採用運動治療。評估疼痛的主要原因時，有個方法是壓迫和牽引、抑制偏離力等以徒手操作做出生理上的關節運動，確認疼痛有無減輕。

b. 化學刺激導致的疼痛

就是所謂的因發炎產生的疼痛，因組織在修復過程（發炎反應）當中產生的致痛物質所導致，病患大多主訴身體不動時也會痛或是持續有鈍痛感。因為疼痛有些方向的關節活動做不到，這個時期比起改善功能，要以讓發炎趨緩為第一要務，不太適合做運動治療，聽醫師的指示控制疼痛或休息比較重要。

4）疼痛部位的表示方法

　　因為疼痛是病患的主觀敘述，缺乏客觀的評估基準，所以原因也不是那麼容易就抓得到。為了找出原因，要確實掌握疼痛的部位和範圍，推測出疼痛觸發點。

　　首先確認病患的主訴疼痛是用一根手指頭指出來的（one point indication），還是用手掌大小或手心表示出來的（palmar indication），one point indication的話，通常病患指的那個部位就是病灶，而palmar indication的話，就表示病患自己沒有掌握到疼痛所在部位，大多是轉移痛（圖3-4）。

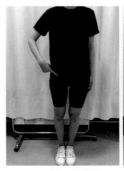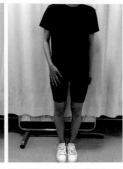

| one point indication | palmar indication |

圖3-4：疼痛部位的表示方法

one point indication的話，通常病患指的那個部位就是病灶，而palmar indication的話，就表示病患自己沒有掌握到疼痛所在部位，大多是轉移痛。

5）疼痛的定量評估

　　急性且短期間的疼痛適合用簡便且容易評估的方法來評估，大多使用視覺類比量表（visual analogue scale, VAS）等方法。VAS是請病患在一條十公分長的水平線上記下自己的疼痛位於哪個程度，最左邊是「不會疼痛」，最右邊是「劇烈疼痛」，從最左邊開始的距離是用mm單位測量的，這個方法用於每天臨床上的短期評估非常有用，也證明了某種程度的客觀性。

6）轉移痛

　　離實際受傷的部位有段距離，乍看之下好像沒關係的其他部位出現疼痛時就稱作轉移痛，觸發點多是內臟、肌肉、關節等深層組織。若是從皮膚發出的刺激，其疼痛點很清楚，由皮膚知覺帶得知，而伸入脊髓背側角的神經纖維不是只源於皮膚，也會源於來自皮下組織、肌腱、肌肉、骨頭與內臟的神經纖維；從深層組織來的刺激其觸痛點不明瞭，因此這些深層組織受傷時，很難根據其痛覺鎖定受傷部位。

「匯聚投射學說」是說明轉移痛的機制之一，源於關節囊等深層組織的向心性纖維與源於皮膚的向心性纖維會匯聚到脊髓的同一個侵入接受神經元，兩者都會讓這個神經元產生反應。大腦會學習將這些神經元的活動和皮膚的疼痛連結起來，即使真的因為關節發生異常脈衝，大腦也會基於過去的學習結果做判斷，而誤認為是從皮膚發出的脈衝，因此誤以為是沒受傷的皮膚產生疼痛[7]。

3. 髖脊症候群（Hip-spine syndrome）

　　由於脊椎基部的腰椎、薦椎與起點於下肢的髖關節是鄰近的關節，因此在力學上會互有影響。以前就有研究指出，罹患髖關節疾患的病患有很高的機率會出現腰痛和下肢疼痛[8),9)]。1983年Macnab和Offierski[10)]基於「髖關節和脊椎密切聯結，其病理問題會互相影響」的概念，首次提出髖脊症候群（hip-spine syndrome），雖然是稱作hip-spine syndrome，不過在大多情況下比較適合稱作「脊髖症候群」。

1）分類[10)]

　　一般而言是從看到的病徵做以下分類（表3-2）：
■ Simple hip-spine syndrome
　病變：髖關節、脊椎兩者都病變。
　主要病因：只有髖關節或脊椎之一方。
■ Complex hip-spine syndrome
　病變：髖關節、脊椎兩者都病變。
　主要病因：髖關節和脊椎兩者都出問題。
■ Secondary hip-spine syndrome
　髖關節、脊椎之任何一方是主要病變原因，其病變影響到另一方。
■ Misdiagnosed hip-spine syndrome
　誤診了髖關節、脊椎不適的主要原因導致錯誤的治療。

表3-2：Hip-spine syndrome

Simple hip-spine syndrome	髖關節或脊椎任一方的症狀是主要原因
Complex hip-spine syndrome	髖關節或脊椎的症狀主因不明確
Secondary hip-spine syndrome	髖關節和脊椎任一方是主要原因，進而影響另一方
Misdiagnosed hip-spine syndrome	誤診了髖關節或脊椎的主要原因

2）骨盆傾斜與脊椎排列（alignment）的評估

　　為了評估髖脊症候群，至今已有好幾個研究提出了關於脊椎、骨盆的排列指標，有利用骨盆X光側面影像的量測法、用骨盆X光正面影像以骨盆腔形態評估骨盆傾斜等方法。

a. Anterior pelvic plane（APP）

　　Anterior pelvic plane（APP）是恥骨結節和髂前上棘連起來的線與鉛垂線形成的角度，髂前上棘位於恥骨結節前面的話就是正（+），位於後面的話就是負（-）（圖3-5a）。正常狀況下，APP是0度，這個方法從體表觸診也很容易判斷，因此很常用。

b. 骨盆的旋轉角度

　　Jackson等學者將連結左右髖臼中心點那條線的中心視為髖關節軸HA（hip axis），從HA連結薦椎上端（S1 endplate）後方角的連線為骨盆的半徑PR（pelvic radius），而PR和鉛垂線間形成的角度則是骨盆的角度PA（pelvic angle），用來評估從全脊椎到髖關節的站姿矢狀面排列[12)-15)]（圖3-5b）。此外，Jackson等學者也以HA為中心評估了骨盆往前方或後方

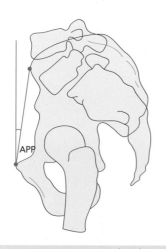
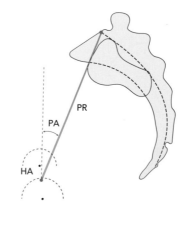

a：Anterior pelvic plane（APP）	b：Sagittal spinopelvic alignment

HA（hip axis）　　　：連結左右髖臼中心點的線的中心。
PR（pelvic radius）　：連結HA到薦椎上端後方角的線。
PA（pelvic angle）　 ：PR和鉛垂線形成的角。

圖3-5：單純用X光評估骨盆傾斜的方法

Anterior pelvic plane（APP）：是恥骨結節和髂前上棘連起來的線與鉛垂線形成的角度。
Sagittal spinopelvic alignment：利用HA、PR、PA的指標評估從全脊椎到髖關節的站姿矢狀面排列。

的旋轉（此旋轉稱作pelvic rotation），旋轉半徑是PR，旋轉角度是PA。以美國人的量測為基礎，0～−30度為理想的範圍，超過適當的範圍往前旋轉就稱為骨盆前傾，往後則是骨盆後傾（圖3-6），今村等學者的報告指出，日本受試者的平均值為度−16.6±6.1度[16),17)]。

c. 矢狀面平衡

　　站姿的脊椎矢狀面排列上，平衡也是個很重要的因素。矢狀面平衡一般而言是靠HA和第7頸椎的中心點往下拉的鉛垂線（C7 plumb line）之關係來評估，C7 plumb line穿過HA後方的話就是達到經由代償的理想平衡（compensate sagittal balance），C7 plumb line偏向HA前面就是沒有代償平衡（decompensate sagittal balance）（右頁圖3-7）。有代償的平衡之下，若因脊椎的代償功能讓骨盆往前旋轉，會加大腰椎前凸和胸椎後彎，如此C7 plumb line就像會從HA後方穿過而保持平衡（右頁圖3-8）。另一方面，罹患腰椎退化性後凸（lumbar degenerative kyphosis）或腰椎管狹窄等脊椎或髖關節問題的病患，會喪失脊椎的柔軟度（flexibility）而無法代償，導致C7 plumb line往HA的前方偏移，變成無代償的平衡（圖3-9）。治療的方向就是將C7 plumb line往HA後方移動。

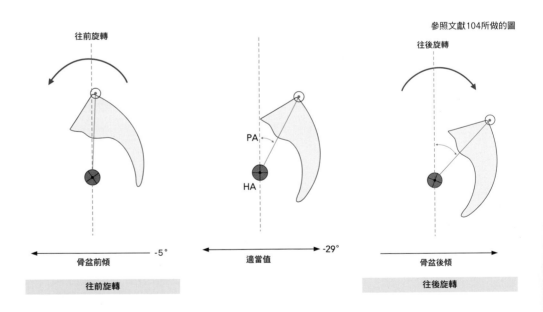

圖3-6：骨盆的旋轉與骨盆的角度（PA）

整個脊椎到骨盆的排列是影響骨盆以HA為中心往前旋轉或往後旋轉的重要因素，旋轉半徑是PR，旋轉角度是PA，超過適當的範圍往前旋轉為骨盆前傾，往後方旋轉為骨盆後傾。

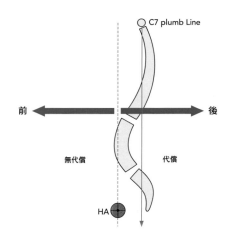

圖3-7：矢狀面平衡

第7頸椎的中心點往下拉的鉛垂線（C7 plumb line）位於HA後方的話，就是代償後的理想平衡。

因髖關節周邊組織攣縮產生的疼痛評估

參照文獻104所做的圖

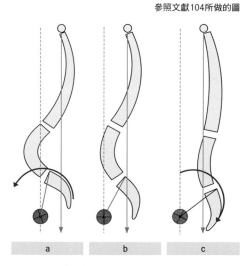

a　　　b　　　c

圖3-8：代償平衡

代償平衡意指當骨盆一下往前傾（a）一下往後傾（c）時，因脊椎的代償功能，C7 plumb line 會往HA後方穿過藉以保持平衡。

參照文獻104所做的圖

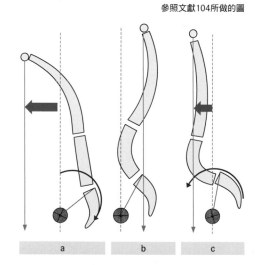

a　　　b　　　c

圖3-9：沒有代償平衡

因脊椎或髖關節問題等導致很難代償平衡，C7 plumb line偏向前方。

d. 骨盆形態角（Pelvic morphologic angle）

　　PR和薦椎上緣連結起來的線所形成的角度稱作骨盆形態角（pelvic morphologic angle, PR-S1）[15]，這是表示以骨盆為底的薦椎傾斜度。假設薦髂關節沒有活動度，它就不會受到姿勢和整個脊椎排列的影響，而總是能保持一定的角度，每個人都有其固有的骨盆形態角（圖3-10a）。

　　有報告指出，同樣地，骨盆傾斜（pelvic incidence）亦是角度參數（圖3-10b），在矢狀面排列上有其重要性[18],[19]。因髖關節的問題導致骨盆前凸時，骨盆形態角較大，骨盆前傾的現象會因這個角度代償，維持住原狀而不讓腰椎的前彎加劇。因此，即便骨盆前傾，如果隨意就想做一些矯正的話，反而會無法保持腰椎前凸，要特別注意。

　　另一方面，腰椎退化性後凸時，骨盆多會往後傾，但骨盆形態角一變大，骨盆不會往後傾而會保持原位。如此一來，在脊椎、骨盆排列評估上，只看骨盆傾斜是不夠的，也必須考慮到骨盆形態角，金村等學者[20]的報告指出，日本受試者的骨盆形態角的平均值是-36.0±8.9度。

參照文獻104所做的圖

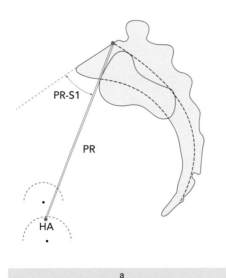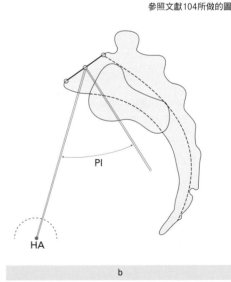

| a | b |

圖3-10：固有的骨盆形態角之量測方法

PR-S1是PR（Pelvic radius）和薦椎上緣連結起來的線形成的角度，PI（Pelvic incidence）是HA和薦椎上緣中點連起來的線與薦椎上緣拉下來的垂線形成的角度。

e. 土井口等學者的方法

這是透過髖關節正面X光片，由扁平率求出骨盆傾斜角的方法[21]，量測骨盆腔的最大橫徑T與縱徑L，將L/T當作骨盆腔的平面化指數（圖3-11a），這個指數越大，骨盆越往前傾，指數越小骨盆越往後傾。

此外，亦可檢視側面影像，透過薦椎岬角和恥骨聯合上緣連成的線與拍攝面（此處為冠狀面）形成的角度，來量測骨盆傾斜角（pelvic inclination angle, PIA）（圖3-11b），再用以下的算式算出L/T，求出骨盆傾斜角（下頁圖3-12）。

男性：PIA(°) = 67×L/T＋55.7

女性：PIA(°) = 69×L/T＋61.6

f. 髖關節炎與骨盆、脊椎矢狀面排列

從腰椎、骨盆、髖關節的矢狀面排列上，髖關節疾患的髖脊症候群的報告當中，顯示出年輕人和高齡者各有其特有的兩種病徵[22]。

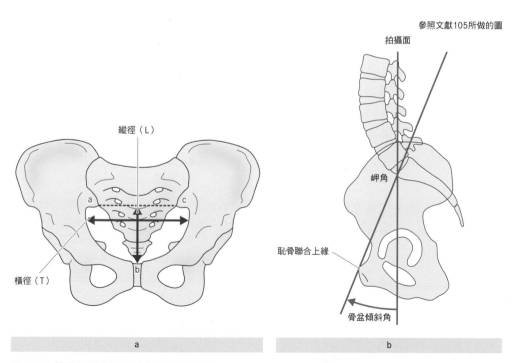

參照文獻105所做的圖

圖3-11：骨盆腔形態與骨盆傾斜的量測方法

a：骨盆X光正面影像上，與連結兩個薦髂關節下緣的線ac平行的骨盆腔最大橫徑（T），與從恥骨聯合上緣b往線ac拉的垂線（L）的比（L/T），就是骨盆腔平面化的指標。

b：骨盆傾斜角是在骨盆側面影像上，量測薦椎岬角和恥骨聯合上緣連成的線與拍攝面形成的角度。

也就是說髖關節問題對腰椎的影響，在髖臼發育不全的年輕人身上多是因髖關節屈曲攣縮造成骨盆前傾代償，因而加強了腰椎前凸，演變成下背痛[23],[24]。另一方面，有報告指出關於腰椎問題對髖關節的影響，在高齡者身上看到的是為了順應胸椎、腰椎退化性後凸，骨盆往後傾，以及髖關節矢狀面上的髖臼前方覆蓋程度減少等因素，導致退化性髖關節炎發生[21)-26)]（圖3-13）。

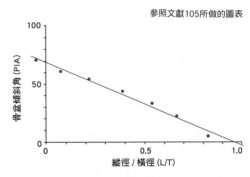

參照文獻105所做的圖表

圖3-12：根據女性大體骨盆標本得出的量測結果

女性骨盆標本之一例，相關係數-0.99顯示出強烈負相關。

男性：PIA(°)= -67×L/T+55.7
女性：PIA(°)= -69×L/T+61.6

g. 骨盆、脊椎冠狀面排列

退化性髖關節炎會併發骨盆傾斜和腰椎側彎，諸多學派的研究皆顯示髖關節有退化性關節炎的病患併發腰椎側彎的比例是19.7～56%[27),[28)]不等。另一方面，關於一般人併發腰椎側彎的比例，渡邊等學者的報告是12.8%[29)]，Vanderpool等學者的報告是6%[30)]，因此可說和一般人比起來，退化性髖關節炎的併發率非常高。此外，因腰痛、下肢痛而進行治療的50例腰椎側彎個案裡，退化性髖關節炎併發機率是2.0%[28)]，和日本的退化性髖關節炎發病率1～4.3%[31)]幾乎一樣。也就是說，腰椎側彎對髖關節造成的影響很小，不過退化性髖關節炎對腰椎的影響很大，因此，可推測髖關節對腰椎造成影響的secondary hip-spine syndrome比想像中的還大。

腰椎側彎的主要原因之一是對長短腳做出的代償，說到和長短腳有關，可能有人會認為下肢較短的那側會凸出側彎，可是也有報告[32)-34)]指出，長短腳和有無側彎與凸側方向沒有相關，關於這點各專家的見解不一。

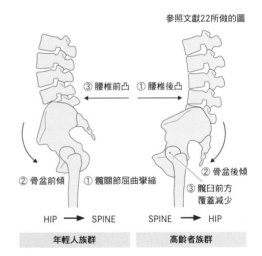

參照文獻22所做的圖

③ 腰椎前凸　① 腰椎後凸

② 骨盆前傾　① 髖關節屈曲攣縮

② 骨盆後傾
③ 髖臼前方覆蓋減少

HIP → SPINE　　SPINE → HIP

年輕人族群　　高齡者族群

圖3-13：依年齡群來看 hip-spine syndrome的病徵

年輕人身上看到的狀況多是因髖關節的屈曲攣縮造成骨盆前傾，代償性地加強了腰椎前凸，另一方面，在高齡者身上看到的狀況是因腰椎後凸、骨盆會往後傾，髖臼前方覆蓋程度減少等因素，導致髖關節炎發生。

3

因髖關節周邊組織攣縮產生的疼痛評估

例如，引發髖關節內收攣縮的髖關節退化性關節炎，會使骨盆往對側傾斜，結果腰椎呈現對側凸出的側彎。如此，便可認為發生腰椎側彎的原因不只是長短腳，也受到疼痛、關節攣縮、肌力退化的影響。森本等學者[35]的研究指出，長短腳的長度差異未滿30㎜的話，對髖關節的內收攣縮等牽制活動度的影響很大，和短下肢側、骨盆下沉側、腰椎側彎凸側沒什麼相關；但是長短腳差30㎜以上的話，骨盆下沉側和腰椎側彎凸側會朝向患側方向（圖3-14）。

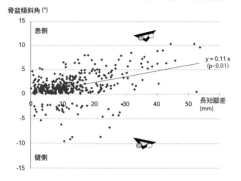

參照文獻35所做的圖表

圖3-14：長短腳差與骨盆傾斜角的關係

長短腳差越大，會使患側的骨盆傾斜角緩慢增加，不過長短腳差30mm以上時，並未看到健側下沉的例子。

3）起因於骨盆前傾的髖關節疼痛

髖關節完全伸直（0°）的站姿上，相對於髖關節軸，重心是穿過後方，因體重造成的髖關節伸直力矩和髂腰肌的肌力活動，以及前方關節囊被牽拉造成的屈曲力矩互相抵消，故而較穩定，肌肉幾乎不需要用力。但是，髖關節屈曲攣縮的話，重心線會通過髖關節前方，產生屈曲力矩，因此需要腰大肌等肌肉做出髖關節伸直的力矩（圖3-15）。

此外，髖關節完全伸直的站姿上，關節軟骨最厚的部分有最高的壓力，而於屈曲角度步行時，軟骨薄的部分會因高壓造成應力集中，進而導致髖關節本身疼痛。

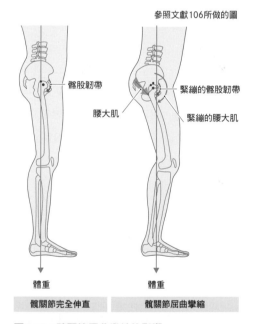

參照文獻106所做的圖

圖3-15：髖關節屈曲攣縮的影響

髖關節完全伸直的站姿上，相對於髖關節軸，重心是稍微穿過後方，因體重造成的髖關節伸直力矩和髂腰肌、前方關節囊的張力造成的屈曲力矩互相抵消，故會較穩定。

另一方面，髖關節屈曲攣縮的話，重心線會通過髖關節前方，產生屈曲力矩，因此需要腰大肌等肌肉做出的髖關節伸直力矩。

股骨頭中心的紅圈表示旋轉軸，一對紅點表示關節軟骨相對重疊。

再者，髖關節有屈曲攣縮的話，骨盆會因代償而往前傾，使腰椎前彎加大，因腰椎過度前凸引起的小面關節障礙和薦髂關節障礙導致疼痛的也大有人在，故而應將焦點放在造成髖關節屈曲攣縮的軟組織上。

a. 造成髖關節屈曲攣縮的軟組織

在解剖位置上，矢狀面沿著髖關節屈伸軸前方的軟組織都有可能造成髖關節屈曲攣縮。就肌肉而言，可能有髂腰肌、恥骨肌、闊筋膜張肌、臀中肌的前側纖維、臀小肌的前側纖維、股直肌、內收肌群；就韌帶而言，可能有髂股韌帶和恥股韌帶（圖3-16），在此將評估這些軟組織伸直性的方法整理如下：

① 髂腰肌

檢測髂腰肌緊繃狀況的骨科測試裡有個Thomas測試，可以評估髖關節有無攣縮，首先讓受試者平躺，將其對側的髖關節做最大屈曲，並排除代償性的骨盆前傾，抬起檢查側的大腿觀察有無屈曲攣縮（右頁圖3-17）。Thomas測試時須注意，屈曲那隻腳的髖關節柔軟度會影響到檢查的結果，也就是說，只要屈曲側的髖關節後方組織僵硬，骨盆會提早往後傾，因此即使檢查側的髂腰肌柔軟度一樣，但檢查側的下肢也會提早移動。此外，為了判斷治療效果，若只是做出陽性或陰性的評估是不夠的。

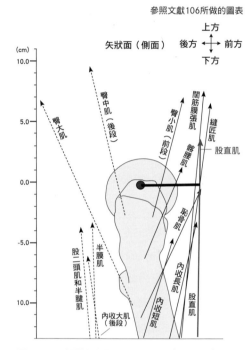

參照文獻106所做的圖表

圖3-16：髖關節周圍肌肉的力線（矢狀面）

旋轉軸（紅線）通過股骨頭，實線是屈肌，虛線是伸肌，股直肌的內力矩用粗體黑線顯示（除了股薄肌之外）。

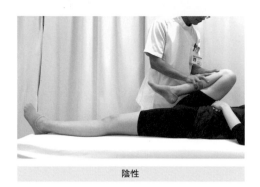

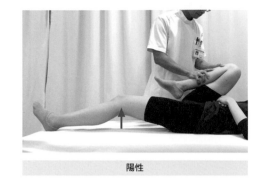

| 陰性 | 陽性 |

圖3-17：Thomas測試

這是個檢查髖關節有無屈曲攣縮的測試，讓受試者平躺，將對側的髖關節做最大屈曲，並排除代償性的骨盆前傾，如果檢查側的髖關節屈曲，亦即大腿離開地板的話就判定為陽性。

　　例如，治療前在屈曲90度的情況下抬起下肢，治療後下肢可抬起120度，便將兩者都記錄是陽性，這是不適當的做法。因為即使只做屈曲側的治療也有可能是陰性的，在做Thomas測試時要考慮先決定屈曲角度，或是記錄屈曲角度。

　　髂腰肌位於股動脈的外側，此股動脈通過以髂前上棘為頂點的股三角內，面對肌肉方向用手指垂直下壓的話，正常情況下可以觸摸到鳥蛋大小的圓形物，肌肉內壓上升較緊繃時，會變得比較大，同時有壓痛感。

② 闊筋膜張肌

　　骨科測試裡有個Ober測試可以檢測髂脛束的緊繃程度，但髂脛束本身是沒有伸縮性的組織，因此變成是評估和髂脛束連結的闊筋膜張肌。首先受試者側躺，將髖關節從伸直、外展以及膝關節90度屈曲開始讓髖關節擺位到內收，此時內收受到限制的話就判定為陽性。可是，Ober測試很常會因為代償性的骨盆前傾或下降而造成測試結果為陰性，為了確實對目標組織進行牽拉，林[118]提出的研究指出，他採取的修正式測試是讓下方那隻腳的髖關節位於最大屈曲，將骨盆固定於後傾再做同樣的評估，因為這個方法能排除骨盆的代償，所以能夠做正確的評估（圖3-18）。

　　這個檢查須注意的是，將髖關節從外展擺位到內收時，應保持髖伸，不要忽略了髖關節要變成屈曲的反應。為了避免對膝關節造成壓力，操作下肢的測試人員最好用手支撐住受試者的小腿與膝關節。

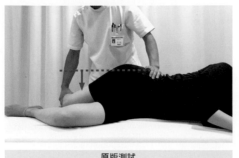
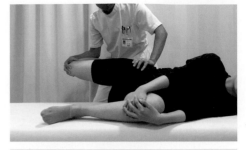

| 原版測試 | 修正式測試 |

圖3-18：Ober測試

原版測試是讓下方的腳處於正中位置，將上方那隻腳的髖關節做伸直、外展，於膝關節90度屈曲時讓髖關節內收；修正式測試則讓下方那隻腳的髖關節屈曲以固定受試者。和原測試一樣，只要發現髖關節的內收受限，就判定為陽性，因為這已排除骨盆的代償，故能做出正確的評斷。

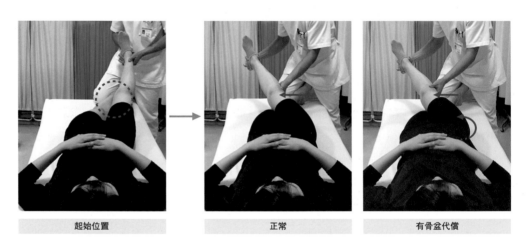

| 起始位置 | 正常 | 有骨盆代償 |

圖3-19：外展肌縮短測試

讓對側的髖關節採取內收位，利用外展肌的張力防止代償性的骨盆傾斜，然後將檢查側的下肢跨過對側下肢的上方，同時讓髖關節內收，內收活動度受限或是骨盆往對側旋轉的話，就判定為陽性，正常情況下能在不動到骨盆的情況下，只讓髖關節內收。

③ 臀中肌、臀小肌

評估臀中肌和臀小肌緊繃程度的方法是讓受試者平躺，此時讓對側的髖關節能保持骨盆水平位程度的內收，因為這樣的角度可讓對側的外展肌緊繃，並在檢查過程中保持骨盆固定。將檢查側的下肢跨過對側下肢的上方使之內收，此時臀中肌和臀小肌的伸直性降低，活動度受限，若骨盆往對側旋轉的話，就判定為陽性，正常情況下能夠不動到骨盆而只讓髖關節內收（圖3-19）。

這個檢查須注意的是，外展肌的緊繃程度會依對側髖關節內收角度而變，所以要統一角度。此外，因為不是在拉筋，所以並不是要看在內收時活動度能動到什麼程度，充其量只是要做到有代償動作出現時，不要看漏而已。

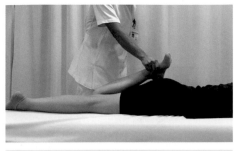

a：檢查普通的臀部翹起現象

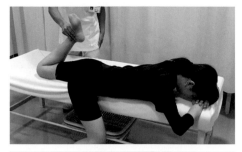

b：抑制骨盆代償的股直肌縮短測試

圖3-20：股直肌縮短測試

a：受試者呈趴姿時膝關節屈曲便評估為股直肌縮短，不過有時骨盆前傾會讓腳跟碰到臀部。

b：讓對側的下肢落在床外下垂，於髖屈時讓骨盆固定於後傾位，這樣就不會產生骨盆代償。在這樣的狀態下，腳跟碰不到臀部就判定為陰性，沒接觸臀部時，量測膝關節的屈曲角度，當作股直肌的柔軟度指標。保持檢查側的髖關節位於內收外展正中位置，注意不要變成外展位。

④ 股直肌

　　評估股直肌緊繃程度的骨科測試裡有個股直肌縮短測試，標準做法是讓受試者採趴姿，量測腳跟和臀部的距離，但是很多情況都會因骨盆前傾而有代償，使股直肌的伸直性下降導致結果呈陰性（圖3-20a）。因此，可以讓對側的下肢落在床外下垂，使髖關節保持屈曲，固定於骨盆後傾的狀態下再量測膝關節的屈曲角度。這個方法能排除骨盆的代償，所以能夠正確評估股直肌的縮短程度（圖3-20b），要注意常看到的代償動作，除了骨盆前傾之外，還有髖關節外展、骨盆旋轉等。

⑤ 內收肌群

　　內收肌的緊繃程度是採平躺評估的，此時把對側的下肢擺在外展，在這個位置下可以利用對側的內收肌張力控制代償性的骨盆傾斜。將檢查側的下肢外展時，若內收肌群的伸直性下降，限制了外展活動度，或是骨盆前傾腰椎前凸導致折腰就判定為陽性（圖3-21a）。髖關節外展的參考活動度為45度，因此張開雙腳時，在骨盆、腰椎沒有代償的情況下，能開90度就是正常的。外展時，髖關節不能內旋或外旋，必須統一在正中位置。此外，為了評估雙關節肌的股薄肌影響，也要確認膝關節屈曲時的外展角度（下頁圖3-21b）。

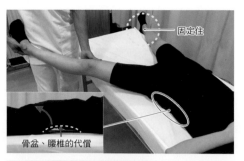

骨盆、腰椎的代償

a：膝關節伸直

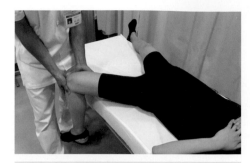

b：膝關節屈曲

圖3-21：**內收肌縮短測試**

對側的髖關節位於外展，利用內收肌的張力防止代償性的骨盆傾斜，然後讓檢查側的下肢外展。若外展活動度受限，或是骨盆前傾、腰椎前凸、折腰，就判定為陽性。正常情況張開雙腳時，在骨盆、腰椎沒有代償的情況下，外展角度為90度，為了評估雙關節肌的股薄肌影響，也要確認於膝關節屈曲位時的延直性（b）。

b. 伴隨小面關節障礙的髖關節疼痛

髖關節屈曲攣縮的話，骨盆會前傾，腰椎會因代償而加強前凸，一旦腰椎過度前凸，對小面關節的壓迫力就會加大，而且腰薦交接處的前方剪力也會加大。

腰椎椎間障礙的疼痛會顯現在很多部位，疼痛也有可能出現在髖關節周圍。

① 關於小面關節的解剖學知識

小面關節（facet joint）是上一節脊椎的下關節小面和下一節脊椎的上關節小面所形成的滑液關節，關節面則由透明軟骨（hyaline cartilage）形成，也可視為是半月板狀的組織，因此容易受到力學上的壓力，引發急性腰痛或退化性變化。此外，這也是容易引發慢性腰痛的原因，因為各腰椎間由左右一對的小面關節和前方的椎間盤連結。

支配小面關節的神經是脊髓神經的後內側分支[36]，後內側分支分布於同一個高度的小面關節與其下一節的小面關節上，同時支配起始於同一棘突的多裂肌（右頁圖3-22）。附著著一部分多裂肌的深層纖維關節囊裡，有豐富的痛覺受器（nociceptor）[36]，這些痛覺受器和其他組織比起來臨界值較低，疼痛感受度較高[37]。也就是說，在小面關節的疼痛刺激是後內側分支引起多裂肌反射性攣縮的主要原因，持續性的多裂肌攣縮會提高小面關節周邊組織的張力感，進而引起關節性疼痛而造成惡性循環。另一方面，最長肌和髂肋肌等豎脊肌群受到脊髓神經後外側分支支配，和小面關節的關聯性很小。

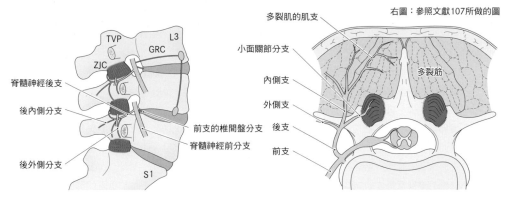

右圖：參照文獻107所做的圖

多裂肌的肌支

小面關節分支

內側支

外側支

後支

前支

多裂筋

TVP L3

GRC

ZJC

脊髓神經後支

後內側分支

後外側分支

前支的椎間盤分支

脊髓神經前分支

S1

圖3-22：腰椎神經後內側支和小面關節以及多裂肌的關係

穿出椎間孔的腰椎神經分成前支和後支，後支又分成外側分支和內側分支，內側分支之後會分布在小面關節，同時支配多裂肌。

小面關節在我們前後彎曲時會滑動5～8mm[38]，可視為因剪力和軸方向的壓力等產生作用所造成的。小面關節的生物力學功能是控制過多的動作，同時分散長軸方向的負重。腰椎後伸時，會對前縱韌帶等的腰椎前方組織施加伸直力，對後方的小面關節和棘突等棘間則施加壓縮力（圖3-23）。Adams等學者[39]研究大體腰椎後指出，伴隨腰椎後伸，對小面關節囊以及後方韌帶的負重是各分擔40%以及20%的負重。

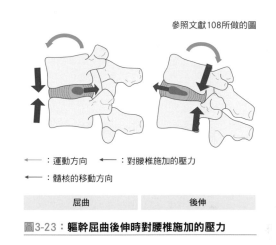

參照文獻108所做的圖

⟵：運動方向　⟵：對腰椎施加的壓力

⟵：髓核的移動方向

| 屈曲 | 後伸 |

圖3-23：軀幹屈曲後伸時對腰椎施加的壓力

② 小面關節的各個椎間疼痛發生部位的特徵

腰椎小面關節是從L1/2到L5/S，各小面關節會引起哪個部位疼痛的研究還很少，福井等學者[41]的研究提出，藉由腰椎小面關節顯影和給予脊髓神經後內側分支電刺激，找出各個出現轉移痛的部位（圖3-26、表3-3、表3-4），分別觀察發現疼痛的各個部位，以脊椎旁（paraspinal）為中心的腰部、臀部、大轉子的上部開始，分成股外側、股後、鼠蹊。研究各個椎間後發現，L1/2和L2/3椎間有問題的話，幾乎百分之百會出現腰痛；L3/4、L4/5有問題的話，有20～40%的人表示臀部痛，不過主要都會腰痛。因此腰椎小面關節障礙基本上主要會出現腰痛，比較特殊的是L5/S椎間有問題的話，70%左右的人臀部會痛，有時也會發現大腿外側和後側疼痛。此外，有時L3/4到L5/S小面關節障礙也會出現鼠蹊部疼痛。

NOTE： 頸椎和腰椎小面關節形態特徵

　　頸椎小面關節的關節面相對於水平面約傾斜45度，靠著上下滑動進行屈曲、伸直運動。做側彎運動時，同側會往下並往後方滑動，對側則是往上並往前方滑動，並伴隨往同側的旋轉。另一方面，腰椎小面關節的關節面呈現像是竹子剖開般的圓筒狀，相對於椎弓呈現90度，因此理論上不會出現伴隨側彎的旋轉（圖3-24a）。此外，若延長圓筒彎曲的圓形中心點，假設旋轉中心一致，理論上會產生旋轉運動。不過實際的旋轉中心位於椎體的後方一點點，所以腰椎在解剖學上的旋轉運動明顯受限（圖3-24b）。整個腰椎的旋轉活動度約5度，各個椎間的旋轉活動度為1～2度，上段腰椎的小面關節面朝向矢狀面，下段腰椎冠狀化（coronalization，朝向冠狀面），由此可知，下段腰椎容易受到力學上的壓力[40]（圖3-25）。

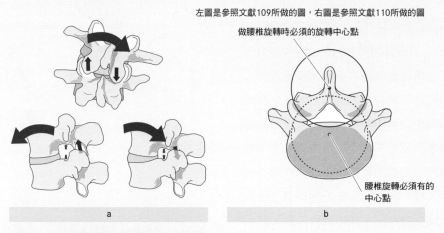

左圖是參照文獻109所做的圖，右圖是參照文獻110所做的圖

做腰椎旋轉時必須的旋轉中心點

腰椎旋轉必須有的中心點

a　　　　　　　　　　b

圖3-24：腰椎小面關節上明顯的旋轉限制

腰椎小面關節的關節面是圓筒狀，且相對於椎弓呈90度，因此理論上不會產生伴隨側彎的旋轉運動（a），此外也因為腰椎本身的旋轉軸位於椎體後方一點點，腰椎在解剖學上的旋轉運動明顯受限（b）。

參照文獻40所做的圖

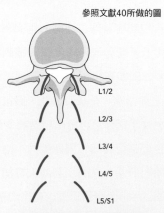

L1/2
L2/3
L3/4
L4/5
L5/S1

圖3-25：水平面看到的腰椎小面關節面

因髖關節周邊組織攣縮產生的疼痛評估

如此，可以說小面關節的特色是放射痛不會減少，而且有很多重複的部分：L1-4後外側分支雖橫跨橫突且支配腰髂勒肌，但L4後外側分支僅只於肌肉內；L1-3後外側支更是橫跨髂嵴，從臀部外側到髖關節大轉子上的皮膚、皮下[42]；L1/2後外側分支從髂嵴開始和T12神經的皮膚分支並行[42]，所以髖關節大轉子上部、大腿外側部、鼠蹊部等放射痛的部位也可能是後外側分支引起。

參照文獻41所做的圖

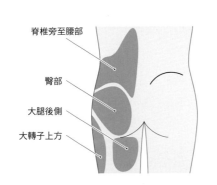
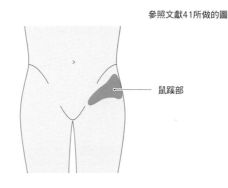

脊椎旁至腰部
臀部
大腿後側
大轉子上方
鼠蹊部

圖3-26：腰椎小面關節在關節腔攝影時放射痛的區域

表3-3：腰椎小面關節的放射痛區域

參照文獻41所做的表

	L1/2 (N=4)	L2/3 (N=12)	L3/4 (N=10)	L4/5 (N=26)	L5/S1 (N=19)
腰部	4（100%）	12（100%）	8（80%）	26（100%）	15（78.9%）
臀部		1（8.3%）	4（40%）	7（26.9%）	13（68.4%）
大轉子上方、大腿外側		2（16.7%）	2（20%）	4（15.4%）	6（31.6%）
大腿後側		1（8.3%）	2（20%）	2（7.7%）	4（21.1%）
鼠蹊部			1（10%）	2（7.7%）	1（5.3%）

表3-4：後內側分支的放射痛區域

參照文獻41所做的表

	Th12 (N=6)	L1 (N=7)	L2 (N=8)	L3 (N=15)	L4 (N=32)	L5 (N=25)
腰部	6（100%）	7（100%）	8（100%）	15（100%）	28（87.5%）	14（56%）
臀部		1（14.3%）	2（25%）	3（20%）	11（34.4%）	24（96%）
大轉子上方、大腿外側			1（12.5%）	3（20%）	4（12.5%）	3（12%）
大腿後側					2（6.3%）	4（16%）
鼠蹊部			2（25%）	3（20%）		

③ 小面關節障礙的臨床特徵

田口等學者[43]指出了腰椎小面關節疼痛的臨床表徵：他們以107例沒有神經根症狀或外傷的腰痛患者為測試對象，做小面關節注射阻斷法或後內側分支注射阻斷法，然後以有效的那群受試者為對象，研究其特徵。結果發現，統計學呈現有效結果的是單側腰痛的患者及one point indication sign陽性患者。

此外，林等學者[44]判斷腰間關節和腰痛原因是否有關時，很重視小面關節本身的壓痛，發現有壓痛時，可認為那個組織有可能產生了某些病理上的變化。

④ 評估

關於強制讓腰椎前凸的因子之一——髖關節有無屈曲攣縮這點，可以用上述的各種伸直性測試來評估。

若影像上沒看到特別的問題，首先可試試改善髖關節的柔軟度，從症狀的變化來考察病徵很重要，即使在髖關節活動度受限的情況下，對腰椎病患進行一些動作也無法改善，且無論活動度有無受限，症狀都會殘留的話，就要進行腰部的評估。

小面關節障礙的個案中，很多都是因多裂肌持續攣縮和小面關節本身的攣縮，造成腰椎伸直角度減少，林學者提出來的腰椎後側活動度測試（posterior lumbar flexibility test，以下稱作PLF測試）[45]，可以用來測試腰椎後伸的活動度。這個測試是基於以下報告設計出來的：髖關節固有的屈曲角度平均為93.0±3.6度，之所以和參考活動度差了30～40度是起因於骨盆位置[46]。PLF測試是讓受試者側躺，兩邊的髖關節屈曲45度，以這個位置開始測試，被動讓上方的髖關節於矢狀面上屈曲，測試大腿是否能無阻抗地接觸到胸部（圖3-27）。

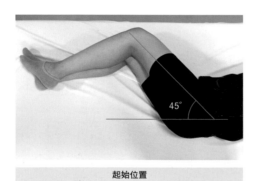

起始位置

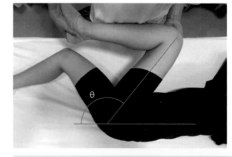

θ：PLF測試的角度

圖3-27：PLF測試

採側躺讓髖關節45度屈曲的姿勢為起始位置，將上方的髖關節沿著矢狀面上被動屈曲，若大腿無阻抗就能碰觸到胸部的話，就判定為陰性；碰觸不到胸部的話，就量測其屈曲角度當作伸直角度的指標。

只要確保腰椎的伸直角度夠大，骨盆輕易就能後傾，則患者的大腿輕易就能碰觸到胸部，腰椎的伸直角度不夠時就無法碰觸到，因此以此屈曲角度當作腰椎伸直角度的指標。雖然這個方法會依體型不同角度略有差異，不過在臨床上是個能方便評估的方法。只有一點需要注意，就是讓股骨頸部軸屈曲的話，活動度會擴大，所以一定要沿著矢狀面屈曲。

另一方面，若出現腰椎伸直角度減少的話，很多時候是起因於多裂肌持續攣縮和小面關節本身的攣縮。腰部的多裂肌比頸椎或胸椎的多裂肌發達很多，對直立二足行走的人類而言，是支撐腰椎、骨盆的重要肌肉之一。一般而言多裂肌分為兩種纖維群，一種是於2～4個椎間單位裡往各椎間和薦椎走行的纖維群（long fiber），另一種是連結各棘突和下兩節的乳突起以及小面關節囊的纖維群（short fiber）（圖3-28）。long fiber的深部有short fiber存在，前者還有附著於薦椎後面的肌束，由此可知這也和薦髂關節的穩定性有關；在各腰椎小面關節單位產生的活動部分（motion segment），其穩定性和short fiber有關。此外，基於具有直接附著在小面關節囊的纖維這點，可推測出short fiber和各小面關節上的feedback結構有關聯[47]。

參照文獻107所做的圖

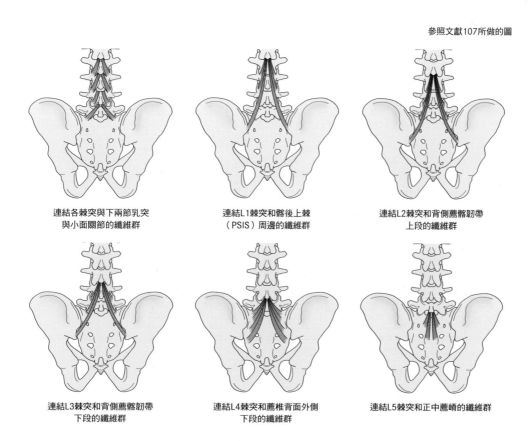

連結各棘突與下兩節乳突
與小面關節的纖維群

連結L1棘突和髂後上棘
（PSIS）周邊的纖維群

連結L2棘突和背側薦髂韌帶
上段的纖維群

連結L3棘突和背側薦髂韌帶
下段的纖維群

連結L4棘突和薦椎背面外側
下段的纖維群

連結L5棘突和正中薦嵴的纖維群

圖3-28：腰部多裂肌的走向

腰部多裂肌大致分為於2～4個椎間單位裡往各椎間和薦椎方向的纖維群（long fiber），和連結於一個椎間單位的纖維群（short fiber）。

小面關節的不穩定刺激會導致脊髓神經後內側分支產生多裂肌反射性痙攣，這個痙攣持續的話，就會提高小面關節的張力。此外，也會因為內壓上升造成對壓力變動較敏感，因而降低疼痛臨界值。因此，必須先確認多裂肌的緊繃狀態，有個方法是評估軀幹的伸直鬆弛現象（圖3-29a）。正常情況下，採站姿、軀幹伸直時，因為不需要支撐脊椎，所以多裂肌的活動會降低；相反地，採站姿、軀幹往前屈時，因為必須支撐脊椎，所以多裂肌的張力會提高。完全前屈的話，棘上韌帶會緊繃支撐，多裂肌鬆弛，肌肉活動就消失了（屈曲鬆弛現象〔flexion relaxation phenomenon〕）。利用軀幹前屈評估的話，筋膜和韌帶組織等緊繃感也會提高，所以很難正確評估肌肉的緊繃狀態。綜合以上理由，推薦用軀幹伸直評估。小面關節障礙的個案中，做軀幹伸直動作時多會伴隨疼痛，這個評估比較適合採取趴姿進行。採趴姿時，沒問題的多裂肌會鬆弛，有痙攣時，即使讓肌肉擺位在起始點很接近的位置也會感覺緊繃，觸診就能摸到（圖3-29b）。確認到有痙攣狀態時，就使用放鬆的治療手法解除痙攣。臨床上，不只髖關節，即便是膝關節和足部等地方有問題也會提高多裂肌的緊繃感，沒改善那些問題的話，就沒辦法改善多裂肌的緊繃感，因此不是單獨判斷多裂肌有沒有問題，而是要配合PLF測試加以評估。

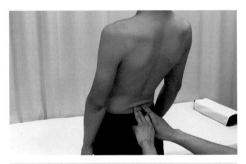

a：軀幹伸直鬆弛現象的評估

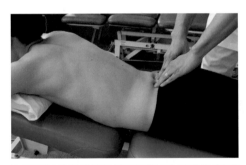

b：採取平躺時的評估

圖3-29：評估多裂肌的張力狀態

a：將手指放在兩側的多裂肌上，確認肌肉活動會不會伴隨軀幹伸直而下降。

b：採放鬆的趴姿，把床的高度調到上半身稍微呈現伸直，多裂肌沒問題的話就會放鬆，手指很輕易就能按下皮膚觸診到，在痙攣很嚴重的個案中，會發現即使擺位在起始點很接近的姿勢也會很緊繃。

c. 伴隨薦髂關節障礙的髖關節疼痛

薦髂關節有減輕骨盆承受承重應力的功能，也有將軀幹的重力傳達到下肢、提高軀幹和骨盆的支撐力使之穩定的功能，而前屈運動造成的關節面擠壓則會提高剪力及薦髂關節的穩定度[48]。因此，產生前屈力矩的力量會讓薦髂關節穩定，不過伴隨髖關節的屈曲攣縮的骨盆過度前傾和腰椎過度前凸會加大對薦髂關節產生的力學壓力。

和小面關節障礙一樣，薦髂關節障礙也會引起各部位疼痛，且可能出現在髖關節周圍。

① 關於薦髂關節的解剖學知識

薦髂關節（sacroiliac joint）是由 L 型的薦椎耳狀面（auricular surface）和髂骨耳狀面構成的滑液性平面關節，左右各有一對；兩者的關節面則由薦椎側的凹面、髂骨側的凸面以及立體三軸向的複雜凹凸構造結合（圖3-30），再加上薦髂關節由多條韌帶補強，其活動性非常低，且薦髂關節上沒有可以讓關節自己活動的肌肉，而是受到髖關節和腰椎運動的影響。

薦髂關節的矢狀面負責比較小範圍的旋轉與並進運動（translation），其平均活動度分別是旋轉0.2～2度，並進1～2度[49],[50]。關節運動上，以第2薦椎為旋轉軸的薦椎會對髂骨做前屈運動（nutation, 點頭）和後屈運動（counter-nutation, 反點頭），再加上旋轉和並進（下頁圖3-31）。薦髂關節的關節面為了對應負重而呈現楔形構造，關節面呈現向前上方打開的V字型。薦髂關節由骨間韌帶、髂腰韌帶、薦棘韌帶、薦椎結節韌帶、前後薦髂韌帶連結起來，當我們處於站姿時，因體重和髖關節壓迫力會讓薦髂關節前屈（nutation），這些薦椎的型態和運動會加強後薦髂韌帶等韌帶組織的緊繃，進而提高關節的穩定度。

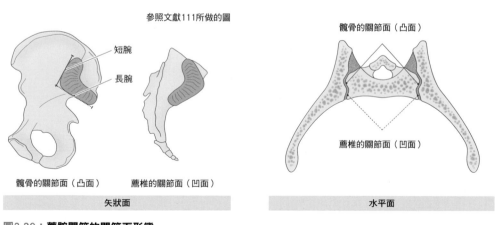

參照文獻111所做的圖

短腕
長腕

髖骨的關節面（凸面）
薦椎的關節面（凹面）

矢狀面

髖骨的關節面（凸面）

薦椎的關節面（凹面）

水平面

圖3-30：薦髂關節的關節面形態

薦椎的凹面和髖骨的凸面結合成薦髂關節。

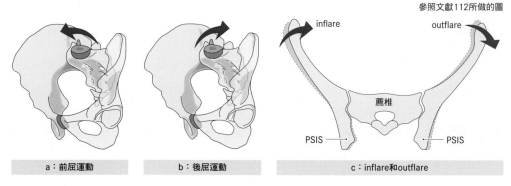

參照文獻112所做的圖

| a：前屈運動 | b：後屈運動 | c：inflare和outflare |

圖3-31：薦髂關節的運動

薦髂關節裡薦椎會做點頭前屈運動（a）和反點頭後屈運動（b），再加上髂骨翼往前方關閉的inflare和髂骨翼往後方打開的outflare（c）。

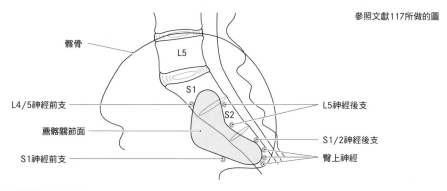

參照文獻117所做的圖

圖3-32：薦髂關節的支配神經

薦髂關節的支配神經很豐富，關節前方分布著L5/S1的前支，下方分布著臀上神經和S2後外側支，後方分布著L5/S1後外側支。

表3-5：**薦髂關節的支配神經**

	前方	L5和S1的前支
支配關節近端區域的神經	下方	臀上神經及S2後外側支
	後方	L5及S1後外側支
支配周圍韌帶的神經	前薦髂韌帶	股神經及L5前支
	薦棘韌帶	S1/S2的前支及S2/S3的後外側枝
	薦椎結節韌帶	S1/S2的前支、臀上神經、S1~S4的後外側支、坐骨神經肌支
	骨間韌帶	L5~S3的後外側支
	髂腰韌帶	股神經、L2~L3的前支及L3~S3的後支

支配薦髂關節的神經包含支配關節近端區域的神經以及支配周邊韌帶的神經[51]，就支配關節近端區域的神經而言，前方受到L5和S1的前支所支配，下方受到臀上神經和S2後外側支所支配，後方受到L5/S1後外側支所支配（左頁圖3-32）。就支配周邊韌帶的神經而言，前薦髂韌帶受到股神經及L5前支所支配，薦棘韌帶受到S1/S2的前支和S2/S3的後外側支所支配，薦椎結節韌帶受到S1/S2的前支、臀上神經、S1-S4的後外側支、坐骨神經肌支所支配，骨間韌帶受到L5-S3的後外側支所支配，髂腰韌帶受到股神經、L2-L3的前支及L3-S3的後支所支配（表3-5）。如此，薦髂關節周邊組織受到諸多髓節及神經所支配，所以特色就是這個關節一旦出問題，症狀不僅會出現在薦髂關節部，還會出現在很多其他部位。

② 薦髂關節性疼痛的特徵

村上等學者[52]針對one point indication sign的疼痛範圍做了研究，整理了100個病例當中的自我感覺疼痛區域，最多的是以薦髂關節裂隙外側為中心的疼痛區域，共計83例，其中73例有共同的自覺疼痛區域，侷限於薦髂關節裂隙的外側（從髂後上棘往股骨頭外側走約2cm／往尾內側走約4cm／寬約3cm的帶狀區域＝ ■ 部分），此為薦髂關節之關節性疼痛時的壓痛特徵（圖3-33）；其他有15～38％的比例描述自覺鼠蹊部、大腿外側面、小腿後面的區域有疼痛感。

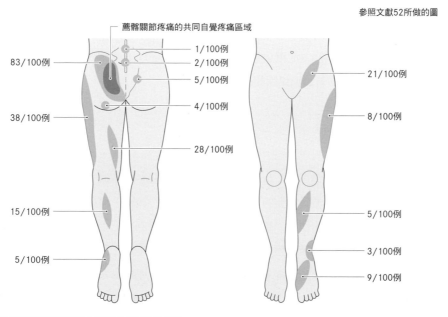

參照文獻52所做的圖

圖3-33：100例薦髂關節疼痛之共同自覺疼痛區域

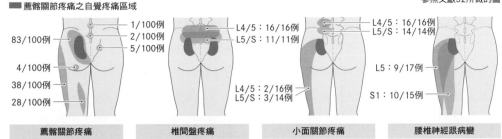

■ 薦髂關節疼痛之自覺疼痛區域

1/100例	L4/5：16/16例		L4/5：16/16例
2/100例	L5/S：11/11例		L5/S：14/14例
5/100例			
83/100例			
4/100例			L5：9/17例
38/100例			S1：10/15例
28/100例	L4/5：2/16例		
	L5/S：3/14例		

| 薦髂關節疼痛 | 椎間盤疼痛 | 小面關節疼痛 | 腰椎神經跟病變 |

圖3-34：辨別由腰椎問題引起的疼痛或是薦髂關節疼痛

　　辨別薦髂關節疼痛或因腰椎問題引起的疼痛時，應將重點放在臀部的疼痛上，小面關節疼痛、腰椎神經根病變與椎間盤性腰痛的疼痛會呈現帶狀或是與皮節（dermatomes）一致，到達髂後上棘，不過不是以髂後上棘為中心的疼痛。相對於此，薦髂關節性疼痛是以髂後上棘為中心，從臀部開始斷斷續續的疼痛[53]（圖3-34）。

　　此外，幾乎所有主訴薦髂關節疼痛的人都能用一根手指（one point indication sign）指出疼痛部位，此疼痛部位多顯示為髂後上棘或是其附近的薦髂關節裂隙周邊。一般而言，會將從髂後上棘到遠端能碰觸到的髂骨，及薦椎界線觸碰得到的關節都當作薦髂關節，不過實際上此關節位於更深處，這個部位的壓痛主要是起源於後薦髂韌帶周邊組織。因為感覺神經末梢分布於薦髂關節後方的韌帶區域[51],[54]，且薦髂關節腔外的後方有痛覺受器存在[55]，所以有報告指出，從薦髂關節腔外的後方（韌帶區域）阻斷是最有效果的[56]。因此，在判斷薦髂關節周邊的壓痛時，有一點很重要，就是要分別垂直接觸並壓迫裂隙的內側與外側，如此若裂隙外側上的壓痛較強時，便可判斷是以後薦髂韌帶為中心的疼痛；內側的壓痛較強時，則是附著於薦髂關節部的多裂肌壓痛。

③ 徒手檢查

　　誘發薦髂關節性疼痛的手法中，多採用根斯倫測試（Gaenslen test）[57]、派翠克測試（Patrick test）[58]、深屈測試（deep flexion test）和牛頓測試（Newton test）[59]，這些全部都是對薦髂關節施加機械性的壓力以誘發出疼痛的試驗。根斯倫測試是讓健側髖關節保持屈曲，讓患側髖關節伸直，誘發出疼痛的測試（圖3-35）；派翠克測試是將患側的腳放在健側的膝上，用這個姿勢強制打開髖關節藉以誘發疼痛（圖3-36）；深屈測試是讓患側的髖關節強制深屈藉以誘發疼痛（圖3-37），這三種理學檢查都是藉由髖關節運動對薦髂關節施加壓力，相當於是對髖關節和薦髂關節雙方施加刺激。

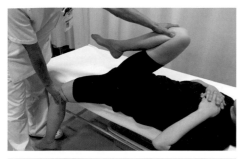
a：沒有將骨盆固定住

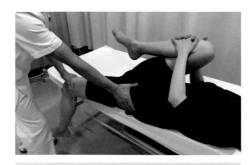
b：將骨盆固定住

圖3-35：**根斯倫測試**

讓對側的髖關節保持最大屈曲，伸直檢查側的髖關節時，若薦髂關節部和鼠蹊部出現疼痛，就判定為陽性；固定住骨盆時疼痛較減緩或是消失的話，可高度懷疑是薦髂關節障礙（b）。

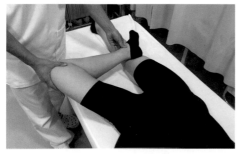
a：沒有將骨盆固定住

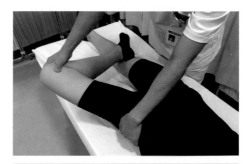
b：將骨盆固定住

圖3-36：**派翠克測試**

將患側的腳放在健側的膝上，強制打開髖關節，若薦髂關節部和鼠蹊部出現疼痛，就判定為陽性；固定住骨盆時疼痛較減緩或是消失的話，可高度懷疑是薦髂關節障礙（b）。

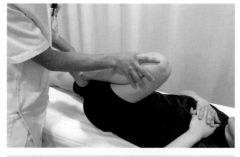
a：沒有將骨盆固定住

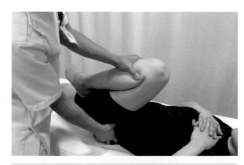
b：將骨盆固定住

圖3-37：**深屈測試**

讓檢查側的髖關節強制深屈，若薦髂關節部和鼠蹊部出現疼痛，就判定為陽性；固定住骨盆時疼痛較減緩或是消失的話，可高度懷疑是薦髂關節障礙（b）。

進行這些測試時，必須比較將骨盆固定住時產生的症狀與沒有將骨盆固定住時產生的症狀，如果固定住骨盆時症狀較減緩或是消失的話，可懷疑是薦髂關節產生的疼痛；若症狀沒有改變的話，則懷疑是髖關節產生的疼痛。牛頓測試是讓病患趴著，從背部對薦椎施壓，因此能直接刺激薦髂關節部位，這個測試原本的做法並不是對薦椎中央施加壓力，而是對患側的薦髂關節裂隙附近集中施加壓力，這樣比較容易誘發出疼痛（圖3-38）。

d. 運動治療

到目前為止敘述了小面關節性疼痛和薦髂關節性疼痛，然而這大大受到位於其遠端的髖關節影響。若髖關節出現屈曲攣縮，會誘發骨盆過度前傾或腰椎過度前彎這些骨盆的代償性運動，而引發出那些疼痛。此時，因為疼痛起因於髖關節，所以優先考慮用運動治療改善髖關節本身的活動度，同時，小面關節及薦髂關節都受到腰部多裂肌的影響，因為有這種解剖學上的關係，所以可巧妙地控制多裂肌緊繃，除去小面關節和薦髂關節的攣縮就是運動治療的重要手段之一。

① 改善髂腰肌和恥骨肌的柔軟度

進行治療前，要先確認髖關節輕度內旋時的伸直活動度，如果用外旋評估的話，有可能因為髂腰肌、恥骨肌放鬆而看漏了伸直角度的限制。

利用交互抑制（reciprocal inhibition）達到效果的手法，就是利用旋轉股骨頸軸的方式（請參考第144頁「髖關節的關節活動度」）：利用長軸旋轉的屈曲運動，股骨頸不容易夾擠到髖臼，因此有很大的活動度，所以讓目標肌肉充分收縮到極限是很重要的。

對髂腰肌進行改善柔軟度的手法是讓患者平躺，對側的膝蓋彎曲踩在床上，治療側的下肢落在床的旁邊，從這樣的姿勢開始，讓伸直的髖關節從內旋往外旋移動，並讓頸部軸靠輔助主動運動做屈曲做到最大範圍，讓髂腰肌收縮到最大極限（圖3-39），如果髂腰肌有問題，大多無法自動收縮到最大範圍，因此需要增加適當的輔助進行調節。此外，也要考慮到患者容易配合的收縮速度。

改善恥骨肌柔軟度的手法，和處理髂腰肌時相較，只是起始和肌肉用力的方向不同而已。恥骨肌是從恥骨梳往恥骨肌線橫向走，所以以髖關節外展、伸直、內旋為起始位置，讓患者從這個位置開始做輔助主動的屈曲、內收、外旋，使之進行髖伸到最大範圍（圖3-40）。

利用將髂腰肌往股骨頭頸部的長軸方向牽引操作也很有效。首先讓患者平躺，治療側的

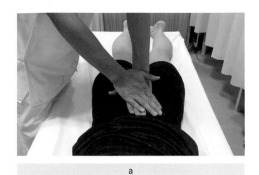
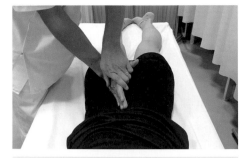

| a | b |

圖3-38：牛頓測試

牛頓測試是讓患者採趴姿，從薦椎後方施加壓力，直接對薦髂關節部施加機械性刺激（a）。

施加壓力時將範圍縮小於關節附近，較容易看到成果（b）。

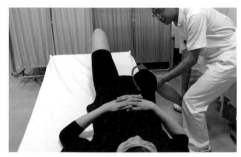
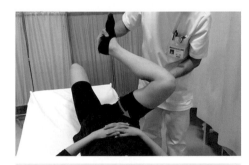

| 起始位置 | 最終位置 |

圖3-39：改善髂腰肌的柔軟度（頸部軸屈曲）

讓患者平躺，對側的膝蓋踩在床上，治療側的下肢落在床的旁邊，患者做輔助主動運動，使髖關節從伸直、內旋開始往外旋移動，並於股骨頸部軸做屈曲做到最大範圍。如果髂腰肌有問題，大多無法自行收縮到最大範圍，必須靠增加適當的外加壓力進行調節。

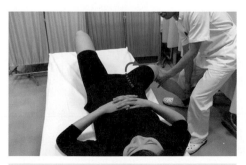
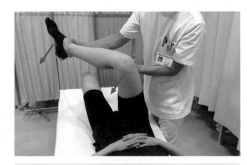

| 起始位置 | 最終位置 |

圖3-40：改善恥骨肌的柔軟度

讓患者平躺，對側膝蓋踩在床上，治療側的下肢落在床的旁邊，患者做輔助主動運動，使髖關節從外展、伸直、內旋開始，一邊往髖屈、內收方向做外旋直到最大範圍。如果恥骨肌有問題，大多無法自行收縮到最大範圍，必須靠增加適當的輔助進行調節。

因髖關節周邊組織攣縮產生的疼痛評估

下肢伸出床外側，將大腿放在治療師的肩上，治療師支撐住大腿近端，注意股骨頸傾斜角和前捻角，將腿往頸部的長軸方向牽引，藉由髂腰肌的肌肉收縮，將牽引的股骨頭拉往髖臼，讓髖關節做屈曲運動，這種放鬆手法是利用了髂腰肌的選擇性收縮（圖3-41）。牽引方向和頸部軸不一致的話，股骨頭和髖臼就會撞擊，而無法順利誘發出收縮，這點要特別注意。

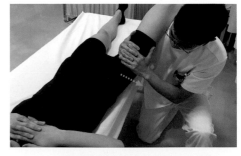

圖3-41：改善髂腰肌的柔軟度（牽引頸部軸）

注意股骨頸傾斜角和前捻角，將腿往頸部的長軸方向牽引後，做髖關節的屈曲運動，這是種利用髂腰肌的選擇性收縮的放鬆手法。

② 改善闊筋膜張肌和臀中肌的柔軟度

改善闊筋膜張肌柔軟度的手法是讓患者平躺進行，對側的髖關節保持內收，預防對闊筋膜張肌牽拉時出現骨盆代償，治療師穩定患者的足關節，使之從髖關節輕度屈曲、內收、外旋開始做屈曲、外展、內旋方向的運動，輔助其反覆收縮，讓闊筋膜張肌能夠充分收縮，往內收、伸直、外旋做伸直（圖3-42）。若這麼做的動作方向不清楚或是伴隨疼痛的話，即使做從髖關節屈曲、外展開始的內旋運動也會誘發闊筋膜張肌收縮，是另一個有效的方法（圖3-43）。

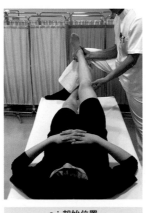
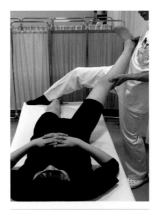
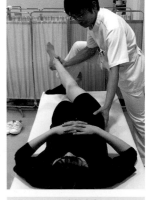

a：起始位置　　　　　　b：收縮方向　　　　　　c：牽拉方向

圖3-42：改善闊筋膜張肌的柔軟度

對側的髖關節保持內收，治療師穩定患者的足關節，以髖關節輕度屈曲、內收、外旋為起始位置（a），讓患者輔助主動進行屈曲、外展、內旋方向的反覆收縮（b），被動讓髖關節往內收、伸直、外旋做伸直（c）。

說到改善臀中肌柔軟度的手法，只有主動運動的方向是外展運動，其他部分與闊筋膜張肌幾乎一樣。

③ 擴大腰薦椎區域伸直角度

擴大腰薦椎區域伸直角度的目的是放鬆腰部多裂肌和改善腰薦椎小面關節攣縮。多裂肌的深層纖維（short fiber）附著於小面關節囊，導致多裂肌的張力下降，因而增加了腰薦區域後彎的活動度。此外，多裂肌的一部分附著於後薦髂韌帶，所以藉由放鬆多裂肌能減輕對後薦髂韌帶造成的機械性壓力。

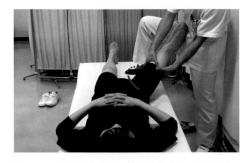

圖3-43：改善闊筋膜張肌的柔軟度（另一個方法）

以髖關節屈曲、外展為起始位置，然後用輔助主動運動進行髖關節內旋運動，用標準的做法很難知道運動方向或是伴隨疼痛時，這個方法有效果。

多裂肌反覆收縮從舒緩表層的long fiber開始進行，因為起點於L1棘突到L5棘突的纖維的終點部位各不同，所以要將各條纖維從起點開始輕輕牽拉，反覆做輔助主動運動使之回到原來的位置（圖3-44）。

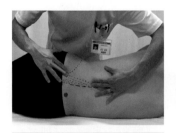

L1多裂肌

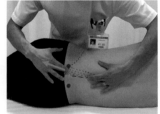

L3多裂肌

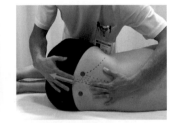

L5多裂肌

圖3-44：擴大腰椎伸直角度（多裂肌 long fiber）

側躺，腰椎上段（L1/2）是髖伸0度～輕度屈曲，腰椎中段（L3）是45度屈曲，腰椎下段（L4/5）是90度以上屈曲。以這樣的姿勢進行，舒緩L1旁的多裂肌時，將手指放在連結L1棘突和髂後上棘（PSIS）那條線上，沿著這條線的方向直直地像是要從L1棘突將PSIS拉遠般牽拉，藉由輔助主動運動進行輕微的肌肉收縮。L2棘突和薦髂關節上段、L3棘突和薦髂關節下段、L4棘突和薦椎背面外側部、L5棘突和正中薦崤外側，這些部位也是一邊改變髖關節的屈曲角度，一邊用同樣的方法進行。

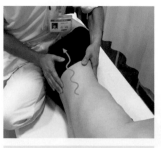
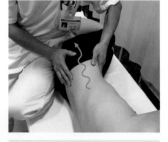
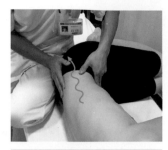

| 腰椎上段 | 腰椎中段 | 腰椎下段 |

圖3-45：擴大腰椎伸直角度（多裂肌short fiber）

像前述針對多裂肌long fiber的手法一樣，採側躺進行，依照目的的小面關節，先固定好髖關節的屈曲角度，用這個姿勢將骨盆往遠端方向牽引後，藉由輔助主動運動進行輕微的肌肉收縮。牽拉後保持肌肉的收縮，而誘導持續收縮到最後，是順利放鬆的祕訣。

　　short fiber的反覆收縮需要和小面關節的運動同時進行，小面關節面的傾斜依腰椎高度有所不同，因此要依適合各椎間的腰椎前彎角做調節，配合小面關節面的傾斜調整牽拉方向。具體而言，將腰椎小面關節分為上段、中段、下段，腰椎上段以髖關節輕度屈曲定位，腰椎中段以髖關節45度屈曲定位，腰椎下段則以90度以上的屈曲定位。治療師支撐住骨盆，輕微搖晃使小面關節順利活動，並往長軸方向牽拉，之後，指示骨盆回到原來的位置，反覆做輔助主動運動（圖3-45），在多裂肌能確實收縮後，就能感覺到伴隨牽拉的運動幅度加大。

　　long fiber、short fiber共同的手法祕訣是牽引後的運動不要中途停止，要將多裂肌的收縮誘導到最大範圍。此時，不要強制要求患者自身過度用力，而是增加輔助量，輕微地收縮比較有效。反覆做這些操作，以達到改善小面關節攣縮，擴大腰薦椎部後伸的範圍。

④ 改善薦髂關節的攣縮

　　薦髂關節的關節運動非常小，不過如果存在攣縮和鬆弛的話，就會成為造成關節運動不穩定的重要因素而引發疼痛。為了改善攣縮，要對補強薦髂關節的韌帶進行牽拉。

　　為了改善後薦髂韌帶的柔軟度，將後薦髂韌帶大致區分為上段、中段、下段，分別對這些部位做牽拉。讓患者採取側躺，上段以保持髖關節45度屈曲來定位，中段以保持60～70度屈曲定位，下段以保持90度屈曲定位。治療師用單側的手指碰觸施加牽拉的韌帶，另一隻手將髂骨沿著股骨的長軸往前帶，並用身體固定住患者的膝蓋，這樣可以確實對薦髂關節施加刺激（圖3-46）。

利用被動運動改善薦髂關節的柔軟度是針對薦椎的前屈運動（將薦椎往後方旋轉）和後屈運動（將薦椎往前方旋轉）。

讓患者保持側躺，用一隻手將髂嵴往後方壓，另一隻手將坐骨粗隆往前方拉，藉此將髂骨往後方旋轉（圖3-47a）。相反地，用一隻手將髂嵴往前方拉，另一隻手借助大轉子對髖臼加壓，將髖臼往後方壓，使髂骨往前方旋轉（圖3-47b）。重點在於要考慮薦椎的形態和關節面的面向，操作時應和關節面保持一致。

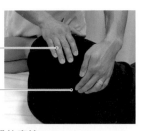

順著股骨長軸，將髂骨往前帶。

觸診後間髂韌帶的緊張程度。

圖3-46：後薦髂韌帶的牽拉

採取側躺，髖關節保持45度屈曲，治療師用單側的手指碰觸薦髂關節的內側，觸診施加於韌帶的張力；另一隻手將髂骨沿著股骨的長軸往治療師面前帶做牽拉，治療師用身體固定住患者的膝蓋，這樣在拉髂骨時，可以將力量有效率地傳達到後薦髂韌帶，髖關節屈曲角度依照目標的後薦髂韌帶的位置做調節。

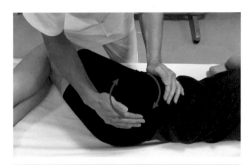

a：往nutation方向的被動運動

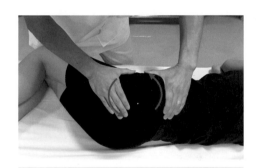

b：往counter-nutation方向的被動運動

圖3-47：薦髂關節的被動運動

讓患者保持側躺，用一隻手將髂嵴往後方壓，另一隻手將坐骨粗隆往前方拉，藉此將髂骨往後方旋轉（a）。相反地，用一隻手將髂嵴往前方拉，另一隻手借助壓迫大轉子對髖臼施加軸壓，將髖臼往後方壓，使髂骨往前方旋轉（b）。重點在於要考慮薦椎的形態和關節面的面向，操作時應和關節面保持一致。

4）起因於骨盆後傾的髖關節疼痛

隨著年紀增長，腰椎前凸會減少，骨盆漸漸向後傾，和常見於日本女性的次發性髖關節脫位不同，有一種是沒有髖臼發育不全或股骨頭變形，髖關節的形態幾乎呈現正常狀態下但好發於高齡者身上的原發性髖關節炎。這些個案裡骨盆後傾的例子較多，相當於secondary hip-spine syndrome，脊椎的病變對發現次發性髖關節炎的患者產生影響。正因為脊椎的退化有程度上的差異，且容易隨著年紀增長而發生，因此在這些例子中，相較於因脊椎退化導致髖關節出問題的髖關節患者比起來，數量多很多。

以下整理了伴隨骨盆後傾排列而來，因生物力學影響而導致髖關節疼痛的機制。

a. 伴隨年紀增長，骨盆排列的結構性變化

伴隨年紀增長的變化裡，會因脊椎退化的形態變化和骨質疏鬆症造成的錐體骨折而受到很大的影響。椎間盤的高度減少，代表motion segment的活動性下降，伴隨脊椎壓迫骨折而來的後凸變形、腰背部伸肌群的肌肉萎縮或變性、肌力退化，會失去柔軟度使脊椎整體有後凸的傾向。

敘述脊椎姿勢形態時，從以前開始就使用Staffel的姿勢分類（圖3-48），竹光的論點和Staffel[119]的平背重複。不過竹光[120]提出了「脊椎支持組織隨著年紀增長產生變化，讓腰椎的前凸幾乎消失或是變成後凸」，並將這個現象稱為腰部退化性脊椎後凸（LDK），在X光上分成四種類型（圖3-49）。據說日本有許多個案的圓背胸椎後凸加大且範圍擴大，另外腰椎後彎的人很多[60],[61]。

有報告指出，因年紀增長造成退化性脊椎後凸變形，進而導致骨盆後傾的個案中，他們的髖關節前方處股骨頭的覆蓋減少了[62],[63]。中村等學者[64]將18～80歲的1,647個成年人和罹患原發性髖關節炎（以下稱為primary OA）的41名女性的姿勢依年齡分析後，提出報告指出，成人隨年紀增長，會出現腰椎前凸減少、骨盆後傾、軀幹重心向前的現象；primary OA群裡，和同年紀的正常者比起來，這種現象很明顯，且腰椎的前凸角比正常者減少得早，並變成後凸（圖3-50）。

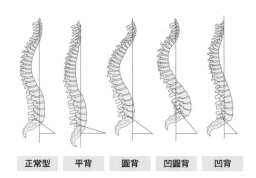

| 正常型 | 平背 | 圓背 | 凹圓背 | 凹背 |

圖3-48：Staffel的姿勢分類

從左至右分別為正常型、平背、圓背（全後凸）、凹圓背和凹背。

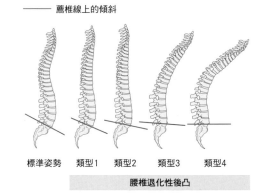

參照文獻67所做的圖

—— 薦椎線上的傾斜

| 標準姿勢 | 類型1 | 類型2 | 類型3 | 類型4 |

腰椎退化性後凸

圖3-49：腰椎退化性後凸的分類

類型1：腰椎幾乎沒有前凸，整條脊椎是直的，呈現平背姿勢，步行時會漸漸前傾。
類型2：腰椎呈現輕微後凸，胸椎呈現直的或是稍微往前彎。
類型3：腰椎更加後凸，胸椎呈現明顯的代償性前彎，特徵是直立或步行時都是前屈前傾步行。
類型4：屬於整個後凸，整體而言步行時呈現腰部彎曲的姿勢。

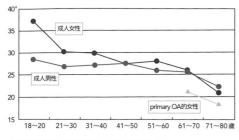

隨著年紀增長，腰椎前凸角的變化

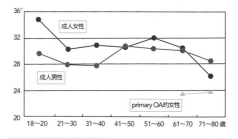

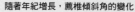

隨著年紀增長，薦椎傾斜角的變化

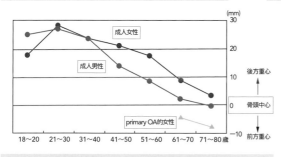

起於股骨頭中心，矢狀面重心線的通過位置

圖3-50：各年齡層的腰椎、骨盆、髖關節排列變化

再者，關於骨盆傾斜變化所產生的髖臼角變動，中村等學者[64]用骨骼標本做了模擬，研究了正面的髖臼股骨頭指數。根據這份文獻，正常骨盆的骨盆角度大約在前傾15度到後傾15度間變化，CE角有11度的變動，Sharp角有7度的變動，ARO會有10度的變動，分別表示輕度髖臼發育不全的指數（下頁圖3-51）。這件事顯示出的意思是根據補正骨盆的後傾程度，代表髖臼發育不全的髖臼股骨頭指數會接近正常值，這和我們想達成運動治療的方向性是一致的，即可以藉由將後傾的骨盆移動成前傾位來改善股骨頭覆蓋，讓股骨頭穩定。

此外，有人指出骨盆漸漸後傾這個現象，並不只是因年紀增長才導致這種靜態因素的問題出現，還強烈包含了因躺臥或站姿而產生變化的動態因素。會田等學者[22]調查了各年齡層躺臥或站姿下骨盆傾斜的變化，發現無論在哪個年齡層，和躺臥比起來，都有站姿時骨盆的後傾化比較嚴重的傾向。不過年紀越大，站姿的骨盆後傾程度又比年紀輕的人大很多（圖3-52）。也就是說，軀幹肌力等保持腰椎前凸位的肌力活動衰退，會對臥位和站姿時的骨盆排列造成變化。年輕時都沒問題，年紀一大就髖關節疼痛的個案裡，要想一下或許是因為有這樣的變化才造成的。肌力退化影響骨盆排列的個案裡，因為站姿有問題，只靠躺姿的X光片無法指出排列上的問題，要如何改善站著的腰椎前凸和股骨頭覆蓋，將成為運動治療的重要方向性。

參照文獻113所做的圖

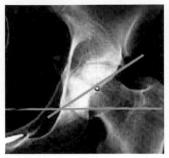 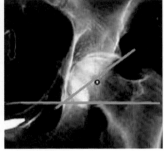 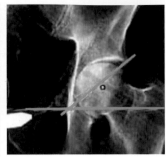

	骨盆前傾15°	正中位置	骨盆後傾15°
CE角	47°	45°	36°
Sharp角	35°	38°	42°
ARO	-5°	-3°	5°

圖3-51：伴隨骨盆前後傾斜的髖臼骨頭指數變化（根據骨骼標本）

利用骨骼標本使骨盆在前傾15度和後傾15度間變化，評估正面影像的髖臼骨頭指數，發現有個傾向：骨盆後傾時，CE角減少，Sharp角增大，髖臼的覆蓋面積減少，顯示出有輕度髖臼發育不全的現象。

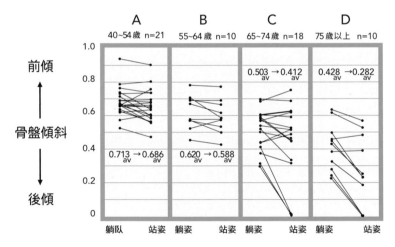

參照文獻22所做的圖

圖3-52：各年齡層臥位與站姿的骨盆傾斜指數變化

骨盆傾斜指數顯示出年齡層越高其數值越低，骨盆隨著年紀增長會後傾，無論哪個年齡層都是和躺姿比起來，站姿時骨盆會有後傾的現象，不過高齡層位於站姿時的骨盆後傾程度很嚴重，特別是75歲以上的D組更為顯著。

因髖關節周邊組織攣縮產生的疼痛評估

b. 伴隨關節應力上升的髖關節疼痛

　　腰椎前凸減少、骨盆後傾的話，髖關節臼蓋的前方覆蓋程度會減少（圖3-53），前方覆蓋一減少，承重面積就會減少，如此每個單位面積的接觸壓力就會增加。岩原等學者[25]針對軀幹的重心線像健康的人般，通過髖關節後方時使用到的肌肉，以及退化性脊椎後凸時，重心線通過前方使用到的肌肉，做了力學上的模型調查。根據此調查，保持站姿時，健康的人只有使用到髂腰肌，相對於此，退化性脊椎後凸的人則不只使用到髂腰肌，還會增加對股直肌、股內側肌、股外側肌、股二頭肌的負荷，這在肌電圖就可確認到，他們指出會有正常狀況下大約五倍的合力施加於髖關節上（圖3-54）。退化性脊椎後凸的患者，上半身的重心會往前方移動，所以髖關節的伸肌群收縮，同時髖關節伸直角度增加，髖關節屈曲肌的髂腰肌和股直肌為了牽制而做離心收縮，這可說是肌肉活動加大的特殊姿勢。

　　此外，宮城島的下肢球型（杵臼）關節模型上，施加在關節緣深的應力方向若大於33度，位移只會在關節內，能夠穩定地傳達力量，若小於33度則位移方向會偏離關節面，變成不穩定，因而對關節緣臼蓋部產生強力的接觸壓力[65]（圖3-55）。

　　如此，骨盆後傾造成的股骨頭覆蓋面積減少這種型態性因子，以及因為姿勢異常造成的髖關節合力增加這種力學上的因子，此二者可視為相關；應力集中於局部的現象則更明顯，會導致髖關節出現疼痛。

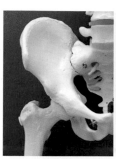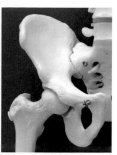

骨盆正中位置	骨盆後傾
股骨頭的前方覆蓋良好	股骨頭的前方覆蓋減少

圖3-53：骨盆傾斜與髖臼覆蓋的關係

參照文獻114所做的圖

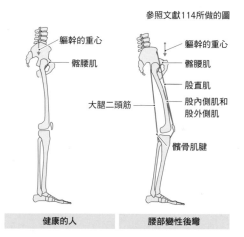

健康的人	腰部變性後彎

圖3-54：關於軀幹的重心線和
所用肌肉的力學下肢模型

健康的人軀幹的重心線通過髖關節後方，只有使用到髂腰肌，另一方面，退化性脊椎後凸（Lumbar Degenerative Kyphosis, LDK）的人，軀幹的重心線通過髖關節前方，推測會使用到的肌肉有髂腰肌、股直肌、股內側肌、股外側肌、股二頭肌。

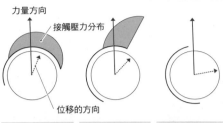

| 施力方向 >33度 於關節內位移 →穩定 | 施力方向 <33度 於關節外位移 →不穩定 | 施力方向 <0度 無法支撐 →脫臼 |

圖3-55：球（臼）關節的穩定性

杵臼關節上，若從關節緣往33度以上深的方向施力，會在關節內位移，能夠較穩定傳達力量；可是若應力方向是從關節緣起33度以下的話，位移方向會脫離關節面，往關節緣髖臼部集中很大的應力，往前方的脫臼力也會增大。

c. 肌肉性的髖關節疼痛

　　腰部退化性脊椎後凸的姿勢是骨盆後傾，大腿往前突出，乍看之下像是位於髖關節的屈曲，但必須理解到，實際上這是相對地被牽拉。骨盆一後傾，髂腰肌和恥骨肌就會伸直，骨盆越後傾，髖關節的前方就越不穩定，因此位於前方的髂腰肌和恥骨肌就會不時地被牽拉，這樣就需要有持續性的離心性收縮。圖3-56是用肌電圖測量髖關節周圍肌肉隨著姿勢變化的活動報告[66]。站姿時的軀幹重心位於適當位置的正常姿勢例上，髂腰肌有做肌肉活動，可是其他的肌肉活動就非常少。另一方面，腰部退化性脊椎後凸症的例子上，髂腰肌和股四頭肌的肌肉活動增加，股二頭肌的肌肉活動也輕度增加，正常年輕人姿勢改變就能有這種肌肉活動變化，由此可知這種肌肉活動的變化是伴隨著姿勢變化而產生的（圖3-57）。如此可知，髖關節周圍肌肉的活動隨著姿勢變化而有很大的變化，因此必須認知到退化性脊椎後凸的人，在其生活上的肌肉活動隨時處於這種狀態。

　　肌肉的離心性收縮是邊收縮邊拉長的，是種肌肉內部壓力非常容易上升的收縮型態，正常的人站姿前屈時，腰部伸肌群的肌肉活動量會加大，不過超過站姿前屈60度的話，肌肉活動就會消失，這種現象稱作屈曲鬆弛現象（flexion relaxation phenomenon），可認為這是為了從藉由腰部伸肌群的離心性收縮保持姿勢，移轉到藉由棘上韌帶的被動姿勢保持機制。另一方面，觀察因姿勢變化造成腰部伸肌群的肌肉內壓後發現，到站姿前屈60度之前，壓力會隨著前屈角度的增加而上升[67]，前屈超過60度後肌肉活動就消失了。儘管如此，肌肉內壓還是維持很高的狀態[68]，這是因為即使站姿前屈超過60度、肌肉活動消失了，也會伴隨肌肉伸直而提高周圍筋膜張力的關係。

　　此外，伴隨肌肉內壓上升，肌肉血液流量會顯著減少[69]，也就是說，肌肉活動量增加或肌肉伸直會造成肌肉內壓上升，進而造成肌肉血液流量減少，而出現局部缺血性的疼痛。如同上述，骨盆後傾會讓關節內壓上升，但是髂腰肌和恥骨肌持續活動會讓股骨頭往髖臼壓，因此導致髖關節內壓更加上升。

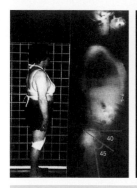
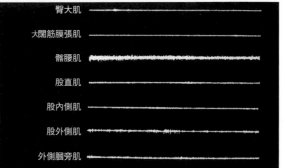

臀大肌

大闊筋膜張肌

髂腰肌

股直肌

股內側肌

股外側肌

外側膕旁肌

58歲女性：正常姿勢

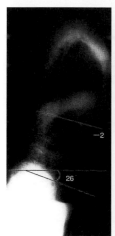
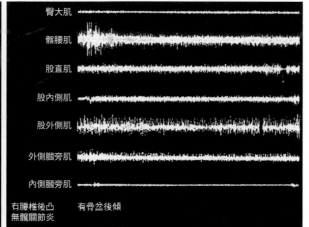

臀大肌

髂腰肌

股直肌

股內側肌

股外側肌

外側膕旁肌

內側膕旁肌

右腰椎後凸　　有骨盆後傾
無髖關節炎

63歲女性：腰部退化性脊椎後凸

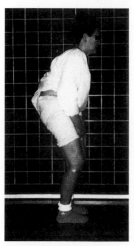
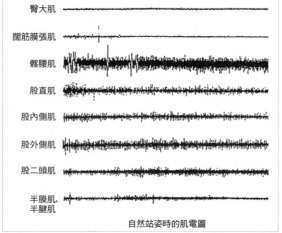

臀大肌

闊筋膜張肌

髂腰肌

股直肌

股內側肌

股外側肌

股二頭肌

半膜肌、
半腱肌

自然站姿時的肌電圖

78歲女性：腰部退化性脊椎後凸

圖3-56：退化性脊椎後凸與髖關節周圍的肌肉活動

3

因髖關節周邊組織攣縮產生的疼痛評估

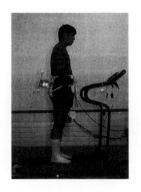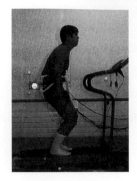

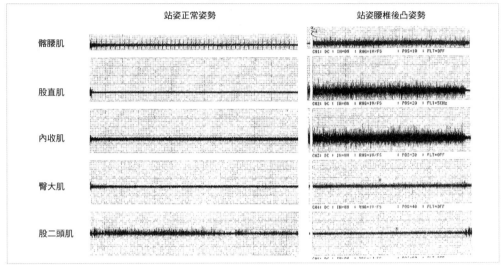

站姿正常姿勢　　　　　　　　　站姿腰椎後凸姿勢

髂腰肌

股直肌

內收肌

臀大肌

股二頭肌

圖3-57：**依姿勢不同產生，髖關節周圍肌肉活動的變化**

NOTE：**希爾頓氏定律（Hiltom's Law）**

通過關節的神經分布於關節囊與韌帶等關節連結構造，同時分布於使那個關節活動的肌肉，也分布於覆蓋住此肌肉的附著部位的皮膚上。從這點來看，髖關節的支配神經裡，股神經、閉孔神經、副閉孔神經、臀上神經、臀下神經、股方肌支及坐骨神經都有相關，髖關節患者身上有時會看到給予關節囊的刺激，並藉由這些神經讓同一條神經支配的肌肉產生反射性痙攣，或是產生對皮膚知覺領域的放射痛。

此外，骨盆後傾姿勢也有可能因往髖關節前方組織施加的壓力增加，而導致滑液膜炎等疾患產生。東海[70]提出的報告指出，調查了在髖關節裡注入引發疼痛的物質使之運動的肌肉活動，發現對髖關節的有害刺激，會使得支配關節的神經引起往髖關節周圍肌肉的反射性痙攣，一產生反射性痙攣，肌肉本身就會更加疼痛，導致疼痛的惡性循環。

1970年，Postel等學者[71]提出的報告中，將導致老人股骨頭上部急速溶解的髖關節破壞性疾病稱作「急速破壞型髖關節炎」（rapidly destructive coxopathy, RDC），當時也發生在沒有髖臼發育不全等骨形態異常的正常大腿上，因此有些論述表示，這是因血液動力學的異常導致骨頭壞死，或是免疫學異常和酵素學的因子造成的。可是，之後有報告指出之所以會發生RDC，是因為形態學因子或是生物力學因子導致的，之後這成為普遍性的見解。也就是說乍看之下很正常的髖關節上，也有可能因伴隨年紀增長導致的腰椎後凸、骨盆後傾，而讓髖關節合力加大，或是股骨頭前方覆蓋不全而導致應力集中這樣的見解。可是，即使有這樣的姿勢要素和隨之導致的骨盆後傾、前方覆蓋不足，也有很多沒發病的例子，如果只用脊椎的因素來說明似乎有點牽強。伊藤等學者[72]於RDC的五個病例報告上指出，所有個案都有老年骨質疏鬆症，且都伴隨骨質疏鬆症之年長者股骨頭脆弱性骨折（insufficiency fracture）[73],[74]，Hagino等學者[72]論述了這些病徵有可能比RDC早出現。

如此，臨床上證實了之所以會發生RDC，是因為骨盆後傾導致股骨頭覆蓋面積減少的形態學因子，和因姿勢異常導致髖關節合力增加這種力學因子，以及骨質疏鬆症造成的骨脆弱，都會引發急速的關節破壞。

腰椎後凸和骨盆後傾這些變化是因為年紀增長，導致支撐姿勢所需的肌力退化，再加上活動度受限而產生的，因此，不要追求和年輕人一樣的排列，只要在可能的範圍內改善腰椎、髖關節的活動度，使股骨頭的覆蓋加大一些，盡可能提高肌肉活動保持腰椎前凸、骨盆前傾的姿勢。

骨盆前傾是和髖關節屈肌群和腰背部伸肌群的共同作業（力偶，force couple）一起進行的（圖3-58），髖關節屈肌群有髂腰肌和股直肌，腰背部伸肌群有多裂肌、腹橫肌、豎脊肌群，其中又以髂腰肌、多裂肌、腹橫肌同時收縮為最重要。

腰部的多裂肌非常發達，大致有六種方向形態（圖3-28），因附著於棘突，所以和附著於橫突的豎脊肌群比起來，其伸直脊椎的力臂較長，有提高往椎間垂直方向穩定性的功能（圖3-59）。

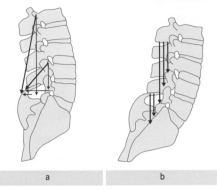

參照文獻108所做的圖

| a | b |

圖3-59：軀幹伸直時對腰椎造成的壓力

a：因淺層肌肉（最長肌）的腰椎伸直動作容易
讓腰椎過度伸直動作，腰椎後方壓力增加。
b：因深層肌肉（多裂肌）的腰椎伸直動作讓往
腰椎的垂直方向的穩定性增加。

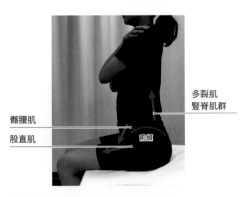

多裂肌群
豎脊肌群
髂腰肌
股直肌
前傾

圖3-58：伴隨腰椎前凸的骨盆前傾

骨盆的前傾是髖關節屈肌群和腰背部伸肌群的共
同作業（力偶，force couple）一起進行的，髖
關節屈肌群有髂腰肌和股直肌，腰背部伸肌群有
多裂肌、腹橫肌、豎脊肌群，其中又以髂腰肌、
多裂肌、腹橫肌同時收縮為最重要。

參照文獻115所做的圖

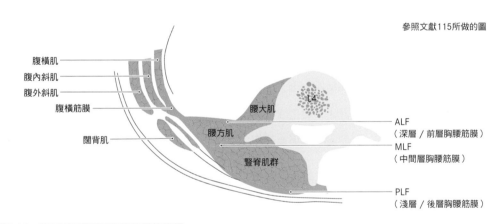

腹橫肌
腹內斜肌
腹外斜肌
腹橫筋膜
闊背肌
腰大肌
L4
腰方肌
豎脊肌群
ALF
（深層／前層胸腰筋膜）
MLF
（中間層胸腰筋膜）
PLF
（淺層／後層胸腰筋膜）

圖3-60：第4腰椎周圍的胸腰筋膜的配置

從胸腰筋膜的走向來看，淺層的張力傳遞功能和中層、深層比起來很弱。

腹橫肌從髂骨開始附著於下段肋骨，其走向像是包圍住腹腔側面，作用是提高腹腔內壓，調整脊椎排列[75]。除此之外，腹橫肌因有胸腰筋膜中層纖維附著，固有穩定腰椎、薦髂關節的功能[76]；胸腰筋膜包覆住豎脊肌群，和闊背肌和臀大肌、股二頭肌等多條肌肉連結（圖3-60）。此外，透過側縫際（lateral raphe）傳達到脊椎的張力讓上下連接起來的椎骨密著，有讓腰椎伸直的功能（圖3-61）。

髂腰肌由髂肌和腰大肌組成，是個連結腰椎和股骨的肌肉，髂腰肌的功能是藉由髂肌的收縮讓骨盆前傾，藉由腰大肌收縮讓腰椎前凸；再加上腰大肌和多裂肌互相協調，拮抗軀幹前傾時產生的腰椎屈曲作用，讓脊椎固定在骨盆上[77]（圖3-62）。

① 骨盆前傾困難時的評估

要先判斷限制骨盆前傾的要因為何，是因為腰椎、髖關節的活動性下降，還是因為髂腰肌、多裂肌等肌肉功能不全？

關於腰椎的可動性，先採不抗重力的趴姿，然後確認是否能讓排列形成以第3腰椎作為前凸的頂點。為了確認髖關節屈曲活動度，可採取躺著，在後背腰部放個抱枕或患者自己把手放在這裡，讓腰椎保持前凸，而骨盆不會後傾，接著使髖關節在矢狀面上屈曲，髖關節的活動度沒有受限的話，可彎曲80～90度（圖3-63）。

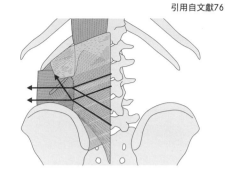

引用自文獻76

圖3-61：胸腰筋膜的張力傳遞

透過側縫際傳達的張力，讓上下排列的脊椎互相密切連接。

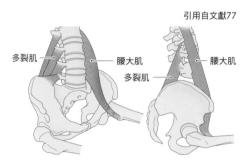

引用自文獻77

多裂肌　　腰大肌　　腰大肌
多裂肌

圖3-62：腰大肌和多裂肌的共同作用造成骨盆前傾的機制

腰大肌是讓骨盆在髖關節上往前方旋轉的主要肌肉，再加上腰大肌和腰椎的多裂肌互相協調，拮抗軀幹前傾時產生的腰椎屈曲作用，讓脊椎固定在骨盆上。

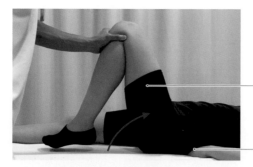

在骨盆不後傾的狀態下，讓髖關節在矢狀面上屈曲

將手放入腰部下面，保持腰椎前彎

圖3-63：髖關節屈曲活動度的評估

採取平躺，在後背腰部放個抱枕或患者自己把手放在這裡，讓腰椎保持前彎，且骨盆不會後傾，接著使髖關節在矢狀面上屈曲，髖關節的活動度沒有受限的話，可彎曲80～90度。

　　儘管這些活動度沒問題，也要懷疑坐姿且腰椎屈曲時，為了讓骨盆前傾所需的肌肉是否功能不全。確認方式是採坐姿，讓肌肉的起點和終點靠近時，是否能保持正確姿勢。

　　測試多裂肌時，像是要從髂後上棘的內側往第3腰椎棘突拉起多裂肌般用手指加壓（圖3-64），如果做了這個動作會形成骨盆前傾、腰椎前凸的坐姿，可評估是多裂肌功能不全。多裂肌有伸直腰椎的功能，但沒有骨盆前傾功能，因此這個評估方法採用的是藉由誘導多裂肌讓骨盆前傾時，髂腰肌要同時收縮，兩塊肌肉必須互相協調作用的機制。誘發多裂肌收縮還無法回到正確姿勢時，就必須確認腹橫肌的功能。腹橫肌和胸腰筋膜連結，治療師徒手輔助腰椎做出伸直的動作，將手放在因腹橫肌收縮產生的側緣際之處，如果像是將腹橫肌往外側拉般用手指加壓時會形成骨盆前傾、腰椎前凸的坐姿，就懷疑是腹橫肌功能不全（右頁圖3-65）。同樣地，在此情形下要想確認髂腰肌功能，操作髂骨誘發骨盆前傾時，若連帶使得腰椎前凸，變成坐骨支撐的坐姿，就可能是髂腰肌的功能不全（圖3-66）。

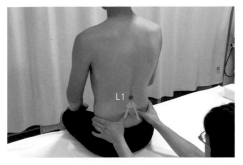

輔助L1多裂肌的功能

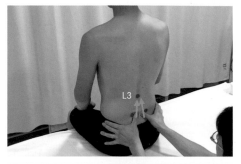

輔助L3多裂肌的功能

圖3-64：**多裂肌功能不全的評估**

順著多裂肌的走向，像是要將這些多裂肌往上提般用手指加壓，若這樣的操作會讓姿勢變成骨盆前傾、腰椎前凸的坐位姿勢，就可能是多裂肌功能不全。

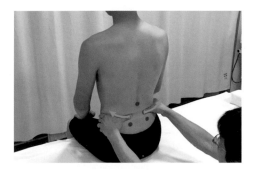

圖3-65：**腹橫肌功能不全的評估**

腹橫肌和胸腰筋膜連結，藉由腹橫肌收縮產生的側縫際徒手做出腰椎的伸直作用，如果像是將腹橫肌往外側拉般用手指加壓會形成讓骨盆前傾，腰椎前凸的坐姿，就可能是腹橫肌功能不全。

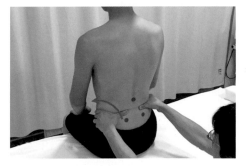

圖3-66：**髂腰肌功能不全的評估**

操作髂骨帶出骨盆前傾時，若連帶使腰椎前凸，變成坐骨支撐的坐姿的話，可評估是髂腰肌功能不全。

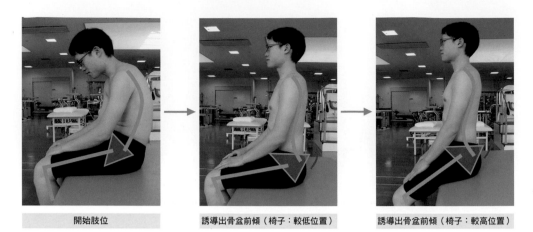

| 開始肢位 | 誘導出骨盆前傾（椅子：較低位置） | 誘導出骨盆前傾（椅子：較高位置） |

圖3-67：骨盆覆蓋訓練

讓患者採取端坐位，雙腳腳底接觸地板，誘導出骨盆前傾及腰椎前彎，椅子高度從較低位置開始進行，注意軀幹不要前傾，接著慢慢將椅子的高度提高，利用接近立位的姿勢進行。

② 運動治療

　　因高齡失去脊椎柔軟度的話，就可能要使用步行輔助車，不過如果還能活動，就應該把治療方向修正為改善腰椎前彎，增加骨盆覆蓋（傾斜）的活動度。

　　如果能依照上述的評估而判斷出是哪塊肌肉功能不全的話，就要設法強化那塊肌肉的肌力。如果即使加以輔助還是無法保持腰椎、骨盆排列的話，就要開始不抗重力的訓練，如果在加以輔助下能保持腰椎、骨盆排列的話，就採取坐姿，讓患者體會骨盆前傾增加骨盆覆蓋的感覺（圖3-67）。如果肌肉功能不全的話，大多很難理解改善骨盆覆蓋的肌肉活動，運動範圍大的話較容易學習，所以椅面高度從較低高度開始比較好。重要的是要從骨盆完全後傾的狀態開始，想像薦椎相對於椅面是直立的狀態。要特別注意，常常骨盆沒有前傾，卻只有腰椎伸直的動作。如果在較低的椅面上，能讓薦椎相對於椅面做出直立的運動，就可以漸漸提高椅面。最終達到能站著學習骨盆覆蓋的動作，這樣就可以改善髖關節疼痛。教導患者正確的肌肉活動很重要，所以必須在沒有肌肉痙攣（spasm）的狀態下進行。

4. 起因於攣縮的髖關節疼痛

因攣縮導致結締組織的延展性、柔軟度、滑動性下降的話，關節一動，附近的關節囊、韌帶、肌腱、筋膜等的痛覺接受器就會興奮而產生疼痛感。

有報告指出，在肩關節後方的關節囊和旋轉肌群發生縮短的話，到達最大關節活動度（range of motion, ROM）前，縮短的組織就可能過度緊繃，會產生obligate translation，意為往骨頭對側的偏移現象，因而引起前上方支持組織的夾擠病徵。和肩關節比起來，髖關節的臼蓋比較深，是比較容易保持向心性的構造，但是若後方有硬塊存在的話，股骨頭就會被壓往前方，同樣會發生obligate translation，誘發出前方組織的夾擠。

因此，討論髖關節的疼痛時，必須分兩方面來探討，一種是組織柔軟度降低的疼痛，另一種是起因於其他組織受到攣縮影響而導致的疼痛。此外，髖關節和骨盆的運動經常是連動的，無論何者出現問題，都有可能是出現疼痛的原因，因此必須當作一個髖關節複合體來評估。

1）骨盆後傾，腰椎後凸受限時，髖關節前側疼痛

髖關節屈曲時，骨盆後傾，臼蓋前方部分會打開，這樣可以避免撞擊，因此，骨盆無法完全後傾，或是限制住骨盆後傾而造成腰椎伸直角度不足時，這種狀態會導致臼蓋前方部分無法展開，變成夾擠的主要原因。

限制住腰椎後凸和骨盆後傾的重要組織有多裂肌和髂腰韌帶，以水平面上的面積來看，多裂肌在L3/4高度上和豎脊肌群相等，越往下方其比例越大；到L5/S高度時，幾乎就都是多裂肌了，多裂肌在這裡變成是支撐腰椎的主要角色（下頁圖3-68）。要讓骨盆後傾時，解除腰椎下段的前凸很重要，單是多裂肌的攣縮會強烈阻礙腰椎下段的後仰。此外，如前所述（圖3-28），起點於L4/5的long fiber附著於薦椎，控制著L5和薦椎的相對位置，這個部位一旦緊繃，就會讓薦椎點頭（nutation）並妨礙骨盆後傾。再者，腰椎下段多裂肌short fiber的緊繃程度會直接影響到小面關節的活動，因此讓下段腰椎的多裂肌確實放鬆的技術就顯得很重要了。

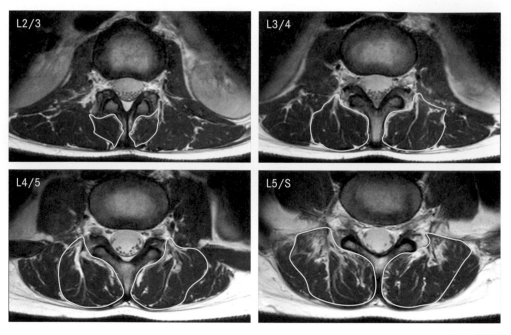

○：多裂肌

圖3-68：多裂肌隨著腰椎高度位置不同，所占的比例也不同

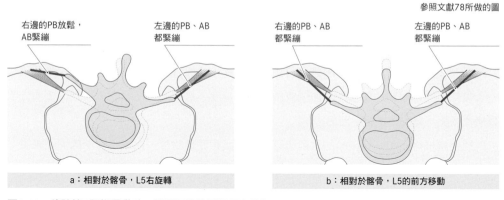

參照文獻78所做的圖

右邊的PB放鬆，
AB緊繃

左邊的PB、AB
都緊繃

右邊的PB、AB
都緊繃

左邊的PB、AB
都緊繃

a：相對於髂骨，L5右旋轉

b：相對於髂骨，L5的前方移動

圖3-69：伴隨第5腰椎運動時，髂腰韌帶的緊繃程度變化

將L5相對於骨盆右旋轉的話，左邊的橫突會往前方移動，AB、PB都緊繃；若右邊的橫突往後方移動，則
PB放鬆，AB依照移動量漸漸緊繃（a）；L5相對於髂骨往前方移動時，左右的AB、PB都會緊繃（b）。

因髖關節周邊組織攣縮產生的疼痛評估

3

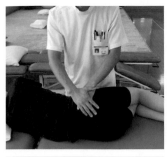
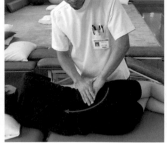
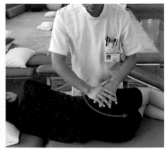

| a：起始位置 | b：放鬆位置 | c：牽拉位置 |

圖3-70：**髂腰韌帶的伸直**

檢查者雙手交疊讓髂骨前傾接近腰椎，藉此讓髂腰韌帶放鬆（b），之後讓髂骨後傾從腰椎離開，藉此對髂腰韌帶施加牽拉（c），靠著反覆做這兩個動作，讓韌帶的沾黏從容易分開處開始分開，漸漸找回其柔軟度。

髂腰韌帶（iliolumbar ligament, ILL）是一條起點於第5腰椎的橫突並附著於髂嵴內唇的三角形韌帶，牽制著第5腰椎的薦椎往前方滑動，也牽制旋轉、前屈後屈、往相反方向側彎[78],[79]（圖3-69）。此外，髂腰韌帶的前方結合了髂肌的內側，後方結合了腰方肌，這些肌肉會再加上從上方及下方控制髂腰韌帶的張力[80]，髂腰韌帶的攣縮牽制了L5/S1的活動性，和多裂肌同樣都是妨礙骨盆後傾的主要原因。因此，即使放鬆多裂肌使腰椎得以後凸，如果骨盆後傾還是被牽制住的話，就必須改善髂腰韌帶本身的柔軟度。

改善髂腰韌帶柔軟度的手法是請患者採取側躺進行的，韌帶不是個有延展性的組織，必須靠著反覆做牽拉與放鬆，讓韌帶的沾黏從容易分開處開始分開，漸漸找回其柔軟度。治療師雙手交疊進行髂骨操作，讓髂骨前傾靠近腰椎使髂腰韌帶放鬆，接下來讓髂骨後傾，藉由離開腰椎進行髂腰韌帶的牽拉，重要的是對韌帶施加牽拉刺激後，不是繼續伸直，而是要再度回到放鬆位置（圖3-70）。

2） 與髖關節後側支持組織柔軟度不足相關的髖關節前側疼痛

髖關節後方支持組織柔軟度下降的話，隨著髖關節屈曲，股骨頭會因obligate translation被壓往前方，這樣會誘發前方組織的夾擠（圖3-71）。

牽制髖關節屈曲活動度的軟組織有髖關節的關節囊和韌帶，不過肌肉等軟組織較韌帶還早發揮牽制作用。

其中重要的是髖關節外旋肌群，佐藤等學者[81]的研究指出，量測與觀察新鮮大體髖關節後側肌肉剝離的髖關節屈曲活動度後，發現屈曲時，梨狀肌和閉孔內肌出現明顯的伸直。此外，平野等學者[82]利用大體做閉孔內肌和閉孔外肌的功能解剖後提出報告，根據他們所述，髖關節屈曲90度的位置時，能確認到閉孔內肌的內收牽制和閉孔外肌的內旋牽制作用；進行後方切開的手術時，就預防脫臼的觀點而言，修復閉孔外肌也很重要。再者，Solomon等學者[83]利用大體調查了髖關節屈曲、內收、內旋時的髖關節外旋

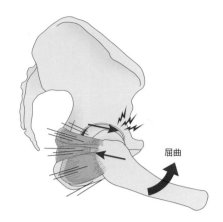

圖3-71：後方組織的柔軟度降低引起的夾擠

髖關節後側支持組織柔軟度下降的話，隨著髖關節屈曲，股骨頭會因obligate translation被帶往前方，這樣會誘發前方組織的夾擠。

肌群的延展性，提出閉孔外肌比梨狀肌、閉孔內肌更能被拉長的報告。操作髖關節誘發股骨髖臼夾擠症（femoroacetabluar impingement, FAI）的測試裡有個anterior impingement sign，這是觀察當髖關節屈曲90度時，內收到極限後，強制內旋時有無疼痛的測試，和手術時讓髖關節後方脫臼的手法一樣。看了閉孔外肌的走向，相對於其他的深層外旋肌群從後方往前方走向，只有閉孔外肌是從閉孔的前方連接到後方，且像是將頸部捲起來般包圍股骨頸的關節囊遠端（圖3-72）。因此，若閉孔外肌的柔軟度下降，會讓閉孔外肌的張力提早升高，將頸部往前方壓，因此該肌肉的柔軟度非常重要。

接下來，敘述關於關節囊和韌帶的限制，補強關節囊的韌帶前方有髂股韌帶和恥股韌帶，後方有坐股韌帶，其中這坐股韌帶是由髖骨臼後側連接到股骨轉子窩，限制髖屈時的內旋，坐骨韌帶分為上下纖維束，伴隨屈曲，上方纖維束繼續放鬆，但下方纖維束於屈曲30〜45度時是最放鬆的，之後就提高緊繃程度，因此，髖屈時的內旋動作，下方纖維束是最主要的限制因子[84]。

各關節裡都有其讓關節內壓最低的特定角度，Eyring[85]的報告指出髖關節屈曲30〜65度，外展15度，外旋15度，這被稱為是關節囊最放鬆的關節鬆弛位置（loose-packde position, LPP），以這個位置為基準，讓髖關節屈曲及內旋，後方關節囊的張力會提高，做後方關節囊以及坐股韌帶的攣縮治療時，採取髖關節屈曲、內旋位，往股骨頸部軸方向做股骨頭牽引的伸直很有效（圖3-73）。

股骨近端因為有股骨頸傾斜角、前傾角存在，所以外觀看起來的動作和關節所做的骨頭的運動並不一致，很難就外觀掌握狀況，實際操作時，需要有正確的解剖學知識。

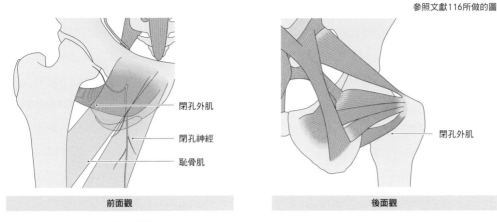

閉孔外肌

閉孔神經

恥骨肌

閉孔外肌

前面觀

後面觀

圖3-72：閉孔外肌的解剖學特徵

相對於其他深層外旋肌群的走向是由從後方往前，只有閉孔外肌是從閉孔的前方連結到後方，且像是將頸部捲起來般包圍股骨頸的關節囊遠端部。

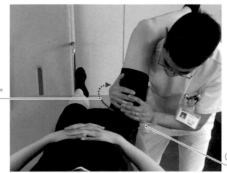

② 以股骨頸部軸當作作用軸的內旋運動。

① 往股骨頸部軸方向牽引。

圖3-73：後方關節囊韌帶的牽拉操作

以股骨頸部軸當作作用軸的內旋運動，搭配往股骨頸部軸方向牽引做牽拉，可改善柔軟性，可一邊調整內旋角度一邊施加牽引操作。

3）與髖關節前側支持組織柔軟度不足相關的髖關節前側疼痛

　　吉尾用新鮮大體骨骼標本，去除關節囊以外的軟組織後，量測髖關節的屈曲角度，結果報告指出，真正的髖關節屈曲角度約為93度[86]。再者，他並敘述將骨盆用機械固定讓髖關節屈曲後，髂前下棘和股骨會碰撞；即使沒有碰撞，其空間也只剩一公分左右，附著於髂前下棘的股直肌會發生夾擠。這個現象表示於髖關節最大屈曲位時，每個人都可能發生股直肌的夾擠，即使能靠伴隨上述髖關節屈曲的骨盆後傾來避免，但同樣會發生股直肌的夾擠，有人會感到疼痛有人不會感到疼痛，推測後者是因為能夠順利消除掉肌肉內壓。相反地，感到疼痛的人是因為無法順利消除掉肌肉內壓，那麼，消除內壓的必要條件為何呢？

第一個條件是允許形變的股直肌的柔軟度，江玉等學者[87]用大體解剖學觀察股直肌的肌肉、腱膜構造後，提出股直肌的起點是起於髂前下棘的直頭（direct head）和起於髖臼上緣的反摺頭（reflect head）這兩個頭。此外，近端的肌肉纖維走向則是起於表層的起始腱膜肌纖維（實線A）羽狀構造，而起於直頭的肌纖維（實線B）呈半羽狀構造，起於反摺頭的肌纖維（實線C）和長軸方向平行走行，三者各附著於終點腱膜，表層和深層分別形成不同的肌肉構造（圖3-74）。再者，他們還指出了髖關節的屈曲角度不同時，兩個起點腱與肌腹部的相對位置：髖關節屈曲0度時，直頭和肌腹垂直，相對於此，髖關節屈曲90度時，相對於肌腹，反摺頭位於直線上，也就是隨著髖關節和骨盆肢位不同，起點腱和肌

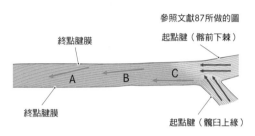

圖3-74：**股直肌近端部內側面**

A：羽狀構造：起於表面的起點腱膜和肌內腱
B：半羽狀構造：起於髂前下棘的肌纖維
C：與長軸方向平行的構造：起於髖臼上緣的肌
　　纖維

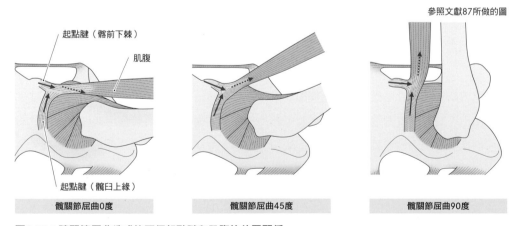

圖3-75：**髖關節屈曲造成的兩個起點腱和肌腹的位置關係**

髖關節屈曲0度時，直頭和肌腹垂直，相對於此，髖關節屈曲90度時，反摺頭和肌腹垂直。

腹的位置關係也會產生變化（圖3-75）。由此可推知，以放鬆為目的讓股直肌收縮時，在髖關節屈曲0度和90度兩個肢位較有效果。

第二個條件下，和鄰近組織的滑動性以及與肌肉有連結之組織的柔軟度，會對股直肌的形變允許量造成間接性地影響，Tubbs等學者[88]的報告指出，關於股直肌起點部，除了直頭、反摺頭以外，還有附著於臀小肌的third head（圖3-76）。因此，改善鄰接著股直肌的縫匠肌以及闊筋膜張肌和臀小肌的柔軟度也很重要。

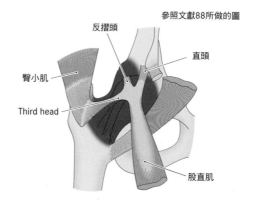

參照文獻88所做的圖

反摺頭

直頭

臀小肌

Third head

股直肌

圖3-76：股直肌的third head

股直肌的third head終點於大轉子的前外側，附著於深部的髂股韌帶和臀小肌的肌腱。

3

因髖關節周邊組織攣縮產生的疼痛評估

5. 夾擠性神經病變

　　末梢神經走行的路徑裡存在著解剖學上的狹窄部位，夾擠性神經病變（entrapment neuropathy）指的是末梢神經通過狹窄部位時遇到「陷阱」（trap）而導致病變，神經走向特異，或是神經和骨頭、肌肉、腱膜等關聯性都有可能造成此症狀。夾擠性神經病變的病徵是末梢神經受到慢性壓迫、摩擦、牽引等力學上的刺激，因而導致結締組織增生及循環病變。

　　以下，以髖關節附近出現的夾擠性神經病變為例，說明股神經病變、梨狀肌症候群以及閉孔神經病變。

1）股神經障礙

　　腰椎神經叢中最粗的神經是股神經，這是由第2～4腰椎神經所構成的，股神經的表層被厚實的髂腰肌筋膜覆蓋住，在腰大肌和髂肌間走行到達肌腔隙中央部，並於鼠蹊部和髂腰肌一起穿過腹股溝韌帶。骨盆腔內的髂腰肌和恥骨肌有分支，其他地方如腹股溝韌帶的正下方，則分開為分布於股四頭肌和縫匠肌的肌支和前皮支，隱神經也在此分開（圖3-77，左），前皮支分叉於大腿前面和前內側面的皮膚，隱神經支配著下肢到腳內側的知覺（圖3-77，右）。

　　股神經的受壓來自髂腰肌和腹股溝韌帶間的壓迫，以及位於腹股溝韌帶正下方分叉後，股直肌深部的壓迫。有報告指出，髂腰肌的夾擠性股神經病變，可能起因於伴隨外傷或運動傷害的髂腰肌腫脹，或血友病相關的髂腰肌血腫、腫塊等[89)-91)]。

　　此外，也有報告指出，沒有明顯外傷或潛在疾病、慢性病之高齡者，其脊椎、骨盆排列異常所引起的股神經病變[92)]，以及隨著年紀增長而出現的腰椎後凸、骨盆前傾排列之高齡者採取站姿時，髖關節必然會位於髖伸，而骨盆變後傾，如此一來髖臼的骨頭覆蓋減少，所以勢必需要髂腰肌進行持續性的離心性收縮，因而導致髂腰肌內壓上升同時產生腫脹，在腹股溝韌帶周邊，股神經深處有髂腰肌，因此股神經會在其和腹股溝韌帶間受到壓迫（圖3-78）。

　　起因於股直肌的夾擠性股神經病變症狀和腹股溝韌帶周邊的神經病變不同，股神經在腹股溝韌帶周邊受到壓迫時，股神經全支都會病變。相對於此，股神經在股直肌腱的深處到壓迫時，並不會產生起因於前皮支和隱神經的知覺障礙。

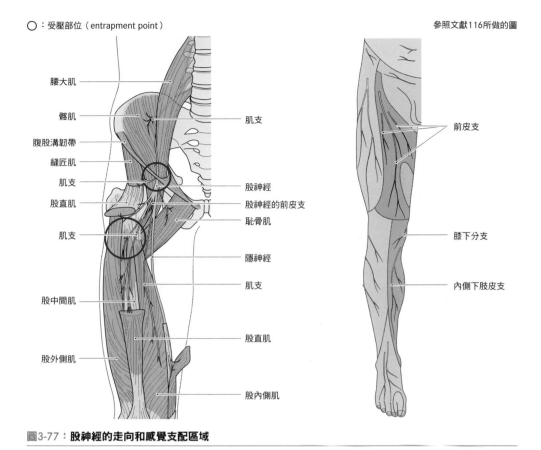

○：受壓部位（entrapment point）

參照文獻116所做的圖

腰大肌
髂肌
腹股溝韌帶
縫匠肌
肌支
股直肌
肌支
股中間肌
股外側肌

肌支
股神經
股神經的前皮支
恥骨肌
隱神經
肌支
股直肌
股內側肌

前皮支
膝下分支
內側下肢皮支

圖3-77：股神經的走向和感覺支配區域

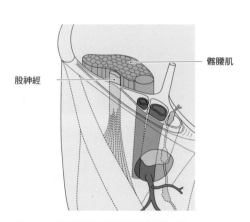

股神經

髂腰肌

圖3-78：髂腰肌和股神經的位置關係

腹股溝韌帶周邊的股神經深處有髂腰肌，髂腰
肌一腫脹，股神經就容易在其和腹股溝韌帶間
受到壓迫。

此外，還會看到某個現象：即進入股內側肌的肌支沒有病變，但進入股中間肌和股外側肌的肌支發生病變，因此股內側肌的肌力雖然沒有退化，不過股中間肌和股外側肌的肌力卻發生退化（前頁圖3-77）。這是起因於股直肌夾擠性股神經病變的受壓部位，是從小轉子的下部開始到大轉子中央這個範圍[93]（圖3-79），因此，在這個高度將手指壓入闊筋膜張肌和股直肌的肌肉間，就可以在股直肌的後側發現壓痛點。

a. 運動治療

放鬆造成壓迫的肌肉並消除壓迫後，再進行股神經的滑動運動。但因為神經沾黏，所以重要的是反覆做牽拉和放鬆藉以改善滑動性，注意不要只一直伸直，如果原因是姿勢不良的話，就要考慮改善全身的排列。

為了讓肌肉放鬆，採用反覆收縮的方法很好。想放鬆髂腰肌時，有兩種方法，一種是利用股骨頸部軸屈曲做輔助主動運動，使之收縮到極限（圖3-39）；另一種是利用往股骨頸部的長軸方向牽引操作的方法（圖3-41）。

想放鬆股直肌時，做像是要徒手剪斷（shearing）股直肌腱和股神經間的動作，並且將之抬起（lift up），藉此讓沾黏分開（圖3-80）。

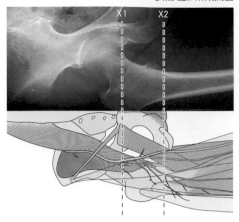

圖3-79：走行於股直肌深處的股神經

此圖為從前外側觀察右髖關節的圖像，其中股直肌呈現半透明狀態以顯示出股神經的走向。X1是穿過轉子間線周邊之股骨頸的中心線，X2是通過小轉子下緣的線，起因於股直肌夾擠性股神經病變的受壓部位，是從小轉子的下端開始到大轉子中央這個範圍。

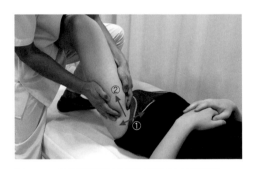

圖3-80：位於股直肌深處的股神經沾黏剝離

採取平躺，髖關節90度屈曲，用手指於股直肌的起點附近操作，外側是從和闊筋膜張肌之間，內側是由縫匠肌內側，分別插入左右邊的手指，往股直肌的橫向移動操作（shearing）（①）和抬起（lift up）（②）。
目標是能在採取這個姿勢讓股直肌收縮時，改善肌腱浮起狀態到和健側一樣。

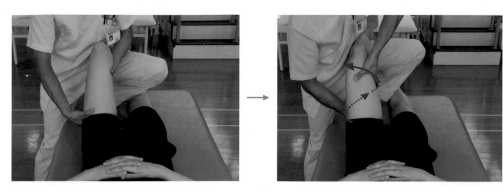

圖3-81：位於股直肌深處的股神經滑動訓練

治療目標的神經是股神經往股中間肌和股外側肌的分支，所以抓住股中間肌和股外側肌像是往外側遠端方向旋轉般讓神經被牽拉。

　　治療位置從髖關節90度屈曲開始，比較健側以及伴隨股直肌收縮之起點浮起，同時做出改善，將沾黏分開後，再改善股神經的滑動性，因為目標神經是肌支分叉到股中間肌和股外側肌的股神經，所以握住股中間肌和股外側肌，像是往外側遠端旋轉般牽引神經（圖3-81）。

2） 梨狀肌症候群

　　所謂梨狀肌症候群指的是坐骨神經在骨盆出口，因梨狀肌等髖關節外旋肌群受到壓迫或刺激，導致坐骨神經支配區域產生疼痛或麻痺的症候群。1947年Robinson[94]第一次使用梨狀肌症候群這個病名，源於一篇敘述某梨狀肌雖然在解剖學上呈現例外，但功能上沒問題的狀況下，加上外傷而發病之病徵的報告。

　　坐骨神經是人體最大的一條末梢神經，從第4腰椎神經到第3薦神經所構成。坐骨神經在梨狀肌下方穿過坐骨大孔，由臀大肌往外方走。大家都知道梨狀肌和坐骨神經在解剖學上的相對位置存在例外，Beaton將之分類為六種類型（圖3-82），類型a最多，接下來是類型b、c，有報告指出類型e、f是理論上推測出來的類型，但實際上沒被承認。梨狀肌症候群容易發生於坐骨神經分成兩個，貫穿腱狀的梨狀肌內這種類型上，不過也有解剖學上無明顯異常的例子。在這些例子中，必須思考兩種外來因子的可能性後再做處置，一種是伴隨著髖關節運動，坐骨神經的壓迫，一種是因梨狀肌的強烈收縮、長時間痙攣而引起的壓迫等。

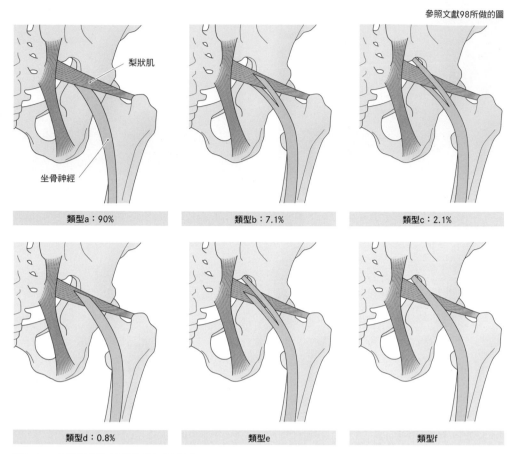

梨狀肌

坐骨神經

類型a：90%　　　類型b：7.1%　　　類型c：2.1%

類型d：0.8%　　　類型e　　　類型f

圖3-82：坐骨神經和梨狀肌的相對位置

類型a最多，接下來是類型b、c，類型a以外都算是例外。坐骨神經分成兩條，貫穿腱狀的梨狀肌內這個類型容易發生症候群，臨床上很難判斷出是哪種類型。

　　梨狀肌症候群在定義上是指坐骨神經的壓迫，不過在解剖學上有以梨狀肌為中心的其他神經壓迫點（entrapment point）存在。例如臀上神經穿過梨狀肌上方的梨狀肌上孔，坐骨神經和臀下神經通過梨狀肌下方的梨狀肌下孔，當這些神經被壓迫時，個別對應的神經就會出現臨床症狀。Robinson[94]舉了六個項目當作這個疾病的特徵，即過去有臀部外傷、從臀部到下肢有疼痛感、蹲下或抬起腳時會突然感到劇烈疼痛而且之後牽引患側下肢可以減輕疼痛。在梨狀肌摸到香腸狀的硬塊，拉塞格徵象（Lasegue's sign）陽性，以及臀肌萎縮。

　　此疾病的誘發試驗有弗萊貝格試驗（Freiberg test）[96]、按步試驗（Pace test）[97]以及採髖關節內旋位做直膝抬腿測試（straight leg raising test, SLR test）[98]（右頁**圖3-83**），中宿等學者[99]提出此症候群的壓痛點分布於梨狀肌（95.4%）、孖肌（34.5%）、股方肌

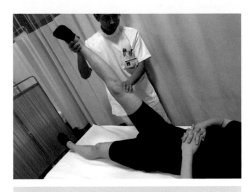

髖關節內旋位的SLR試驗

採取髖關節內旋位，讓外旋肌處於緊繃的狀態下進行 SLR，如果誘發出臀部疼痛的話就判定為陽性。

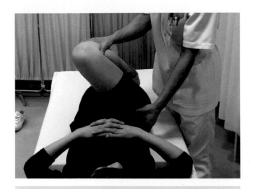

弗萊貝格試驗

採取平躺，固定住骨盆，讓髖關節屈曲、內收、內旋，如果誘發出臀部疼痛的話就判定為陽性，如果骨盆固定住時是陰性、骨盆沒固定住時是陽性的話，就可能是薦髂關節疼痛。

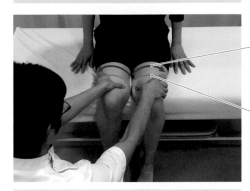

受試者抵抗治療師的力量做外展、外旋。

治療師往內收、內旋方向施加力道。

按步試驗

坐姿，受試者對抗治療師的力量，測試雙側的髖關節外展、外旋，肌力下降或誘發出臀部疼痛的話，就判定為陽性，這個試驗是藉由讓外旋肌群收縮，增強神經壓迫、誘發出疼痛。

圖3-83：對梨狀肌症候群的人做誘發出疼痛的試驗

（23.0%）、多裂肌（47.7%）以及薦髂關節（79.1%）。有報告指出，弗萊貝格試驗和按步試驗的陽性率各是86.2%和1.0%，相對於此，在骨盆固定的情況之下，當中可減輕疼痛或讓痛感消失的分別是18.7%和100%。

由這件事可推測出梨狀肌症候群的發病原因和薦髂關節有關，中宿等學者將梨狀肌症候群的發病要因大致分為三大類：起源於薦髂關節的梨狀肌症候群、起源於小面關節的梨狀肌症候群和梨狀肌本身有問題的梨狀肌症候群[99]。

針對梨狀肌症候群的保守治療，最一般的是神經阻斷術，不過最近有報告指出，可藉由運動治療有效讓神經解除壓力並改善滑動性[99],[100]。

a. 起源於薦髂關節的梨狀肌症候群

約八成梨狀肌症候群的患者都會出現薦髂關節的壓痛，很多病例的主要原因都是薦髂關節的變異和不穩定，薦髂關節的前方是由L4、L5、S1所支配，後方是由L5、S1、S2神經後支外側支所支配[51]。

薦髂關節出現的疼痛性刺激會使L5、S1、S2支配的梨狀肌、孖肌、多裂肌和股方肌產生反射性痙攣。

此外，薦髂關節發炎或不穩定會提高源於後薦髂韌帶的多裂肌反射性攣縮，並造成後薦髂韌帶的敏感度，引發出L5、S1、S2神經後支外側支導致的外旋肌群反射性痙攣，從而助長了反射循環。

大部分的梨狀肌症候群都被分類為這個類型，若要做運動治療，可嘗試消除深層外旋肌群的痙攣、改善以前薦髂韌帶和後薦髂韌帶為中心的薦髂關節攣縮，或固定薦髂關節以改善不穩定性。

b. 源自於小面關節的梨狀肌症候群

深層外旋肌群的支配神經是L5、S1、S2，所以被L4、L5分支出來的脊髓神經後支內側支所支配的L5/S小面關節產生的某種疼痛性刺激的話，透過L5內側支，深層外旋肌群和多裂肌就會引起反射性痙攣。

薦髂關節沒有壓痛，而L5/S小面關節有壓痛的梨狀肌症候群，則分類為這個類型，若要做運動治療，可除去深層外旋肌群的痙攣、改善以L5/S為中心的小面關節的攣縮，並消除多裂肌的痙攣。

c. 梨狀肌本身有問題的梨狀肌症候群

長時間坐著或步行會急性發作，不過可藉由神經阻斷術和消除梨狀肌痙攣改善神經的滑動性來讓疼痛消失。

外旋肌群的具體放鬆方法，要考慮肌肉走向以及與髖關節股骨頭中心的關聯性，讓梨狀肌採輕度髖關節內收位置，孖肌採髖關節正中位置，股方肌採輕度髖關節外展位置，在這些角度下做反覆的外旋收縮運動（右頁圖3-84），有望藉由減輕外旋肌群的痙攣，改善坐骨神經的滑動性（右頁圖3-85）。

如此，以適當的評估為基礎，提供相應於各疾患型態的運動治療是很重要的。

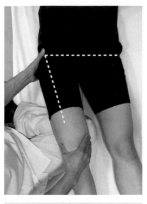
a：梨狀肌

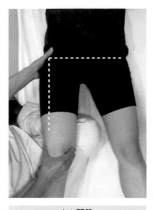
b：孖肌

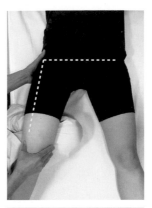
c：股方肌

圖3-84：放鬆外旋肌群

平躺，將患者的膝窩放在治療師的大腿上，考量肌肉走向以及與髖關節股骨頭中心軸的關聯性，做反覆的外旋收縮運動，擺位在輕度髖關節內收（a）放鬆梨狀肌，在髖關節正中位置（b）放鬆孖肌，在輕度髖關節外展（c）放鬆股方肌。

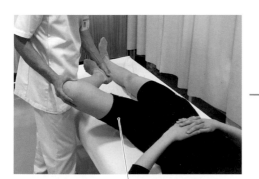
開跨讓坐骨神經放鬆

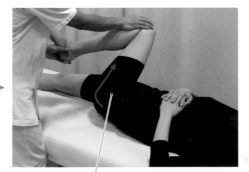
靠屈曲、內收、內旋讓坐骨神經伸直

髖關節周邊

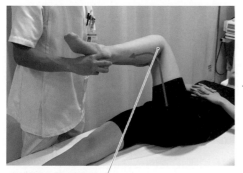
靠屈曲讓坐骨神經放鬆

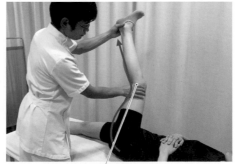
靠伸直讓坐骨神經伸直

膝關節周邊

圖3-85：改善坐骨神經延展性和滑動性的運動治療

不同的下肢關節角度，會因坐骨神經的緊繃程度而產生變化，利用這個特性，可以改善坐骨神經的滑動性和延展性，也就是反覆做這些關節運動，達到讓神經反覆伸直和放鬆。

梨狀肌的走向相對於內收、外展軸而言是往外上方，所以梨狀肌有外展作用。孖肌幾乎是通過軸上，所以缺乏內收、外展作用。股方肌走向在下方，所以有內收作用（圖3-86）。

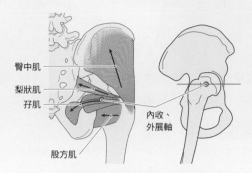

臀中肌
梨狀肌
孖肌
內收、外展軸
股方肌

圖3-86：髖關節外旋肌群和內收、外展軸

3）閉孔神經障礙

閉孔神經是由第2～4腰椎神經所構成的，經過腰大肌的後內側向小骨盆方向往下走，在閉孔的上部通過閉孔管到達大腿內側。閉孔神經穿出閉孔管後，像是跨越閉孔外肌般分成前支和後支，走行於內收短肌的前方和後方；後支貫穿閉孔外肌，支配閉孔外肌和內收大肌；前支則支配內收長肌、內收短肌和股薄肌（圖3-87，左），前支的感覺支分布於髖關節和大腿遠端內側的皮膚上（圖3-87，右）。

從閉孔外肌和閉孔神經的解剖學特性來看的話，容易因閉孔外肌痙攣和肌內壓上升而引發閉孔神經夾擠性病變，井上等學者[101]對被判定為閉孔神經夾擠性病變的病例進行了閉孔外肌神經阻斷術，提出報告表示有百分之九十的人在進行不超過三次的神經阻斷術就能放鬆閉孔外肌而讓疼痛感消失，他們舉出被判定為閉孔神經夾擠性病變的特有症狀主要有發生於高齡者身上的髖關節疼痛、臀部疼痛、大腿疼痛、運動後髖關節疼痛及閉孔肌壓痛。

閉孔外肌的肌內壓升高的原因，有可能為閉孔外肌位於深層外旋肌深處，所以只要因某種原因造成閉孔外肌的肌內壓升高，就會從表層收到壓迫導致肌內壓難以下降。再者，其他的外旋肌群走向是從後方向前方，相對於此，閉孔外肌的走向是從前方到後方，像是曲折包覆住股骨頸的關節囊下端般，為了讓這個部位順利滑動，有滑液囊存在，不過如果滑液囊發炎的話，這發炎症狀就可能波及到閉孔外肌[102]。如此一來，伴隨閉孔外肌走向的機械性壓力非常大，有可能因此造成痙攣。此外，從前方繞到股骨頸後方的部分，較容易導

致肌肉彎曲（wrap around結構），所以痙攣的閉孔外肌一收縮，就會產生壓縮股骨頸的力量而出現疼痛。一旦引起發炎，整個修復過程就會產生沾黏，筋膜間有沾黏的話，肌內壓就無法下降，從而助長了肌痙攣的反射循環。

　　評估起源於閉孔外肌的閉孔神經夾擠性病變時，很重要的一點是確實確認到閉孔外肌的壓痛，還有徒手按壓閉孔外肌時能觸摸到硬塊。閉孔外肌的壓痛是透過股三角的恥骨肌。要在髖關節於輕度屈曲外旋且恥骨肌放鬆的狀態下進行，觸摸到恥骨結節後，繼續讓手指落到末梢，就能確認到閉孔肌的存在。在這裡加壓的話，正常情況下手指會下沉，不過如果有痙攣現象，手指反而會感有彈回的感覺。觸摸到深層肌時，重疊雙手的手指，讓下方的手當作感應器，用上方的手加壓，這樣比較容易感受到（圖3-88）。

　　可進行放鬆閉孔外肌當作運動治療，因為閉孔外肌走向是橫向的，讓髖關節不內收、外展，且於股骨頭不會往前後移動的狀態下誘導出外旋比較好（下頁圖3-89）。此外，髖關節90度屈曲時，其他外旋肌群的外旋作用會減弱，相對於此，由閉孔外肌維持充分的外旋作用[82]來看，於髖關節90度屈曲位反覆做外旋收縮也有效。

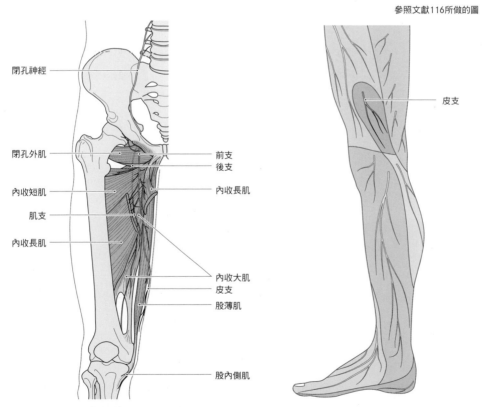

參照文獻116所做的圖

閉孔神經

閉孔外肌　　　前支　後支

內收短肌　　　內收長肌

肌支

內收長肌

內收大肌　皮支　股薄肌

股內側肌

皮支

圖3-87：閉孔神經的走行和感覺支配領域

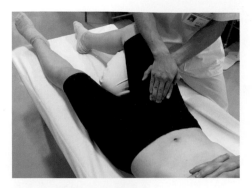

圖3-88：閉孔外肌的壓痛表現

在髖關節於輕度屈曲外旋且恥骨肌放鬆的狀態下進行，觸摸到股三角的恥骨結節後，手指繼續往末梢移動，就能確認到閉孔肌的存在。在這裡加壓的話，正常情況下手指會下沉，不過如果有痙攣現象，手指反而會有彈回的感覺。

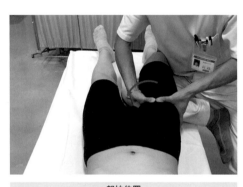

起始位置

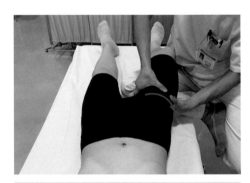

外旋運動

圖3-89：閉孔外肌的放鬆

因為閉孔外肌走向為橫向，讓髖關節不內收、外展，且於股骨頭不會往前後移動的狀態下誘導出外旋比較好。

參考文獻

1) 信田進吾，他：成人の臼蓋形成不全における不安定性の股関節造影像による検討．東北整災紀要 34（1）：52-58，1990．

2) Myers A, et al: Role of the Acetabular Labrum and the Iliofemoral Ligament in Hip stability. Am J Sports Med 39: 85-91, 2011.

3) Freeman MAR, et al: The innervation of the knee joint. An anatomical and histological study in the cat. J Anat 101: 505-532, 1967.

4) Schaible HG, et al: Effects of an experimental arthritis on the sensory properties of fine articular afferent units. J Neurophysiol 54: 1109-1122, 1985.

5) Grigg P, et al: Mechanical sensitivity of group Ⅲ and Ⅳ afferents from posterior articular nerve in normal and inflamed cat knee. J Neurophysiol 55: 635-643, 1986.

6) 丸山一男：痛みの考え方－しくみ・何を・どう効かす－．南江堂：260-261，2014．

7) 村上元庸，他：肩関節包の神経支配と疼痛発生機序．関節外科 16（8）：49-57，1997．

8) Provan JL, et al: Pitfalls in the diagnosis of leg pain. Can Med Assoc 121: 167-172, 1979.

9) Terry AF, et al: Hip disease mimicking low back disorders. Orthop Rev 3: 95-104, 1979.

10) Offierski CM, et al: Hip-spine syndrome. Spine 8: 316-321, 1983.

11) DiGioia AM, et al: Functional pelvic orientation measured from lateral standing and sitting radiographs. Clin Orthop Relat Res 453: 272-276, 2006.

12) Jackson RP, et al: Radiographic analysis of sagittal plane alignment and balance in standing volunteers and patients with low back pain matched for age, sex, and size; a prospective controlled clinical study. Spine 19: 1611-1618, 1994.

13) Jackson RP: Spinal balance, lumbopelvic alignment around the "hip axis" and positioning for surgery. Spine: State of the Art Reviews 11: 33-58, 1997.

14) Jackson RP, et al: Compensatory spinopelvic balance over the "hip axis" and better reliability in measuring lordosis to the pelvic radius on standing lateral radiographs of adult volunteers and patients. Spine 23: 1750-1767, 1998.

15) Jackson RP, et al: Congruent spinopelvic alignment on standing lateral radiographs of adult volunteers. Spine 25: 2808-2815, 2000.

16) 金村徳相，他：Spinopelvic alignment に対する計測法の時間的信頼性－未治療の腰痛患者を対象に．脊柱変形 14：51-54，1999．

17) 金村徳相：脊椎から見た hip spine syndrome － sagittal spinopelvic alignment を用いた評価．姿勢と股関節症の進展－ Hip-Spine Syndrome，日本股関節研究振興財団：25-33，2002．

18) Hanson DS et al: Correlation of pelvic incidence with low-and high-grade isthmic spondylolisthesis. Spine 27: 2026-2029, 2002.

19) Legaye J et al: Pelvic incidence; a fundamental pelvic parameter for three-dimensional regulation of spinal sagittal curves. Eur Spine J 7: 99-103, 1998.

20) 金村徳相，他：日本人の脊柱矢状面弯曲とその評価．脊柱変形 18（1）：150-155，2003．

21) 土井口祐一，他：Ｘ線学的骨盤腔形態と骨盤傾斜角．整外と災外 41：641-645，1992．

22) 會田勝広，他：Hip-Spine syndrome（第 3 報）－ THA 例での骨盤傾斜（臥位・立位）の観点から－．整外と災外 53：846-853，2004.

23) Matsuyama Y, et al: Hip-spine syndrome: Total sagittal alignment of the spine and clinical symptoms in patients with bilateral congenital hip. Spine 29: 2432-2437, 2004.

24) 帖佐悦男，他：Hip-Spine Syndrome － Secondary hip-spine syndrome における骨盤・脊椎アライメントー．Hip Joint 31：235-238，2005.

25) 岩原敏人，他：腰部変性後彎の力学的考察，X 線学的検討－骨盤傾斜と股関節への影響を中心に－．臨整外 23：811-819，1998.

26) 梅原隆司，他：骨盤後傾が発症原因と考えられる変形性股関節症．Hip Joint 21：75-79，1995.

27) 前田和政，他：Hip-Spine syndrome（第 8 報）－腰椎側弯と仙腸関節硬化像について－．整外と災外 58：659-661，2009.

28) 奥田鉄人，他：Hip-Spine syndrome 腰椎変性側弯症と変形性股関節症の合併頻度について．中部整災誌 53：1329-1330，2010.

29) 渡辺栄一：変性腰椎側弯の臨床的検討．福島医誌 39（4）：487-495，1989.

30) Vanderpool DW, et al: Scoliosis in elderly. J Bone Joint Surg 51-A: 446-455, 1969.

31) 日本整形外科学会診療ガイドライン委員会：変形性股関節症診療ガイドライン，南江堂：9-10，2008.

32) 森尾康夫，他：Hip-spine syndrome 背景因子の検討．中部整災誌 32：874-878，1989.

33) 三秋恒平，他：末期変形性股関節症における腰椎変性側弯と脚長差との関係について．中部整災誌 47：365-366，2004.

34) 斉藤昭，他：腰・下肢痛を伴った変形性股関節症．Hip Joint 18：13-16，1992.

35) 森本忠嗣，他：Hip-spine syndrome：片側変形性股関節症の脚長差と腰椎側弯の関係．Hip Joint 37：107-110，2011.

36) 山下敏彦，他：椎間関節の支配神経と感覚受容器の分布．関節外科 16（8）：965-970，1997.

37) 山下敏彦：腰痛に関わる神経・筋の解剖・生理学．スポーツと腰痛（山下敏彦編），金原出版：25-31，2011.

38) Giles LGF: Human lumber zygapophyseal joint inferior recess synovial folds: a light microscope examination. Anat Rec 220: 117-124, 1988.

39) Adams MA, et al: Personal Risk Factors for First-Time Low Back Pain. Spine 24（23）：2497-2505, 1999.

40) 篠原純司：腰痛の基礎知識－腰部疾患におけるバイオメカニクスの基礎．臨床スポーツ医学 30(8)：700，2013.

41) 福井晴偉，他：腰椎椎間関節造影と後枝内側枝の電気刺激による放散痛の検討．臨整外 31（10）：1121-1126，1996.

42) Bogduk N, et al: The human dorsal rami. J Anat 134: 383-397, 1982.

43) 田口敏彦，他：腰椎椎間関節性疼痛に対するブロック治療の検討．整・災外 38：121-126，1995.

44) 林典雄：椎間関節性腰痛のみかた．理学療法福井 13：10-16，2009.

45)　林典雄，他：馬尾性間欠跛行に対する運動療法の効果．日本腰痛会誌 13（1）：165-170，2007.

46)　吉尾雅春，他：新鮮凍結遺体による股関節屈曲角度．理学療法学 31（suppl）：461，2004.

47)　林典雄：多裂筋から考える腰痛の運動療法．理学療法京都 41：25-29，2012.

48)　Vleeming A, et al: Relation between form and function in the sacroiliac joint. Part 1: Clinical anatomical aspects. Spine 15: 30-132, 1990.

49)　Brunner C, et al: The effects of morphology and histopathologic findings on the mobility of the sacroiliac joint. Spine 16（9）：1111-1117, 1991.

50)　Smidt GL, et al: Sacroiliac motion for extreme hip positions: A fresh cadaver study. Spine 22（18）：2073-
2082, 1997.

51)　仲川富雄：日本人仙腸関節および近接域神経細末の分布に関する研究．日整会誌 40：419-430，1966.

52)　村上栄一，他：仙腸関節性腰殿部痛の診断と治療．MB Orthop 18（2）：77-83，2005.

53)　村上栄一，他：仙腸関節性疼痛の部位と発現動作の特徴．臨整外 32：11-16，1997.

54)　Bradley KC: The anatomy of backache. Aust NZJ Surg 44: 227-232, 1974.

55)　Sakamoto N, et al: An electrophysiologic study of mechanoreceptors in the sacroiliac joint and adjacent tissues. Spine 26: 468-471, 2001.

56)　村上栄一，他：仙腸関節性疼痛の発痛部位のブロックによる検索．整・災外 41：1293-1298，1998.

57)　Gaenslen FJ: Sacroiliac arthrodesis, indications author's technic and results. JAMA 89: 2031-2035, 1927.

58)　Patrick HT: Brachial neuritis and sciatica. JAMA 69: 2176-2179, 1917.

59)　Newton DRL: Clinical aspests of sacroiliac disease. Proc Roy Med 50: 850-853, 1957.

60)　鈴木信正，他：日本人における姿勢の測定と分類に関する研究－その加齢変化について－．日整会誌 52：471-492，1978.

61)　山口義臣，他：日本人の姿勢の分類とその加齢的変化の検討．整形外科 27（11）：981-989，1976.

62)　中村泰裕，他：Hip-Spine Syndrome：腰椎骨盤 alignment と高齢発症の股関節症．整・災外 46：939-949，2003.

63)　渡部亘，他：Hip-Spine Syndrome：加齢に伴う腰椎彎曲異常と股関節症．整・災外 46：951-961，2003.

64)　中村泰裕，他：立位 2 方向 X 線計測値からみた高齢者の一次性股関節症．関節外科 23（4）：494-503，2004.

65)　宮城島純：発育期股関節のバイオメカニクス．図説整形外科　先天性股関節脱臼・臼蓋形成不全．メジカルビュー社：36-41，1990.

66)　後藤英司：腰部変性後弯と股関節症－股関節周囲筋活動の測定から－．関節外科 23（4）：504-509，2004.

67)　熱田裕司，他：高齢者の脊柱後彎症の原因と治療方針－腰部変性後彎に注目して－．整・災外 37：289-295，1994.

3

因髖關節周邊組織攣縮產生的疼痛評估

68) 菊池臣一：腰痛，医学書院：49-108，2003.

69) 紺野慎一，他：腰椎背筋群のコンパートメント内圧上昇と腰痛. 臨整外 28：419-426，1993.

70) 東海敏夫：変形性股関節症に対する筋切離術の臨床的研究. 日整会誌 44（1）：25-45，1970.

71) Postel M, et al: Total prosthetic replacement in rapidly destructive arthrosis of the hip joint. Clin Orthop 72: 138-144, 1970.

72) 伊藤惣一郎，他：老人に発症し，急速に破壊の進行する変形性股関節症の 5 例. Hip Joint 3：168-174，1977.

73) Rafii M, et al: Insufficiency fracture of the femoral head; MR imaging in three patients. AJR 168: 159-163, 1997.

74) Hagino H, et al: Insufficiency fracture of the femoral head in patient with severe osteoporosis; report of 2 cases. Acta Orthop Scand 70: 87-89, 1999.

75) Cresswell AG, et al: Observations on intra-abdominal pressure and patterns of abdominal intra-muscular activity in man. Acta Physiol Scand 144（4）：409-418, 1992.

76) Bogduk N, et al: The applied anatomy of the thoracolumbar fascia. Spine 9（Phila Pa 1976）：164-170, 1984.

77) 石井慎一郎：動作分析臨床活用講座 バイオメカニクスに基づく臨床推論の実践, メジカルビュー社：131，2014.

78) Viehöfer AF, et al: The molecular composition of the extracellular matrix of the human iliolumbar ligament. Spine J 15（6）：1325-1331, 2015.

79) Yamamoto I et al: The role of the iliolumbar ligament in the lumbosacral junction. Spine 15（11）：1138-41, 1990.

80) Luk KD et al: The iliolumbar ligament. A study of its anatomy, development and clinical significance. J Bone Joint Surg Br 68（2）：197-200, 1986.

81) 佐藤香緒里, 他：健常人における股関節外旋筋群が股関節屈曲に及ぼす影響. 理学療法科学 23（2）：323-328，2008.

82) 平野和宏, 他：ヒト屍体を用いた股関節外旋筋群の機能解剖の検討－ THA 術後脱臼予防における内・外閉鎖筋の役割－. Hip Joint 35：174-176，2009.

83) Solomon LB et al: Anatomy of piriformis, obturator internus and obturator externus: implications for the posterior surgical approach to the hip. J Bone Joint Surg Br 92（9）：1317-1324, 2010.

84) 佐藤陽介，他：股関節関節包靱帯の内外旋制動効果に関する解剖屍体を用いた検討. Hip Joint 37：316-318，2011.

85) Eyring EJ, et al: The effect of joint position on the pressure of intraarticular effusion. J Bone Joint Surg 46-A: 1235-1241, 1964.

86) 吉尾雅春：セラピストのための解剖学－根本から治療に携わるために必要な知識－. Sportsmedicine 25（2）：4-26，2013.

87) 江玉睦明, 他：大腿直筋の筋・腱膜構造の特徴－肉ばなれ発生部位との関連について－. 厚生連医誌 21（1）：34-37, 2012.

88) Tubbs RS, et al: Does a third head of the rectus femoris muscle exist? Folia Morphol 65（4）：377-380, 2006.

89) 誉田明弘, 他：外傷性腸腰筋血腫により大腿神経麻痺をきたした1例. 整形外科 47（10）：1335-1337, 1996.

90) 白井利明, 他：外傷性腸腰筋血腫により大腿神経麻痺を生じた1例. 整形外科 53（3）：315-319, 2002.

91) 酒本佳洋, 他：高齢者に発生した腸腰筋血腫の2例. 整形外科 57（2）：165-167, 2006.

92) 宿南高則, 他：腸腰筋の攣縮により大腿神経麻痺様症状を呈したと考えられた一症例. 整形リハ会誌 14：108-110, 2011.

93) Grob K, et al: Distal extension of the direct anterior approach to the hip poses risk to neurovascular structures: an anatomical study. J Bone Joint Surg Am 97（2）：126-132, 2015.

94) Robinson D: piriformis syndrome in relation to sciatic pain. Am J Surg 73: 355-358, 1947.

95) Beaton LE, et al: The sciatic nerve and the piriformis muscle; their interrelation a possible cause of coccygodynia. J Bone Joint Surg 20: 686-688, 1938.

96) Freiberg AH: Sciatic pain and its relief operations on muscle and fascia. Arch Surg 34: 337-350, 1937.

97) Pace JB, et al: piriformis syndrome. West J Med 124: 435-439, 1976.

98) 河合真矢：梨状筋症候群に対する運動療法. 関節機能解剖学に基づく整形外科運動療法ナビゲーション－下肢・体幹－, メジカルビュー社, 東京：2-5, 2008.

99) 中宿伸哉, 他：梨状筋症候群の理学所見より見た発症タイプ分類と運動療法成績. 整形リハ会誌 10：58-63, 2007.

100) 松本正知, 他：梨状筋症候群に対する運動療法の試み. 理学療法学 30（5）：307-313, 2003.

101) 井上清, 他：閉鎖神経絞扼障害に対する外閉鎖筋ブロックの経験. 整形外科 63（1）：21-25, 2012.

102) Robinson P, et al: Obturator externus bursa: anatomic origin and MR imaging features of pathologic involvement. Radiology 228（1）：230-234, 2003.

103) 山下敏彦, 他：introduction －関節の感覚受容器と痛み－. 関節外科 16（8）：887-889, 1997.

104) 金村徳相：脊椎からみた hip-spine syndrome －矢状面アライメントの評価－. 関節外科 23（4）：524-534, 2004.

105) 土井口祐一, 他：骨盤傾斜異常と股関節症の進展メカニズム－股関節正面像を用いた骨盤傾斜の解析から－. 関節外科 23（4）：484-492, 2004.

106) Neumann DA：筋骨格系のキネシオロジー（嶋田智明, 平田総一郎監訳）, 医歯薬出版, 東京, 430-445, 2005.

107) 林典雄：運動療法のための機能解剖学的触診技術下肢・体幹, メジカルビュー社：307-311, 2012.

108) 伊藤俊一, 他：腰椎・腰部のバイオメカニクス的特性. 理学療法 28（5）：680-687, 2011.

109) Castaing J, et al：図解関節・運動器の機能解剖上肢・脊柱編, 共同医書出版社：140, 1993.

110) 増田一太：慢性腰痛に対する運動療法．関節機能解剖学に基づく整形外科運動療法ナビゲーション－下肢・体幹－，メジカルビュー社，東京：249，2008．

111) Bowen V, et al: Macroscopic and microscopic anatomy of the sacroiliac joint from embryonic life until the eighth decade. Spine 6: 620-628, 1981.

112) 整形外科リハビリテーション学会 編：仙腸関節障害に対する運動療法．関節機能解剖学に基づく整形外科運動療法ナビゲーション－下肢・体幹－，メジカルビュー社，東京：289，2014．

113) 中村泰裕，他：立位2方向X線計測値からみた高齢者の一次性股関節症．関節外科 23（4）：494-503，2004．

114) 平林茂：脊椎変性による姿勢異常と変形性股関節症との関係．関節外科 23（4）：510-516，2004．

115) Koulouris G: Imaging review of groin pain in elite athletes: an anatomic approach to imaging findings. AJR Am J Roentgenol 191: 962-972, 2008.

116) Michael Schunke, Erik Schulte, Udo Schumacher（坂井建雄，松村讓兒監訳）：プロメテウス解剖学アトラス解剖学総論／運動器系，医学書院，東京，2009

117) 大瀬戸清茂，他：神経ブロック法手技 LV 仙腸関節ブロック，股関節ブロック．外科治療 59（3）：341-344，1988．

118) 林典雄：運動療法のための機能解剖学的触診技術下肢・体幹，メジカルビュー社：117，2012．

119) 鈴木信正：日本人における姿勢の測定と分類に関する研究－その加齢変化について．日整会誌 52（4）：471-492，1978．

120) 竹光義治，他：腰部変性後弯（Lumbar Degenerative Kyphosis）の臨床的，X線学的研究．日整会誌 60（10）：495-496，1986．

因髖關節周邊組織攣縮產生的疼痛評估

4

髖關節攣縮的評估與治療

1. 髖關節的關節活動度

1）髖關節複合體的活動度與髖關節本身的活動度

2）髖關節屈曲與股骨頸部軸屈曲的差異性

3）關節活動度的量測方法

2. 關節活動度受限（攣縮）的基礎知識

1）關節攣縮的發生機制

2）關節活動度受限的主要原因

3）沾黏與縮短

4）到外傷性攣縮完成為止的時間因素

5）髖關節活動障礙的特徵

3. 關節活動度受限的評估與治療

1）限制因子的推斷方法

2）關節活動度的實際／運動情況

1. 髖關節的關節活動度

　　髖關節是個在人體當中和肩關節並列為較大且具有可動性的杵臼關節，髖關節的運動和骨盆及腰椎的活動連動，所以在談髖關節時，重要的是以一個髖關節複合體來看。

1）髖關節複合體的活動度與髖關節本身的活動度

　　根據吉尾所述的，日本人的髖關節屈曲角度平均為133度，可是，使用除去軟組織的新鮮大體量測骨盆和股骨間的屈曲角度，平均為93度[1]。再者，人體上有關節唇和肌肉軟組織，實際上只屈曲70度左右而已。也就是說，外表看起來髖關節的角度為133度，和髖關節原本的屈曲角度93度相差的這40度，亦即腰椎後凸和骨盆後傾的角度，因此，通常在談髖關節屈曲時，必須認知到這包含著骨盆的活動（圖4-1）。

　　正確計算包含髖關節原有的活動度，和腰椎、骨盆活動的活動度，可推測出是哪一方的原因牽制了活動度。量測髖關節原有的活動度時，要掌握骨盆的代償，同時必須確實將骨盆固定住。

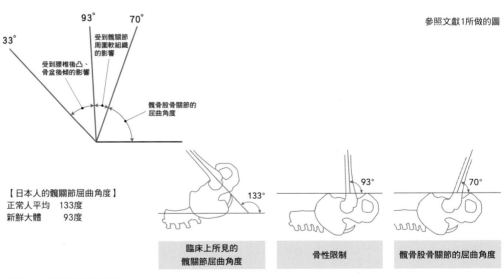

參照文獻1所做的圖

【日本人的髖關節屈曲角度】
正常人平均　133度
新鮮大體　　93度

圖4-1：**髖關節的活動度**

2）髖關節屈曲與股骨頸部軸屈曲的差異性

　　股骨頸有股骨頸傾斜角，通常髖關節屈曲運動時的運動軸和股骨頸軸不一致，通常的屈曲如同前述，約90度時會發生髖臼前部和head-neck junction（髖臼緣和股骨頭和股骨頸的移動部分）的衝撞。另一方面，以股骨頸的長軸為中心，讓股骨頸旋轉的運動稱作股骨頸軸屈曲，不過這個股骨頸軸屈曲和髖臼的骨頭接觸點是固定的，不會發生head-neck junction的衝撞（圖4-2）。

　　頸軸屈曲在做完人工髖關節置換術或人工股骨頭置換術後，做關節活動度（range of motion, ROM）運動也不會脫臼，所

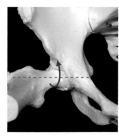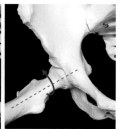

| a：通常的屈曲 | b：股骨頸部軸屈曲 |

圖4-2：**髖關節屈曲和股骨頸部軸屈曲的不同**

通常屈曲的情況下，於約90度時會發生髖臼前部和head-neck junction的衝撞（a），另一方面，股骨以頸部的長軸為中心，讓股骨頸部旋轉的股骨頸部軸屈曲運動，因和髖臼的骨頭接觸點是固定的，故不會發生head-neck junction的衝撞（b）。

以是種術後早期可用的安全運動。此外，通常矢狀面上的屈曲，髖關節只能動90度，髖關節的後方組織無法充分伸直，可是，股骨頸軸屈曲時，屈曲角度會增加，所以後方組織的伸直度也會加大，股骨頸部軸屈曲的角度大小反映出了後方組織的伸直度，這個角度越大表示後方組織越伸直。

　　因此，股骨頸軸屈曲是個在各種臨床場合上都能活用的優異方法，也是治療師都該學習的技術，接下來會介紹正確做股骨頸部軸屈曲的方法。以平躺為開始的姿勢，接受治療的人為了防止腰椎後凸或骨盆後傾，將手放入腰部下方。在治療師的輔助下於矢狀面上讓髖關節屈曲，於80度左右就能確認到骨盆開始後傾，表示這是髖關節原有的屈曲角度。另一方面，在同一個條件下做股骨頸部軸屈曲，應該能在無伴隨代償性的骨盆活動下就能屈曲到更大的角度，將大轉子下端和股骨頭像是從前方抓住般，一邊觸摸一邊進行，直到習慣為止，這樣比較容易意識到股骨頸軸（圖4-3）。

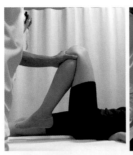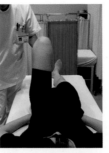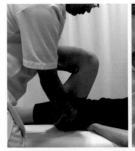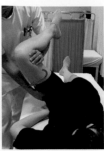

| a：屈曲 | b：股骨頸部軸屈曲 |

圖4-3：股骨頸部軸屈曲的關節操作

以平躺為起始位置，受試者為了防止腰椎後凸或骨盆後傾，將手放入腰部下方。在治療師的輔助下於矢狀面上讓髖關節屈曲，於80度左右就能確認到骨盆開始後傾，這就是髖關節原有的屈曲角度（a）。另一方面，做股骨頸部軸屈曲時，應該能在無伴隨代償性的骨盆活動下就能屈曲到更大的角度（b），將大轉子下端和股骨頭像是從前方抓住般，一邊觸摸一邊進行直到習慣為止，這樣比較容易意識到股骨頸部軸。

3）關節活動度的量測方法

量測關節活動度的目的是掌握現在的活動度、發現限制因子以及判定治療效果等等。為了正確量測髖關節原有的活動度，重要的是將骨盆固定以防代償發生，之後也要預測可能出現代償運動，不要看漏了因代償而讓骨盆開始動起來的那一瞬間。

在此並非針對日本骨科學會、日本復健醫學會規定的量測方法做解說，而是敘述關於量測關節活動度時，會出現的代償運動和操作關節的重點。

a. 屈曲

外表看起來的髖關節屈曲角度不只有髖關節原有的角度，還包含了腰椎後凸、骨盆後傾、左右的薦髂關節、對側的髖關節伸直、脊椎的側彎等諸多要素，特別是對側出現牽制伸直的作用的話，檢查開始時的姿勢就已是骨盆前傾的狀態，所以檢查側的屈曲角度會比實際上的小，因此必須注意到另一側的活動度。

【量測肢位】平躺

【代償動作】骨盆後傾、上提、往對側旋轉

【關節操作】在腰部放入抱枕或是受試者將自己的手放在腰下，治療師邊觸診受試者的骨盆邊讓髖關節在矢狀面上屈曲，伴隨屈曲的骨盆代償動作開始出現時，就量測此時的角度，也應注意伴隨腰椎、骨盆代償的腹部活動（右頁圖4-4）。

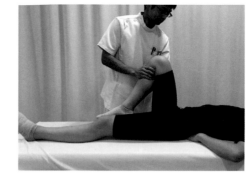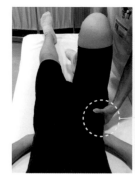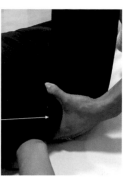

圖4-4：屈曲活動度的量測

在腰部放入抱枕或是受試者將自己的手放在腰下，治療師邊觸摸受試者的骨盆邊讓髖關節在矢狀面上屈曲，伴隨屈曲的骨盆代償動作開始出現時，就量測此時的角度。

b. 伸直

為了分辨髖關節的伸直限制是起源於闊筋膜張肌和股直肌等雙關節肌，還是起源於單關節肌和關節囊，會藉由髖關節的內收、外展角度和膝關節的屈曲、伸直角度來測量。

量測姿勢有側躺和趴姿，採取趴姿時，只單靠治療師從背部施壓的話，無法完全將骨盆固定住。

【代償動作】骨盆的前傾、往同側旋轉

【關節操作】■ 採取趴姿的量測

　　　　　　將受試者對側的下肢放在床外，從背部壓迫骨盆，比較髖關節外展位置和正中位置的伸直角度。和外展比起來，正中位置的伸直角度減少的話，就可評估其限制因子是闊筋膜張肌。此外，和膝關節伸直時比起來，保持屈曲位置的伸直角度減少的話，就可評估其限制因子是股直肌（圖4-5）；伸直髖關節時，並不是將大腿往後方拉，而是使之在髖關節旋轉般地活動。

　　　　　　■ 側躺的量測①

　　　　　　治療師用腳將受試者的腳固定住，保持對側處於髖關節屈曲，治療師用拇指壓入大轉子，用第二到第五根手指觸碰髂嵴和髂前上棘，同時測量髖關節於外展和正中位置時的伸直角度（圖4-6）；伸直髖關節時，並不是將大腿往後方拉，而是使之在髖關節旋轉般地活動。

　　　　　　■ 側躺的量測②

　　　　　　和側躺的量測①不同的是，治療師的下肢會通過受試者的下肢上方，所以較容易確認髖關節內收位置的伸直角度。這個方法較容易比較內收位置與正中位置。將腳和骨盆固定住，髖關節伸直的操作方式和量測①一樣（圖4-7）。

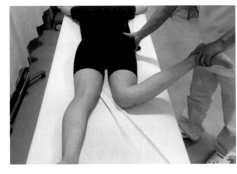

圖4-16：髖伸時的外旋（趴姿）

膝關節90度屈曲，治療師用一隻手碰觸檢查側的骨盆和大轉子，用另一隻手握住受試者的小腿遠端，讓髖關節內旋。此時只活動腳進行內旋運動的話，髖關節容易外展，所以要一邊對髖關節內收方向施加軸壓一邊進行。量測伴隨內旋的骨盆代償開始出現時的角度。

用一隻手觸碰檢查側的骨盆和大轉子，另一隻手抓住
關節外旋，量測伴隨外旋的骨盆代償開始出現時的角
，和超過外旋臨界點骨盆開始活動時的終末感覺的變

在床緣外，治療師用一隻手碰觸檢查側的骨盆和大轉
者的小腿遠端，讓髖關節外旋，量測伴隨外旋的骨盆
要留意髖關節外旋時，和超過外旋臨界點致骨盆開始
（圖4-15）。

d. 內收

　　治療師將檢查側的那隻腳抬起懸空跨過對側那隻腳的上方內收時，就變成至少會伴隨髖關節屈曲的內收運動。因此要做無伴隨髖關節屈曲的內收時，為了不妨礙檢查側的那隻腳，要先將另一隻腳抬起，或是先使之外展。

　　內收受限起因於前方的闊筋膜張肌時，和髖關節內旋位時的內收比起來，外旋位時的內收角度較小。

【量測肢位】平躺

【代償動作】骨盆下沉

【關節操作】對側的下肢保持內收狀態，治療師用一隻手觸摸受試者的大轉子和髂前上棘，另一隻手朝股骨長軸方向施加軸壓，讓髖關節內收，量測開始出現骨盆代償動作時的角度。

　　　　　　接下來進行髖關節外旋位的內收和內旋位的內收，比較內收角度和阻力（圖4-9）。限制因子是闊筋膜張肌和臀小肌、臀中肌前段纖維時，因是處於髖關節外旋位，所以可確認到每塊肌肉的緊繃感會升高，且伴隨內收的阻力增加，活動度減少。

　　　　　　用上述的方法就變成至少是伴隨髖關節屈曲的內收運動，量測沒有伴隨屈曲的內收角度時，有個方法是治療師將腳跨過要檢查的那隻腳，立在床上，再將受試者的另一隻腳放在治療師的大腿上（圖4-10）。

　　　　　　此外，也有個方法是先將對側的下肢外展（圖4-11）。

e. 髖關節屈曲位的外旋

　　和量測屈曲角度時一樣，在腰部放個抱枕或受試者自己把手放在腰部下面，有屈曲活動度受限時，將下肢位置保持在沒出現骨盆代償動作的角度，以此為起始位置。

【量測肢位】平躺

【代償動作】骨盆下沉、往同側旋轉

【關節操作】讓檢查側的那隻腳屈曲，治療師用一隻手按住受試者的大腿遠端後面，同時為了能控制對方的下肢，將小腿放在自己的下手臂上，另一隻手觸診檢查側的骨盆，注意不要讓股骨軸移動，而是讓軸的周邊旋轉並使髖關節外旋，量測伴隨外旋的骨盆代償出現時的角度。要留意髖關節外旋時和超過外旋臨界點導致骨盆開始活動時的終末感覺（end-feel，或稱端感覺，指的是組織在被動動作時達到極限的感覺回饋）變化（圖4-12）。

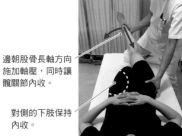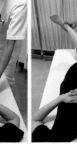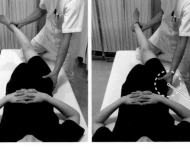

邊朝股骨骨軸方向施加軸壓，同時讓髖關節內收。

對側的下肢保持內收。

在檢查位置的大轉子和髂前上棘觸診。

正中位置　內旋位　外旋位

圖4-9：量測內收活動度①

做髖關節外旋位置的內收時活動度減少：起因於闊筋膜張肌和臀小肌、臀中肌前段纖維的活動度受限。

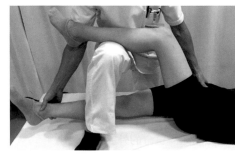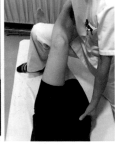

圖4-10：量測內收活動度②

量測沒有伴隨髖關節屈曲的內收角度時，有個方法是治療師將腳跨過要檢查的那隻腳，立在床上，再將受試者的另一隻腳放在治療師的大腿上。

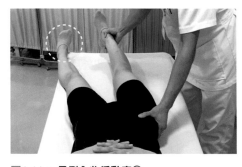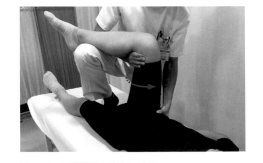

圖4-11：量測內收活動度③

為了不妨礙檢查側那隻腳活動，先將另一隻腳外展，治療師用一隻手觸摸檢查側的大轉子和髂前上棘，另一隻手朝股骨骨長軸方向施加軸壓，讓髖關節內收，量測開始出現骨盆代償動作時的角度。

圖4-12：髖關節屈曲位的外旋

讓檢查側的那隻腳屈曲，治療師用一隻手按住受試者的大腿遠端後方，同時為了能控制對方的下肢，將小腿放在手臂上，另一隻手觸診檢查側的骨盆，注意不要讓股骨骨軸移動。同時治療師帶出軸的旋轉周邊、帶出髖關節的外旋，量測伴隨外旋的骨盆代償出現時的角度。

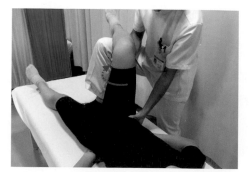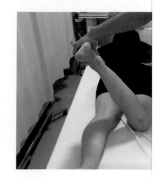

圖4-13：髖關節屈曲位的內旋

起始位置和外旋運動一樣，注意不要讓股骨軸移動，而是往內旋方向旋轉。此時，因股骨容易往髖關節外展或往伸直方向移動，所以要適時於股骨軸上移動，量測伴隨內旋的骨盆代償開始出現時的角度。

圖4-14：髖伸的外旋（趴姿）

採取髖關節90度屈曲位，治...查側的骨盆和大轉子，另一隻...肢遠端，讓髖關節外旋，量測...償開始出現時的角度。

f. 髖關節屈曲位的內旋

和量測屈曲角度時一樣，在腰部放個抱枕或是受試者把自己的手放在腰...度受到限制，就將下肢位置保持在沒出現骨盆代償動作的角度，以此為起始...

【量測肢位】平躺

【代償動作】骨盆上提、往對側旋轉

【關節操作】起始位置和外旋運動一樣，注意不要讓股骨軸移動，而是往...
此時，因為股骨容易往髖關節外展或往伸直方向移動，所以...
移動，量測伴隨內旋的骨盆代償開始出現時的角度，要注意...
和超過內旋臨界點致使骨盆開始活動時的終末感覺變化（圖4...

g. 髖伸的外旋

能採取趴姿的話，採取趴姿量測較佳；採取平躺量測時，骨盆容易傾斜...

【代償動作】骨盆往同側旋轉

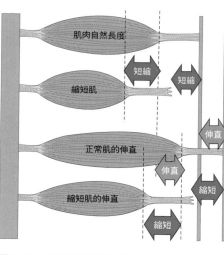

圖4-18：肌肉伸直障礙的概念

縮短肌不會對遠端的伸直刺激產生反應而伸長。

（shortening）並纖維化（fibrosis）所造成的（...
組織間的沾黏（adhesion）所造成的（圖4-19...
的攣縮個案都是兩者並存。

　肌肉的病徵上，有肌肉緊縮的痙攣和肌肉確實...
直，但原因可能不同，對關節攣縮進行評估、治...
是縮短。所謂的痙攣指的是對該塊肌肉或是關節...
持續性收縮，且無法隨意控制肌肉收縮或讓肌肉...
經肌肉反射障礙，所以只要使用各種突觸抑制，就...
生變化；另一方面，縮短是肌肉實質上有延展性病...
會有太大的變化。

　圖4-21是將肩膀周圍受到有害刺激而發生攣縮的...
關節囊發炎時，會因脊髓反射引起肩膀周圍的肌...
作用而讓肌肉內的微血管收縮，導致肌肉開始缺血...
疼痛的原因，會誘發因新的脊髓反射而造成的肌...
並引起這種疼痛的惡性循環，然後，關節運動受限...
此重點在於早期解除肌肉痙攣，阻斷脊髓反射系列...

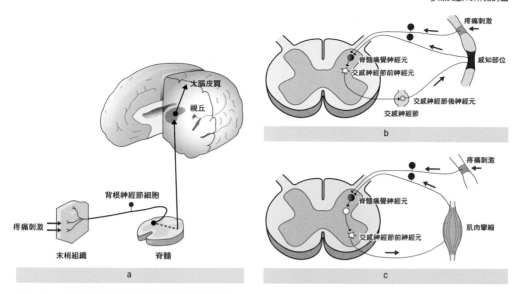

參照文獻16所做的圖

圖4-20：疼痛和血管以及肌肉痙攣發病的機制

當關節周圍組織受到刺激，接受器就會有所反應，此訊號在脊髓內傳給二次神經元後分成三個途徑，首先往大腦傳達的途徑上，在脊髓背角連結突觸，沿著外側脊髓視丘路徑上行後，在視丘連接突觸，投射到大腦的體感覺皮質區而認知到疼痛（a）。形成脊髓反射的途徑，分成會對交感神經相關的肌前纖維產生作用，引起血管的痙攣的物質（b），和對前角細胞的α運動纖維產生作用，引起肌肉痙攣的物質（c）。

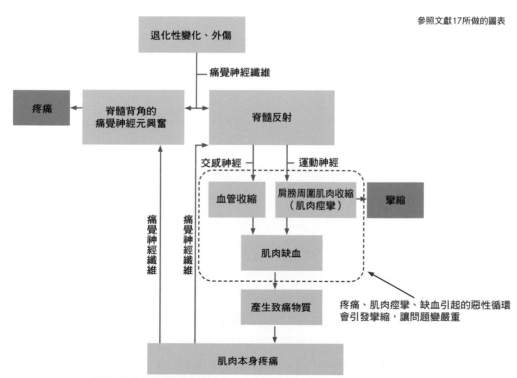

參照文獻17所做的圖表

圖4-21：因肌肉痙攣所造成的攣縮發生機制

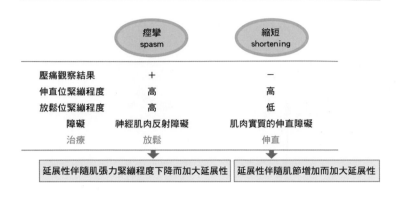

表4-3：**縮短和痙攣的觀察結果之差異**

	痙攣 spasm	縮短 shortening
壓痛觀察結果	＋	－
伸直位緊繃程度	高	高
放鬆位緊繃程度	高	低
障礙	神經肌肉反射障礙	肌肉實質的伸直障礙
治療	放鬆	伸直
	延展性伴隨肌張力緊繃程度下降而加大延展性	延展性伴隨肌節增加而加大延展性

　　痙攣和縮短基本上是靠觸診來分辨，因痙攣而缺血的肌肉容易發生壓痛，縮短肌則不容易產生壓痛，這是最大的特徵。此外，比較肌肉在伸直姿位和放鬆姿位時的肌肉張力程度，會發現痙攣的肌肉在兩種姿位時都處於高度緊繃狀態，不過縮短肌的緊繃程度在伸直姿位時較高，放鬆姿位時的緊繃程度較低。如同剛才所述的，肌肉痙攣是神經肌肉反射障礙，所以利用神經學上的抑制手法來放鬆，能夠及時改善活動度，不過縮短肌是肌肉本身的問題，所以需要牽拉（表4-3），因此並不是什麼都沒想地伸直就好，而是要依照病況進行處置。

4）到外傷性攣縮完成為止的時間因素

　　骨折等骨科領域的外傷病患，因受傷或是動手術時受損的，在軟組織修復過程中會同時進行。評估受損的組織時，要從受傷原因、影像呈現出的狀態、手術紀錄、過程等來推測。受傷後隔了一段時間才手術的話，必須考慮各個修復過程，修復過程依組織不同而多少有些差異，不過可大致分成發炎期、增生期、成熟期這三個階段（圖4-22）。

　　作者考慮了各個組織的修復過程，依照從受傷到發生攣縮所經歷的時間，大致分為三個時期來實施運動治療。第一個時期稱作早期（early phase），是從受傷、手術開始兩個星期內；受損起三天內的發炎期要優先讓這些部位休息，藉以消除發炎。這個時期會出現受損部位的循環障礙和周邊組織浮腫、疼痛、肌肉痙攣等問題，因為這些症狀也會影響到其他原因，所以不要去動受損的組織，同時設法減輕水腫、腫脹、疼痛，減輕做關節運動時對皮膚受傷部位造成力學上的刺激，並努力維持皮下的滑動性。此外，肌肉痙攣會嚴重到攣縮，所以必須早期處理。這個時期的活動度受限主要是因為上述原因造成的，並不是因

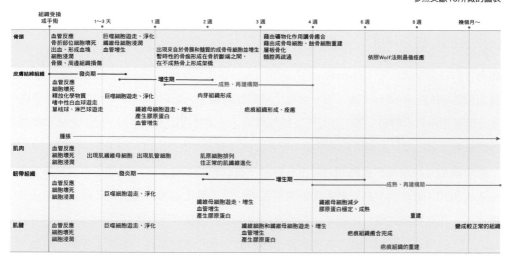

圖4-22：各組織的修復過程

為攣縮所造成的，因此，需要做預防攣縮
的處置。第二個時期是二～四週為止的
痙癒期（adhesional phase）；受損兩週
後，纖維蛋白開始沉澱，受損部位也開始
結疤，這些引起的攣縮都可能開始限制
活動度。發揮結合或彌補組織間縫隙功
能的組織稱作結締組織，通常，活動性足
夠的關節和筋膜、皮下組織裡存在著疏鬆
性結締組織（loose connective tissue），
可是在疤痕處和引起攣縮的組織上，會
變化成緻密結締組織（dense connective
tissue）。結締組織的纖維成分中，膠
原蛋白纖維的架橋（cross link）不斷形

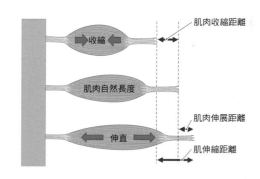

圖4-23：收縮和伸直形成的滑動

自然長度的肌肉收縮時，縮短的距離稱作肌縮短
距離（amplitude），肌肉從自然長度伸直時，
延展的距離稱作肌伸直距離（excursion），這兩
個合起來的距離稱作肌伸縮距離。

成，為了不讓組織的修復過程和關節固定時產生的膠原蛋白纖維形成強韌的架橋，必須加
強刺激改善延展性。為了預防在創傷治療過程裡形成沾黏，重要的是讓肌肉取得充分的肌
肉收縮距離（amplitude）和被動的肌肉伸直距離（excursion）（圖4-23）。第三個是四週
之後的攣縮期（contractive phase），相對於隨著時間漸漸形成的攣縮，除了將沾黏剝離、
伸直縮短的組織，還要靠運動治療維持能力所及的活動度，預防回到之前的狀態也很重
要。此外，以這種想法為基礎，從手術時觀察到的現象和手術後從片子看到的影像，先確
認動完此手術是否能穩定安全地進行活動性訓練也很重要。

5）髖關節活動障礙的特徵

　　髖關節是多軸的，所以能往所有方向轉動，因此在下肢關節當中，髖關節也是個一出問題就會對日常生活活動（activity of daily living, ADL）及步行造成很大影響的關節。髖關節相關的ADL障礙有三類，第一類是「活動性障礙」，是以活動度不足為主而無法跪坐及剪腳指甲等的障礙；第二類是「支撐性障礙」，這是無法上下樓梯、患側無法單腳站等的障礙；第三類是前兩項共同存在，患者無法坐下、從地上站起、蹲下等的障礙。

　　關於做ADL時所需的髖關節活動度，每個學派都有很多研究，古川等學者[11]量測了正常人做和式（日本式）ADL時所需的髖關節活動度，提出的報告指出，就髖關節的活動度而言，和保持最終姿位比起來，動作進行中所需的活動度比較大（圖4-24）。再者，Johnston等學者[12]用ADL動作評估髖關節在三個平面的運動範圍，量測了各動作的最大運動角度，根據他的研究報告，髖關節活動度至少需要屈曲120度、外展20度、外旋20度（表2-2）方能達成ADL所需之活動度。

參照文獻11所做的圖表

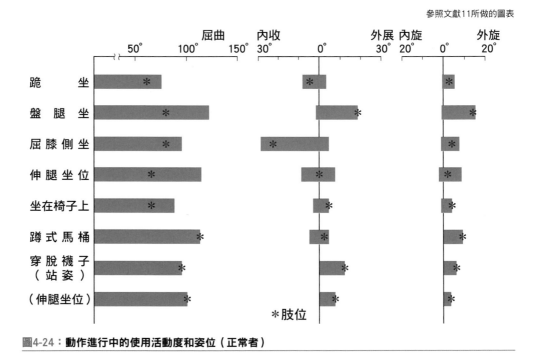

圖4-24：**動作進行中的使用活動度和姿位（正常者）**

容易發生髖關節攣縮的退化性關節炎，也容易引起屈曲、內收、外旋攣縮，這是因為患者為了減輕疼痛，容易採取減少關節內壓的髖關節屈曲姿勢（圖4-25），也是因為股骨頭往外上方移動導致髖關節內收、肌力失去平衡。

將步行中的矢狀面、冠狀面、水平面上的髖關節角度變化做成圖表，就可理解三軸的髖關節活動度（圖4-26）。站立後期，髖關節伸直角度達到最大，髖關節的內旋角度也和此一致呈現最大角度，外旋角度則是在髖關節呈現屈曲時的擺盪期達到最大。

就像這樣，ADL的所有動作都必須用到髖關節屈曲姿位的外旋活動度，步行時也需要用到髖伸的內旋活動度。

參照文獻19所做的圖表

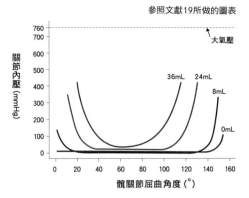

圖4-25：配合注入液體時的髖關節 屈曲角度的關節內壓

在關節內注入液體，關節內壓就會上升，不過關節活動度的正中位置附近，則總是處於較低的數值。

參照文獻20所做的圖表

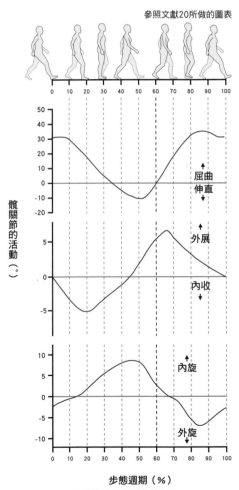

步態週期（%）

圖4-26：一個步態週期的髖關節運動

3. 關節活動度受限的評估與治療

　　關節活動度受限的評估是為了追究原因和確定受限因子，不過只用量角器量測關節活動度是無法確定的。

　　為了確定受限因子，除了診療紀錄、看片子和問診等蒐集資訊之外，還要綜合多個理學檢查再下判斷，不能單靠主觀臆測，而應加以處置推測出來的受限因子，看之後能如何改善活動度並加以驗證。再者，關節活動度受限的原因是否能靠運動治療改善，也要合併評估其對動作和日常生活的影響。

1）限制因子的推斷方法

a. 從醫學資訊、影像檢查、問診來推測病理狀態

　　在對個案觸診前先確認診療紀錄蒐集必要的資訊，從罹病過程、影像檢查、手術內容等資訊來推測主要病灶和病理狀態，這在實施有效率的正確評估上很重要。如果是外傷的話，能從受損組織的復原時間來掌握關節攣縮狀態。此外，如果是骨折的話，就可評估是附著於骨折處或是骨折處相關的軟組織受損或發炎。再者，如果是手術後的患者，就能夠從手術方式和術後的影像檢查，掌握受到侵襲的軟組織和復位與固定的狀態，並推測有問題的組織。

　　關於問診，請參考第3章。

b. 從各種理學檢查來推測病理狀態

① 終末感覺（end feel）

　　被動運動時感到已是極限的阻力就稱作終末感覺。被動地活動關節時，會因各種限制關節活動度的構造或病理狀態而有不同的終末感覺，仔細觀察活動度受限的方向和終末感覺可判斷受限因子（表4-4）。

　　骨性受限多因髖關節炎和骨折後的骨頭變形而產生，終末感覺是骨頭和骨頭直接衝撞的感觸，馬上就會限制住活動度。

表4-4：關節活動度的受限因子和終末感覺

受限因子	終末感覺
骨頭衝撞	骨性 ・很硬，無彈性的阻力 ・不會痛
疼痛	無阻力 ・沒有結構上的阻力，沒什麼特別感覺
腫脹、浮腫	軟組織接觸性、延展性 ・有彈性的軟組織被壓迫，運動停止 ・有少許彈性、稍硬反彈感的阻力
關節囊、韌帶的沾黏和縮短	軟組織的延展性 ・在達到最極限時突然有很硬的阻力
肌肉、肌腱的沾黏和縮短	軟組織的延展性 ・隨著動作越往極限時漸漸感到阻力增加
肌肉張力感增加（肌肉痙攣）	肌肉痙攣性 ・被動運動時突然有種動不了的強烈阻力 ・多會伴隨疼痛
皮膚沾黏且延展性下降	軟組織的延展性
關節囊內運動障礙	各式各樣的終末感覺

因組織受損和發炎、疼痛引發的限制，不會感到阻力，而會出現防禦性的肌肉收縮或肌肉痙攣，這樣在達到解剖學上的限制範圍前就會產生疼痛，活動度馬上就會受到限制。

因軟組織沾黏和縮短、延展性下降所引起的限制，其特殊現象是動作越接近極限，阻力感越強。

終末感覺並不單指感知在動作到最極限時的阻力，也包含在感知關節終末感的同時確認運動軌跡和劈啪聲（crepitation）等更多視覺與聽覺的資訊。

② 壓痛表現

有壓痛感就表示那個組織因某些壓力變化產生出來的症狀，伴隨循環障礙的痙攣肌肉裡一定會產生壓痛，除此之外，需要休息的受損組織和發炎組織也會出現壓痛，所以必須從多個壓痛表現來推測病徵。

在察看深層組織有無壓痛時，若表層組織處於緊繃狀態或是位於伸直姿勢，很難做正確的評估，因此必須調整成能讓表層組織放鬆的姿勢。

③ 和關節操作有關的活動度與疼痛的變化

雙關節肌裡，讓某側關節的角度變化也會讓另一側的活動度有所增減，以髖關節的伸直

髖關節攣縮的評估與治療

活動度為例子來說，基本上通過髖關節屈伸軸前方的組織，全部都有可能是伸直活動度的限制因子，其中股直肌有無參與，是靠改變膝關節的角度時，髖關節的伸直活動度有無產生變化來判斷的。

若股直肌是主要的限制因子，膝關節處於屈曲時，髖關節的伸直活動度會減少，此外，從運動軸和肌肉走向的關係來看，可知闊筋膜張肌除了髖關節的屈曲以外，還具有外展和內旋這兩個作用。闊筋膜張肌是否有參與，可藉由髖關節位於內收、外旋位置和髖關節外展、內旋位置時，髖關節的伸直活動度有無變化來判斷。如果闊筋膜張肌是主要的限制因子，髖關節位於內收、外旋位置時，伸直活動度減少；位於外展、內旋位置時，肌肉放鬆就能讓伸直活動度增加。如果做了這些操作，活動度和疼痛程度都沒變化的話，就判斷限制因子是和單關節有關的軟組織。

通常，活動度受限時，成為限制因子的組織會產生延展性的阻力，可是有時從運動方向來看，有患者說放鬆的組織會痛，這種情況可能是因為被伸直的組織僵硬，導致股骨頭往對側移位，因而產生夾擠。以髖關節的屈曲為例，髖關節後側組織的柔軟度下降時，一屈曲，後方組織的緊張感就隨即會提高，之後再繼續屈曲的話，股骨頭無法留在正確的位置，便會從硬度高的組織那側往低的那側滑動，結果髖關節前方部就會發生夾擠。此時若能透過徒手操作，在股骨頭前方施加壓力，藉此改正前方移位，讓活動度增加並減輕疼痛的話，就可判斷限制因子是髖關節後側組織。

④ 藉由觸診確認限制因子

藉由蒐集資訊和上述的理學檢查後，為了最終判斷之前推測出的組織是否為限制因子，除了確認活動度受限狀況，同時必須確認組織緊張變硬的變化程度。在臨床病例上，某個

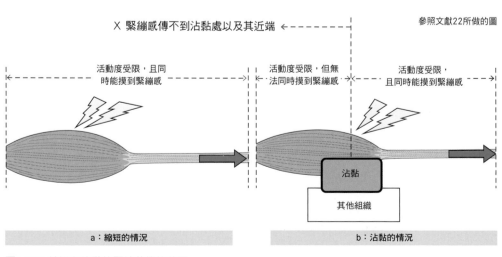

圖4-27：縮短和沾黏的緊繃狀態的差異

組織單獨成為限制因子的例子很少，同樣作用的肌肉和鄰近組織等多個組織同為限制因子則並不少見。這種情況下，要依照運動後產生緊繃的先後順序，來判斷優先處理哪個組織。如果是同一個組織整個都僵硬的話，就判定為縮短；如果是沾黏的話，能靠觸診發現越伸直越僵硬的部位只有沾黏部位的遠端，沾黏部位和其近端則不會僵硬（圖4-27）。此外，患者在剛動完手術後，表示手術部位疼痛的話，可以從周邊做些處置減緩手術部位的緊繃來確認活動度的變化，活動度增加的話，就可評估限制因子是被放鬆的組織有受損，或由發炎所引起。

組織活動受限時，此緊張的組織無法完全從體表上觸診得知，若感到明顯的阻力，則限制因子很有可能來自於關節囊或韌帶等構成關節的結構。

⑤ 髖關節周邊韌帶、關節囊的攣縮評估

髖關節的關節囊以及關節囊韌帶是在髖關節屈曲30～65度、外展15度、外旋15度的位置時最放鬆，關節內壓最低[13]，因此將此姿位稱為關節鬆弛位置（loose-packed position）。以這個位置為基準伸直髖關節的話，前方關節囊的張力會升高，後方關節囊會放鬆。相反地，髖關節屈曲的話，後方關節囊的張力會升高、前方關節囊會放鬆。同樣地，處於外展時，下方關節囊的張力會升高，處於內收位時，上方關節囊的張力會升高，處於外旋位時，前方關節囊的張力會升高，處於內旋時，後方關節囊的張力會升高（圖4-28）。例如，髖關節屈曲攣縮時，髂腰肌沒問題的狀況下，於外展角度有伸直受限的話，就可評估前下方關節囊和恥股韌帶的延展性會下降；於內收角度有伸直受限的話，就可評估前上方關節囊和髂股韌帶的延展性下降。如此，觀察以關節鬆弛位置為基準往多方向的活動度，就可推測攣縮的原因為何。

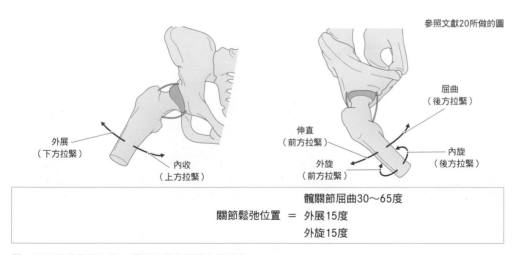

參照文獻20所做的圖

外展
（下方拉緊）

內收
（上方拉緊）

屈曲
（後方拉緊）

伸直
（前方拉緊）

內旋
（後方拉緊）

外旋
（前方拉緊）

髖關節屈曲30～65度
關節鬆弛位置 ＝ 外展15度
外旋15度

圖4-28：隨著動作不同，關節不同部位張力的變化

2）關節活動度的實際／運動情況

以組織的修復過程為基礎，分成應該以預防與改善攣縮兩種目的為前提的時期，在此分別敘述各時期該進行的運動治療。

a. 以預防攣縮為目的的早期運動治療

所謂的早期（early phase）指的是前述受傷、手術起兩個星期以內的時期，這個時期要讓受損組織休息，同時要維持並改善組織間的滑動。關節活動度運動有主動運動、輔助主動運動、被動運動，其中主動運動和輔助主動運動因肌肉的幫浦作用，可期待改善循環、排出致痛物質及利用各種脊髓反射的肌肉放鬆，所以應盡早開始進行。

① 留意手術傷口的分離壓力，維持並改善皮下組織的滑動性

手術後早期的傷口分離壓力是疼痛的原因，治療髖關節的退化性關節炎會做人工髖關節置換手術，治療股骨頸骨折會做人工股骨頭置換術（部分髖關節置換手術），拿這些手術上常從後外側切開的處置方式為例，髖關節的屈曲會牽拉手術創傷部周邊的皮膚，故可觀察到讓大轉子表層滑動的樣子（圖4-29）。此外，治療股骨轉子間骨折會採用short femoral nail（SFN）和sliding hip screw（SHS）的鋼釘鋼板縫合術，皮膚切開的部位以及遠端的皮質骨螺釘插入部位，會因髖關節的內收而受到分離壓力，這種情況下，治療師用手掌輕觸手術創傷部位周圍的皮膚，可降低手術創傷部位的張力，這樣能抑制疼痛，有效增加活動度。

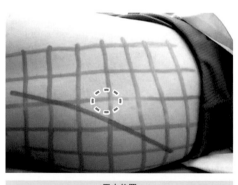
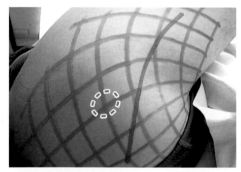

正中位置　　　　　　　　屈曲位置

圖4-29：髖關節屈曲時皮膚和大轉子的滑動

以髖關節後方切開式（Southern Approach）為例，說明髖關節屈曲伸直中間位置（0度），和最大屈曲時皮膚的伸直和滑動狀態，（ ⃝ ）表示大轉子的位置，可以知道位於中間位置時，皮膚切開處前方的大轉子在最大屈曲角度時往後方移動。

② Ia抑制

　臀大肌等髖關節伸肌一旦發生痙攣，會因肌肉張力導致髖關節的屈曲活動度受限，此時，讓髂腰肌這塊髖關節屈肌收縮可以抑制其拮抗肌的臀大肌痙攣，Ia抑制（圖4-30）對增加活動度有效。

③ 利用反覆性等長收縮的肌肉放鬆

　為了改善因肌肉痙攣的關節活動度受限，反覆性的等長收縮是有效的[14]。說到等長收縮的功能特性，可舉出以下案例：伴隨收縮可讓張力對肌肉肌腱的交界處（muscle tendon junction）產生作用，而該交界處裡有很多高爾基腱器官（gorgi tendon organ），對這些接收器的伸直刺激是在脊髓周邊誘發出透過Ib纖維的抑制突觸反射，以達到肌肉放鬆。高爾基腱器官的臨界值很低，對輕度伸直刺激馬上就會有反應（圖4-31）[15]。此外，肌肉反覆收縮的幫浦作用會促進肌肉的血液循環和淋巴循環，所以可以減輕肌肉內壓，並有效排掉致痛物質。再者，伴隨肌肉收縮的發熱也被預期可降低結締組織的黏彈性，作者有效利用了反覆性的肌肉收縮（下頁圖4-32）。

　具體而言，以快到活動度受限前的伸直位置為起始位置，誘導起點和終點靠近為最短距離時的運動，此時，於伸直位置施加輕微的阻力做等長收縮一兩秒，之後便可靠主動運動或輔助主動運動使之收縮到最極限。

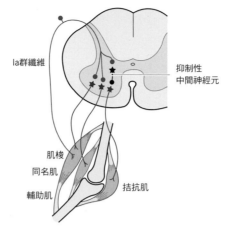

圖4-30：Ia抑制（交互抑制）

Ia纖維由主動作肌的肌梭伸出，可藉由抑制性中間神經元去抑制拮抗肌，這種神經支配模式稱作交互抑制。

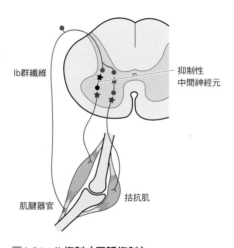

圖4-31：Ib抑制（回歸抑制）

肌肉伸直時，存在於肌肉肌腱交界處裡的諸多高爾基腱器官感測到其張力，向心性的Ib群纖維會讓脊髓的抑制性中間神經元興奮，這種抑制性中間神經元會抑制離心性的運動神經元，調節並抑制主動肌的收縮量，此外，也會讓拮抗肌上的α運動纖維興奮。

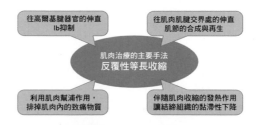

圖4-32：反覆等長收縮的功能特性

b. 以改善攣縮為目的的運動治療

① 針對延展性下降、有滑動障礙的運動治療

如果無法進行以預防攣縮為目的的術後早期運動治療，或是外傷造成的組織損傷很嚴重、罹病時間拖長造成了退化性關節炎等情形之下，都會發生關節攣縮。以改善已發生的攣縮為目的的運動治療上，會設法提升已纖維化的軟組織之柔軟度和延展性，並改善組織間因沾黏造成的滑動障礙。為了將組織間的沾黏剝離，必須讓各個組織間產生隨著肌肉自動收縮與被動伸直導出兩個方向的滑動刺激。肌肉方面，如上述，肌肉收縮讓肌肉往近端滑動，肌肉伸直讓肌肉往遠端滑動，反覆進行這些動作是有效的。

此外，有報告[24]指出，上述的等長收縮因能藉由往肌肉肌腱交界處做伸直刺激，而加速了肌節再結合，故於縮短肌的治療上是有效的。

② 關節活動度運動上的關節操作

之前已敘述過對已出現攣縮的關節進行活動度運動時，根據obligate translation會發生夾擠，異常的運動軌跡導正可以讓關節在正常的運動軌跡下活動並避免夾擠，能伸直因限制因子縮短的肌肉，為此，必須留意對股骨近端的操作，或是順應關節形狀做曲線操作（圖4-33）。

③ 髖關節周圍肌肉的伸直

被動活動髖關節的話，關節周圍軟組織的張力會增加，隨著緊繃感增加，骨盆會出現代償性前後傾斜、旋轉或側方傾斜，為了有效率伸直目標肌肉，必須固定住骨盆和腰椎，限制其活動。

此外，先前也敘述過，因關節的位置會讓髖關節外旋肌群的旋轉作用產生變化（圖1-33），梨狀肌等髖關節外側肌群在髖關節屈曲0度時的作用是髖關節外旋；可是，髖關節90度屈曲時，臀大肌上段纖維、臀中肌後側纖維以及梨狀肌的走向會變成往旋轉軸的前方，作用相反，變成做內旋動作的肌肉（圖4-34）。因此，為了伸直梨狀肌，在髖關節屈

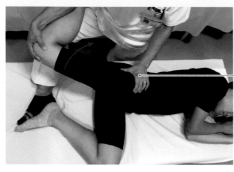

拇指觸診大轉子，
食指到小指觸診髂嵴和髂前上棘。

圖4-33：關節活動度運動的關節操作

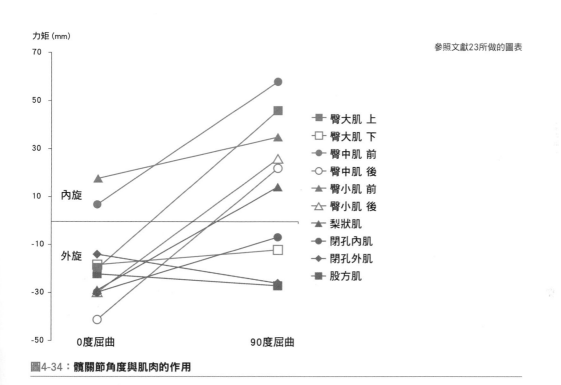

力矩（mm）

參照文獻23所做的圖表

- ■ 臀大肌 上
- □ 臀大肌 下
- ● 臀中肌 前
- ○ 臀中肌 後
- ▲ 臀小肌 前
- △ 臀小肌 後
- ▲ 梨狀肌
- ● 閉孔內肌
- ◆ 閉孔外肌
- ■ 股方肌

內旋

外旋

0度屈曲　　　　　90度屈曲

圖4-34：髖關節角度與肌肉的作用

曲0度時，必須做髖關節的內收和內旋，不過髖關節90度屈曲時，必須做髖關節的內收和外旋。同樣地，從解剖學的觀點來看，對於位於梨狀肌頭側的臀大肌上段纖維和臀中肌後側纖維，也必須於髖關節屈曲時進行內收和外旋的伸直。如此，伸直這些依不同關節角度就會改變作用的肌肉時，必須留意功能解剖學上的特徵再做處理。

參考文獻

1) 吉尾雅春：セラピストのための解剖学－根本から治療に携わるために必要な知識－. Sportsmedicine 25（2）：4-26，2013.

2) Scully R, et al: Physical Therapy. Improving Flexibility, JB Lippincott, Philadelphia: 698-738, 1989.

3) 岡本眞須美, 他：不動期間の延長に伴うラット足関節可動域の制限因子の変化－軟部組織（皮膚・筋）と関節構成体由来の制限因子について－. 理学療法学 31：36-42，2004.

4) Trudel G, et al: Contractures secondary to immobility: Is the restriction articular or muscular? An experimental longitudinal study in the rat knee. Arch Phys Med Rehabil 81: 6-13, 2000.

5) Evans EB, et al: Experimental immobilization and remobilization of rat knee joints. J Bone Joint Surg., 42-A: 737-758, 1960.

6) 八百坂沙：長期固定による膝関節拘縮の発生と修復に関する実験的研究. 日整会誌 40：431-453，1966.

7) 安藤徳彦：関節拘縮の発生機序. 総合リハ 5：1005-1012，1977.

8) 沖田実：関節の固定肢位の違いが筋線維ならびに筋内膜コラーゲン線維におよぼす影響. 理学療法学 25：128-133，1998.

9) 上田 敏, 他・編：リハビリテーション基礎医学（第 2 版）. 医学書院，1994.

10) 林典雄：膝関節拘縮に対する運動療法の考え方～膝関節伸直機構との関連を中心に～. The Journal of Clinical Physical Therapy 8：1-11，2005.

11) 古川良三, 他：股関節可動域と日常生活動作の関連－術前・術後の股関節機能評価を中心に－. 理・作・療法 16（1）：13-21，1982.

12) Johnston RC, et al: Hip motion measurements for selected activities of daily living. Clin. Orthop., 72: 205-215, 1970.

13) Eyring, EJ, et al: The effect of joint position on the pressure of intraarticular effusion. J Bone Joint Surg., 46-A, 1235-1241, 1964.

14) 林典雄, 他：等尺性収縮を用いた肩関節 ROM 訓練. 理学療法学 17（5）：485-489，1990.

15) 大地陸男：生理学テキスト. 文光堂：35-49，67-82，1992.

16) 赤羽根良和：肩関節拘縮の評価と運動療法, 運動と医学の出版社：77，2014.

17) 村上元庸, 他：肩関節包の神経支配と疼痛発生機序. 関節外科 16（8）：49-57，1997.

18) 松本正知：骨折の機能解剖学的運動療法　その基礎から臨床まで　総論・上肢, 中外医学社：24-26，2015.

19) Wingstrand H, et al: Intracapsular and atomspheric pressure in the dynamics and stability of the hip. A biomechanical study, Acta Orthop Scand 61: 231-235, 1990.

20) Neumann DA：筋骨格系のキネシオロジー（嶋田智明, 平田総一郎監訳）, 医歯薬出版，東京：560-571，2005.

21) 建内宏重：下肢運動器疾患の診かた・考え方　関節機能解剖学的リハビリテーション・アプローチ, 医学書院：90-93，2016.

22) 猪田茂生：下肢運動器疾患の診かた・考え方　関節機能解剖学的リハビリテーション・アプローチ, 医学書院：204-206，2016.

4

髖關節攣縮的評估與治療

23) Delp SL, et al: Variation of rotation moment arms with hip flexion. J Biomech 32（5）: 493-501, 1999.

24) Dix DJ, et al: Myosin mRNA accumulation and myofibrillogenesis at the myotendinous junction of stretched muscle fibers. J Cell Biol 111（5 Pt 1）: 1885-1894, 1990.

4

髖關節攣縮的評估與治療

5

異常步態（跛行）的
評估與治療

1. 正常步態的運動學

1）二足步行的力學特性

2）步態週期的區分與功能

2. 起因於關節活動度受限的異常步態

1）步行之下肢關節角度的變化

2）髖關節的關節活動度受限引起的異常步態

3）膝關節的關節活動度受限引起的異常步態

4）足關節的關節活動度受限引起的異常步態

3. 異常步態（跛行）的評估

1）藉由觀察得到的步態評估

2）藉由動作誘導得到的步態評估

4. 針對步行障礙的運動治療

1）取得步行時所需的關節活動度

2）以提高肌肉功能品質為目的之運動治療

3）站姿、重訓

4）行走訓練

直立二足行走是只有人類才會做的特別移動方式，此外，雖說這是個隨意運動，不過其實這是個身體各部位共同運作才得以促成的高度自動化動作。

　　人類的行走特徵是利用提高身體重心衍生出的位能往前進，也就是說，將位能的一部分轉換成動能，是非常有效率的移動手段。另一方面，異常步態（跛行）從消耗能源的觀點來看，可說是種沒有效率的移動手段。

　　在評估肌骨系統病患的問題且要分析異常步態時，有個重要的評估方式：異常步態的原因可能是關節活動度受限、肌力（肌肉輸出）退化、疼痛、長短腳等各種因素複雜交錯產生的結果，本章將以伴隨關節活動度受限的異常步態為主加以解說。

1. 正常步態的運動學

　　關於人類的行走，從古至今有諸多研究，隨著動作解析有飛躍式進步以及各種量測機器發達，目前針對正常步態的機制已有更詳細的闡述，也已整理成書[1]。

1）二足步行的力學特性

　　不限於人類，也有駱駝和袋鼠等二足行走的動物，不過保持脊椎垂直直立二足行走的只有人類而已。髖關節和膝關節伸直讓脊椎得以保持垂直，不僅能拉高身體重心的位置，還能將如此產生出來的大量位能用於往前移動，這是拉高身體重心最大的好處。

　　從能量觀點來看直立二足行走時，多用倒立鐘擺模式來表示（圖5-1）。倒立鐘擺模式是支點固定在地上，以前端的秤錘為支點，以此為中心進行旋轉運動的模式。直立二足行走的支點是足部，棒子是下肢，秤錘是身體重心，重力環境下的倒鐘擺旋轉運動，是將位能轉換成動能而產生的。棒子垂直時，位能處於最高的狀態，秤錘由此位置傾斜後，位能就轉換為動能，棒子就會以支點為中心旋轉傾斜。也就是說，位能最大時動能最小，位能最小時動能最大（圖5-1）。身體重心位於最低位置時，就利用變成最大的動能再次將身體重心拉高，準備做下次的運動，這種推動方式的最佳例子就是雲霄飛車。實際步行時，只有在動能不夠的部分會用最少限度的肌肉活動來彌補，因此和只靠肌肉活動來提供所有的推動力比起來，消耗的能源極少。

2）步態週期的區分與功能

　　一側的下肢接觸地面，接下來到另一側的下肢接觸地面為止的動作稱為一步（step），這之間的距離叫步幅。相對於此，一側的下肢接觸地面，到接下來同一側的下肢再次接觸地面為止的動作叫跨步步幅（stride），這個跨步步幅的一連串的動作稱為步態週期（gait cycle）[3]，步幅寬度指的是左右連續著地時，雙腳的腳跟中央之間的橫向距離，正常範圍為7～9公分，腳板前進線夾角（foot progression angle）是相對於行進方向的足部縱軸形成的角度，正常約為7度（圖5-2）。

　　步態週期依照足部是否接觸地面分為站立期（stance phase）和擺盪期（swing phase）。站立期包含雙腳著地的雙腳支撐期（double limb support，或稱雙腳站立期），這在站立期會出現兩次，即最初和最後，除此之外的其餘時間稱為單腳支撐期（single limb support），單腳支撐期和對側下肢的擺盪期是一致的。

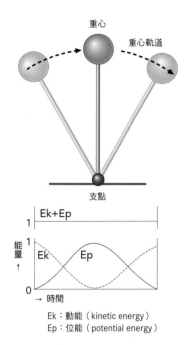

圖5-1：**倒立鐘擺運動的力學能**

倒立鐘擺是個以支點為中心的旋轉運動，重心的軌跡是以支點為中心描繪出來的半圓形軌道。

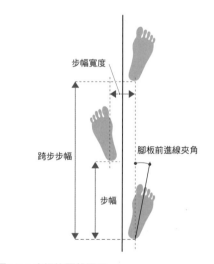

圖5-2：**步行的距離因子**

NOTE： 站姿時的肌肉活動

　　為了保持站姿，抗重力肌需要發揮作用，靜止站立時的重心線穿過髖關節後方以及膝關節和足關節的前方（圖5-3）。因此，隨著重力改變，髖關節和膝關節會出現伸直力矩，足關節會出現背屈力矩。可是，靜止站姿並非全靠肌肉活動來保持姿勢，韌帶和關節囊會拮抗這些力矩，補足肌肉作用：髂股韌帶對抗髖關節的伸直力矩，以及膝關節後方的關節囊和韌帶對抗膝關節的伸直力矩。所以保持站姿時，不大需要用到髖關節周圍肌肉和大腿部周圍的肌肉，可以減少能量消耗。同樣地，保持站姿時需要豎脊肌群發揮作用，不過頸椎和腰椎等脊椎的前凸，面對因重力造成的伸直，會靠前縱韌帶補足豎脊肌群該發揮的作用，而後凸的胸椎則是靠棘上韌帶和背部筋膜補足其作用[2]。就像這樣，身體利用了最小限度的抗重力肌活動和軟組織的彈性，因而能有效率地用輕鬆的姿勢保持站姿。

　　若脊椎變形和下肢發生關節攣縮，重心線和下肢關節軸就無法呈現理想的關係，就變成需要許多肌肉持續性地活動。

重心線

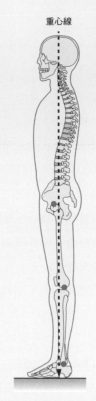

圖5-3：矢狀面看到的重心線和脊椎、下肢關節的位置關係

直立時重心線穿過髖關節後方以及膝關節和足關節的前方。

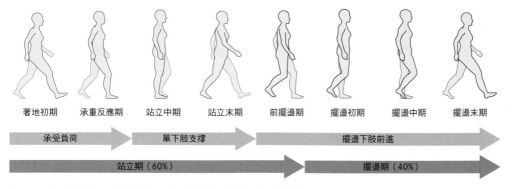

| 著地初期 | 承重反應期 | 站立中期 | 站立末期 | 前擺盪期 | 擺盪初期 | 擺盪中期 | 擺盪末期 |

承受負荷 ➡ 單下肢支撐 ➡ 擺盪下肢前進

站立期（60%） ➡ 擺盪期（40%）

圖5-4： 步態週期裡各個階段的名稱（蘭喬洛戈斯方式：觀察右下肢的表現）

　　一個步態週期裡站立期和擺盪期所占的比例是站立期占六成，擺盪期占四成；雙腳支撐期在站立期的最初和最後各占一成。

　　可以從功能和運動學特徵將站立期和擺盪期分為更細的階段，本書使用蘭喬洛戈斯國家康復中心（Rancho Los Amigos National Rehabilitation Center, RLANRC）提出的步態週期定義和用語（圖5-4、下頁5-5）。

■著地初期（initial contact）

　　指的是腳接觸到地面那瞬間，站立期的初期是提高下肢剛性，為了開始承受著地後的衝擊所做的準備時期。

■承重反應期（loading response）

　　指的是從著地初期開始，到對側的腳從地面離開之間，主要的作用是緩衝、承受不妨礙重心往前之慣性力量的滑順負重，並支撐住體重。

■站立中期（mid stance）

　　這是單腳支撐期，指的是從對側下肢離開地面的瞬間，到觀察對肢的腳跟離開地面的瞬間這段時間，主要的作用是保持單腳平衡的同時，讓軀幹往前進，將身體重心撐到最高點，提高位能。

■站立末期（terminal stance）

　　指的是從觀察肢的腳跟從地面離開的瞬間，到對側下肢著地初期的這段期間，主要的作用是這隻腳超過支撐腳後，讓身體重心往前推進，身體重心往前方加速時再適度煞住，可以增加身體重心的騰空時間，修正軌道讓重心移至上方。

■前擺盪期（pre-swing）

指的是從對側下肢的著地初期開始，到觀察肢的腳尖離開為止的這段期間，主要的作用是為了擺盪做準備且轉移體重支撐。

■擺盪初期（initial swing）

指的是從觀察肢的腳尖離開地面開始，到快超過對側下肢前的這段期間，主要的作用是把腳往上抬起，確保與地面有足夠的空間，能加速大腿活動以利擺盪肢往前方伸出。

■擺盪中期（mid swing）

指的是超過對側下肢後，擺盪側（觀察肢）的小腿和地面成直角為止的這段期間，主要的作用是讓擺盪肢往前方移動，確保腳和地面間有足夠的空間。

■擺盪末期（terminal swing）

指的是從觀察肢的小腿和地面成直角後，到腳跟著地為止的這段期間，主要的作用是不要讓擺盪肢伸出太多，且為下一個步態週期的站立期做準備。

		步態週期	定義
站立期（60%）	承受負荷	著地初期（initial contact）	指的是腳接觸到地面那瞬間，站立期的初期是提高下肢剛性，為了開始承受著地後的衝擊所做的準備時期。
		承重反應期（loading response）	指從著地初期開始，到對側的腳從地面離開之間，主要的作用是緩衝、承受不妨礙重心往前之慣性力量的滑順負重，並支撐住體重。
	單腳支撐	站立中期（mid stance）	這是單腳支撐期，指的是從對側下肢離開地面的瞬間，到觀察肢的腳跟離開地面的瞬間這段期間，主要的作用是保持單腳平衡的同時，讓軀幹往前進，將身體重心撐到最高點，提高位能。
		站立末期（terminal stance）	是指從觀察肢的腳跟從地面離開的瞬間，到對側下肢著地初期間的這段期間，主要的作用是這隻腳超過支撐腳後，讓身體重心往前推進，身體重心往前方加速時再適度煞住，可以增加身體重心的騰空時間，修正軌道讓重心移至上方。
擺盪期（40%）	擺盪下肢前進	前擺盪期（pre-swing）	是指從對側下肢的著地初期開始，到觀察肢的腳尖離開為止的這段期間，主要的作用是為了擺盪做準備且轉移體重支撐。
		擺盪初期（initial swing）	是指從觀察肢的腳尖離開地面開始，到快超過對側下肢前的這段期間，主要的作用是把腳往上抬起，確保與地面有足夠的空間，能加速大腿活動以利擺盪肢往前方伸出。
		擺盪中期（mid swing）	指的是超過對側下肢後，擺盪側（觀察肢）的小腿和地面成直角為止的這段期間，主要的作用是讓擺盪肢往前方移動，確保腳和地面間有足夠的空間。
		擺盪末期（terminal swing）	是指從觀察肢的小腿和地面成直角後，到腳跟著地為止的這段期間，主要作用是不要讓擺盪肢伸出太多，且為下一個步態週期的站立期做準備。

圖5-5：步態週期及其定義

異常步態（跛行）的評估與治療

5

2. 起因於關節活動度受限的異常步態

異常步態指的是起因於功能或型態有問題而偏離正常步態範圍的步態，正常人的步態不僅會因年齡和體型有差異，也會因環境或疲勞程度等個人狀況而產生變化，因而有各種不同的步態。但是只要是正常人就很容易修正步態，相對於此，異常步態就無法按照指令修正異常。

肌骨系統患者容易引起關節攣縮，這很容易導致異常步態，關節活動度受限會增加重心往上下左右移動的範圍，降低步行的效率。

1）步行之下肢關節角度的變化

正常步態時的下肢關節角度變化顯示於下頁圖5-6顯示，理解步態週期中各個時期所需的關節活動度，在評估活動度受限引起的異常步態（跛行）上是很重要的。

■髖關節

著地初期時，髖關節約為30度屈曲，之後慢慢伸直；站立後期變成約為10度的最大伸直角度。髖關節屈曲始於前擺盪期，擺盪中期為約30度最大屈曲角度，到著地初期為止都保持這個狀態。

就內收、外展角度而言，著地初期在0度的位置，到腳底著地時約內收4度；站立中期接近0度；之後到站立後期為止持續外展，擺盪期就逐漸內收再進入著地初期。

就內旋、外旋角度而言，著地初期是4度外旋，之後持續內旋，到站立後期約為4度內旋，之後再開始外旋；擺盪中期約外旋4度，接著進入著地初期（圖5-6左）。

■膝關節

膝關節的活動範圍是幾乎完全伸直到約屈曲60度，著地初期幾乎完全伸直，承重反應期屈曲15～20度，從站立中期到站立後期再次伸直至幾乎完全伸直的狀態，前擺盪期約屈曲40度，擺盪中期約屈曲60度，這是最大屈曲角度，之後開始伸直進入著地初期（圖5-6右）。

■足關節

足關節的活動範圍是背屈約10度到蹠屈約15度，著地初期底背屈0度，到腳底著地為止是蹠屈。站立中期約5度的背屈，站立後期是約10度的背屈，前擺盪期則達到約15度的最大蹠屈；擺盪期再次背屈到中間位置，接著再變成著地初期（圖5-6右）。

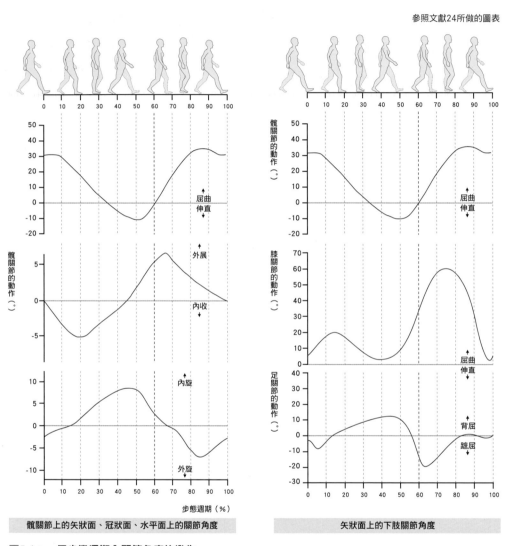

圖5-6：一個步態週期內關節角度的變化

2）髖關節的關節活動度受限引起的異常步態

a. 內收受限

① 臀中肌無力跛行和裘馨氏跛行是起因於外展肌力退化嗎？

　　髖關節患者常出現的跛行有臀中肌無力（Trendelenburg）跛行和裘馨氏（Duchenne）跛行，一般而言，前者是因髖關節外展肌力退化，導致患側在站立期高於健側（擺盪期）的骨盆。此外，大家對於裘馨氏跛行的理解是因髖關節外展肌力退化，為了預防健側（擺盪側）的骨盆低於患側，軀幹會在站立期為了保持平衡而代償性地往患側傾斜（圖5-7）。也就是說，這兩個現象都是起因於髖關節外展肌力的功能下降而引起的跛行，可是有時也會有肌力沒問題卻出現跛行等現象，這是經由徒手肌力測試（manual muscle test, MMT）的結果，和實際的現象出現差距的情形，實際上也和疼痛、關節攣縮（髖關節內收受限）、長短腳、股骨頸縮短和股骨頭外側上方偏移等骨型態異常這些機械性因素有關，因此必須充分研究各種因素。

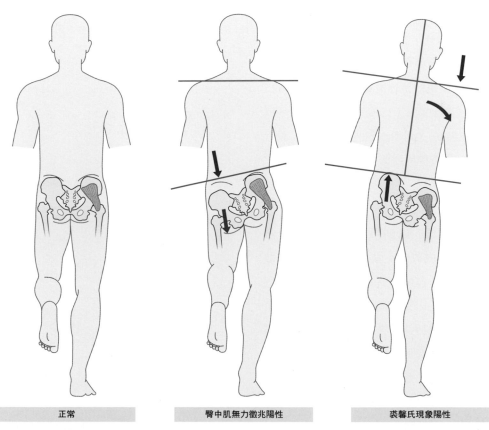

| 正常 | 臀中肌無力徵兆陽性 | 裘馨氏現象陽性 |

圖5-7：臀中肌無力徵兆和裘馨氏現象

② 髖關節內收受限與外展肌力對裘馨氏造成的影響

　　至於髖關節內收受限和外展肌力如何影響裘馨氏跛行的成因，接下來就來介紹我們的研究結果[4]。

【方法】

　　以34位因近端股骨骨折或退化性髖關節炎而動手術，且轉院或出院時不用枴杖就能行走的人為對象，各疾患所占的人數分別是近端股骨骨折25位，退化性髖關節炎9位。將其分成兩群：N群是承重時沒出現軀幹代償動作的正常步態群組（男性1位，女性14位，平均年齡74.3±10.7歲），D群是負重時軀幹往患側傾斜的裘馨氏跛行群（男性2個，女性17個，平均年齡69.1±10歲）。研究項目有：①N群和D群的髖關節外展肌力，②N群和D群的髖關節內收角度，③因髖關節內收角度不同而出現的跛行機率。關於髖關節外展肌力，使用徒手肌力量測裝置（酒井醫療社製，EG-200）之最大等長性收縮，量測側躺時的髖關節外展肌力，並除以體重將之標準化（Nm/kg）。

【結果】

　　至於患者的背景，就年齡和性別來看，兩個群組間沒看到有意義的差距：①**就髖關節外展肌力而言**，N群是1.83±0.6Nm/kg，D群是1.6±0.84Nm/kg，沒看到有意義的差距，②**就髖關節內收角度**而言，N群是12.7±3.2度，D群是6.6±4.4度，N群的內收範圍明顯較大，③**因髖關節內收角度不同而出現的跛行機率**上，髖關節內收5度以下為100%，10度為38.5%，15度以上為22.2%，可看出內收範圍越大，跛行出現的機率明顯降低（表5-1、5-2）。

表5-1：**兩個群組的外展肌力和內收活動度**

	N群 （N=15）	D群 （N=19）
外展肌力（Nm/kg）	1.83±0.6	1.6±0.84
內收角度（度）	12.7±3.2	6.6±4.4

平均值±標準偏差　　*$P<0.01$

表5-2：**因髖關節內收角度不同而出現的跛行機率**

內收角度	出現機率（%）
5°以下	100
10°	38.5
15°以上	22.2

*$p<0.01$

③ 裘馨氏跛行的解釋

　　關於髖關節術後的患者，很明顯可以看到髖關節內收角度減少會造成裘馨氏跛行，可是，髖關節外展肌力和裘馨氏跛行沒有直接的因果關係。在這個研究中的肌力，指的是用徒手肌力計測出的等長收縮肌力，這個評估無法反應出時間與空間因素，因此無法斷言這代表肌肉功能下降，不過在臨床上還是要對「肌力退化＝裘馨氏跛行」這個概念存疑。

5

異常步態（跛行）的評估與治療

對退化性髖關節炎做全人工髖關節置換術（total hip arthroplasty, THA）時，髖關節內收受到限制的可能原因包含：因股骨頭往下拉而加大外側軟組織的張力、因手術侵入造成肌肉痙攣和手術傷口的伸直刺激、皮下的滑動性下降等。另一方面，近端股骨骨折，和退化性髖關節炎不同，因為沒有肌肉變性，所以基本上可以將主要原因視為術後的肌肉痙攣。根據我們的研究結果，髖關節內收角度5度以下的例子裡，全數都有跛行現象，這代表關節活動度（ROM）和裘馨氏跛行有強烈的關聯性。說到正常步態時的髖關節內收角度，從腳跟著地到腳底著地為止需要4度，可是，站姿時的外展肌做離心性收縮的同時會讓肌肉內壓提高、延展性下降，因此為了要做到正常步態，平躺量測到的內收角度數值必須比步行時所需的4度還要再大。

從肌力的觀點來看裘馨氏跛行的原因，軀幹往患側傾斜代表從股骨頭到重心線的距離較短，可說是為了用微弱的外展肌力步行的代償運動。而髖關節內收受限時，可解釋為是站立期時骨盆會往外方移動（髖關節內收）的限制和軀幹側彎相抵銷（圖5-8），也就是說，這是外觀一樣但原因完全不同的病徵，因此需要治療師高度的觀察力和評估能力。此外，可將導致跛行的髖關節內收角度和外展肌力的關係，已整理於圖5-9，必須理解到，內收角度受限時，不會出現臀中肌無力跛行，一定是出現裘馨氏跛行。

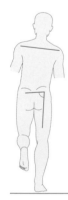

肌力的觀點
軀幹往患側傾斜這種反應，代表從股骨頭到重心線的距離較短，可說是為了用微弱的外展肌力步行的代償運動。

外展肌功能不全

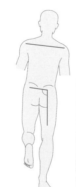

ROM 受限的觀點
骨盆無法往外側活動就無法用單腳站立，因此會靠軀幹相抵消。

髖關節內收受限

圖5-8：裘馨氏跛行的原因

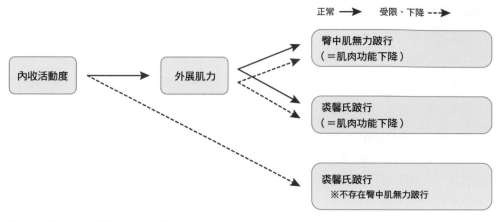

正常 ➔　　　受限、下降 ╌➔

內收活動度 ➔ 外展肌力

臀中肌無力跛行
（＝肌肉功能下降）

裴馨氏跛行
（＝肌肉功能下降）

裴馨氏跛行
※不存在臀中肌無力跛行

圖5-9：導致跛行的活動度和肌力的關聯

④ **自覺性的長短腳**

臨床上常會遇到有些患者實際上沒有長短腳，不過他們卻說在做站立、步行訓練時，會感覺到手術側下肢好像較長，這不是結構性的長短腳，而是自覺性的長短腳（perceived leg length discrepancy, PLLD）。古賀等學者[5]在探究了做全人工髖關節置換術（THA）後的PLLD原因時，舉出手術部位和伴隨大腿腫脹的外側軟組織張力會造成患肢有外展的傾向，他認為PLLD是髖關節內收受限和脊椎側彎變形的病例上看得到的特徵。

改善長短腳的方法中，針對三公分以上的長短腳，大多是在短側的鞋子底部加高來補差距。另一方面，若是PLLD，則優先改善肇因，亦即針對髖關節內收受限和腰椎側彎受限的運動治療。川端等學者[6]針對有PLLD的THA病例，指出在前期階段就開始合併使用增高方法有助於讓下肢的負重率維持左右均等。

⑤ **需要鑑別的異常步態**

■**臀中肌無力步行（gluteus medius gait）**

在臀中肌肌力退化和有麻痺現象的案例上，常看到臀中肌無力跛行和裴馨氏跛行，兩者的障礙皆是將軀幹往前傾，總是將上半身傾斜於立腳側，所以走路時軀幹左右搖晃，出現搖擺式步態（waddling gait）或鴨行步態（duck gait）；臀中肌無力步行時，加快步行速度就能降低異常步態。

■**髖關節疼痛**

起因於疼痛的異常步態上，患者於站立期為了避免負重時的疼痛，軀幹會往健側傾斜導致站立期時間縮短。

髖關節則因為放鬆關節周圍的韌帶而減緩了疼痛，髖關節就變成輕度屈曲、外展、外旋，步行時保持這樣的關節角度，所以代償性地膝關節就會屈曲。患側為了減緩因衝擊造成的疼痛，就會由腳尖輕輕著地，縮短站立期的時間，健側的步幅進而變短。以雙腳來看，左右步幅變短，雙腳支撐期的比例增加，步行速度就變慢了。

■腰背疼痛

　　兩側的腰背疼痛會造成軀幹前屈，因而限制了軀幹前後擺動的步行，亦即步伐變小，跨步步幅縮短，步行速度變慢，單側的腰背疼痛會變成軀幹前屈或往患側或健側側彎的姿勢。

b. 伸直受限

① 髖關節在站立後期能伸直的意義

　　圖5-10表現出了一個步態週期裡的髖關節、膝關節、足關節的角度、力矩及力量，以髖關節為例，在著地初期髖關節是以屈曲角度著地，此時從腳跟往身體重心發出的地面反作用力向量通過髖關節前方，所以屈曲方向的外部力矩會發揮作用。因此，為了相

參照文獻25所做的圖表

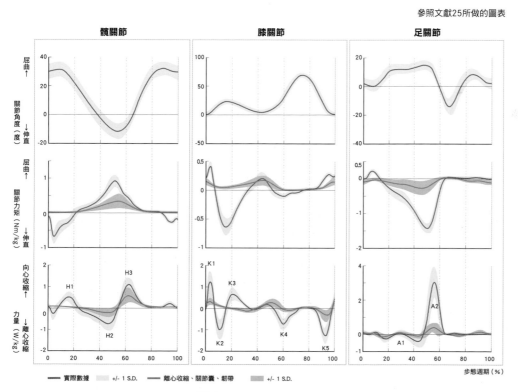

圖5-10：自由步行時，下肢關節在運動學上的數據

髖關節發揮的屈曲力矩、力量上，被動要素所占的比例較多。

應，會有髖關節伸直肌群帶出的伸直力矩。但由於著地初期後髖關節馬上開始伸直，所以髖關節伸直肌會進行向心收縮（關節力量增加）；站立中期則是地面反作用力的數值相對變小的階段，其向量和髖關節的距離也相對較小，因此，作用於髖關節的力矩數值變小。站立後期，身體重心往前方移動，從蹠趾關節（MTP關節）往身體重心發出的地面反作用力向量通過髖關節後方，因此伸直方向的外部力矩會發揮作用。為了對抗這個力距，會產生髖關節屈曲肌造成的屈曲力矩，使髖關節持續伸直，因此髖關節屈曲肌會做離心收縮（關節力量減少）。如此一來，髖關節屈曲肌和關節囊韌帶會拉伸，蓄積彈性能量；之後的前擺盪期階段，髖關節運動由伸直變成屈曲，並產生髖關節屈曲肌的向心收縮（關節力量增加）。在此需要注意的是，站立中期之後，亦即髖關節伸直時期和跨步時期的力量來源，被動的比例提高了，不僅有利於有效率的步行，更重要的是站立後期能得到充分的髖關節伸直角度。

② 因伸直受限而出現的跛行

髖關節屈曲攣縮時，往骨盆前後方向的搖擺變大，步伐減少，從而導致站立後期出現骨盆前傾、腰椎前凸、軀幹前傾，擺盪期的後期則會出現骨盆後傾、腰椎後凸、軀幹後傾。再者，從站立後期到擺盪期，可看到過度利用骨盆和對側關節的旋轉往前推進的代償運動。

NOTE：關節力矩和關節力量

關節力矩：嚴格來說，這也包含關節支持組織的彈性，不過主要是指骨骼肌的收縮產生的張力總和，可是因為無法直接量測肌肉張力和彈性，所以計算出地面反作用力產生的外部關節力矩後，與該數值相應的內部關節力矩就稱作關節力矩。

關節力量：關節力矩和角速度的乘積就是關節力量。關節力量和肌肉的收縮方式有關，肌肉進行向心收縮時，關節運動和力矩是相同方向，所以代表力量是增加的，可產生能量。另一方面，離心收縮時，關節運動和力矩方向相反，代表力量減少，可吸收能量。

NOTE：步行的神經控制也受到伸直活動度的影響嗎？

　　步行的控制是自動進行的，無須特別意識到四肢的動作就能持續活動，但不限於步行，只要是經由學習達到高度模組化的運動，都是和進行運動有關的中樞往中樞神經系統的下位層級移動。

　　發現步行基本節律的神經迴路位於脊髓和腦幹，具有產生或修正運動輸出的機制，對於四肢的自主化且非對稱的運動輸出，脊髓的貢獻非常大。存在於頸、腰髓膨大部的中樞模式產生器（central pattern generator, CPG）相當重要，CPG是位於上位中樞和運動神經元中間的脊髓間神經元群，形成了步行的基本節律，同時也有決定參與步行的肌群運動模式的功能（圖5-11）。步行運動是由上位中樞規劃，包含CPG的下位運動中樞發現基本的運動模式，在步行運動的控制上，從肌梭傳出的感覺資訊可以感知步行中不斷變化的肌肉長度和張力，不僅將末梢的狀況傳達到脊髓，還會傳達到終腦、腦幹等上位中樞，因此相當重要。

　　被CPG活性引發的步行肌肉活動裡，需要下肢的承重和伴隨髖關節角度變化的感覺資訊，特別重要的是站立後期的髖關節伸直，髂腰肌的伸直接受器傳來的向心性輸入，會喚起讓姿勢變成擺盪期的髖關節屈肌群活動[7]。

參照文獻26所做的圖表

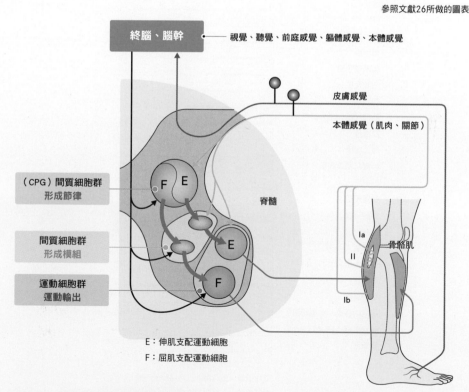

E：伸肌支配運動細胞
F：屈肌支配運動細胞

圖5-11：誘發步行的脊髓神經迴路網

步行運動的模式是靠CPG形成的，以站立中期為界線，髖關節會進行伸直肌和屈曲肌的轉換，同時擺盪側也會進行屈曲肌和伸直肌的轉換（圖5-12）。如此，為了讓髖關節轉換伸直肌和屈曲肌，站立中期的髖關節必須採取屈伸中間位置的功能上站姿，關節攣縮和肌力退化或是過多的肌肉活動會造成骨盆和股骨間的排列異常，從而限制髖關節功能性的運動自由度，因此必須獲得適當的承重姿勢。

步行的基本模式是靠腦幹和脊髓生成的，上位中樞的大腦皮質、小腦、腦基底部有著控制其活動的階層性，也就是說，CPG產生的週期性運動輸出，在減輕上位中樞負擔這方面發揮了重要作用，也讓雙重任務變為可能。

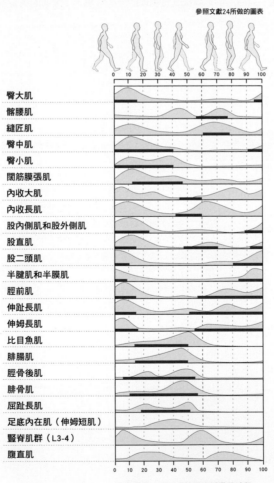

參照文獻24所做的圖表

臀大肌
髂腰肌
縫匠肌
臀中肌
臀小肌
闊筋膜張肌
內收大肌
內收長肌
股內側肌和股外側肌
股直肌
股二頭肌
半腱肌和半膜肌
脛前肌
伸趾長肌
伸姆長肌
比目魚肌
腓腸肌
脛骨後肌
腓骨肌
屈趾長肌
足底內在肌（伸姆短肌）
豎脊肌群（L3-4）
腹直肌

紅色橫線：步行中的肌肉活動的時段
粉紅色部分：相對的大小

圖5-12：步行時的肌肉活動

5

異常步態（跛行）的評估與治療

③ 伸直受限的原因

　　行走於髖關節屈伸軸前方的組織全都是伸直受限的原因，不過臨床上問題出在髂腰肌、恥骨肌的例子很多。若站立後期髖關節伸直再加上呈內旋位置（close-packed position），關節內壓上升和關節囊韌帶的延展性下降都是伸直受限的原因（圖5-13）。

④ 需要鑑別的異常步態

■髖關節疼痛

　　請參考內收受限的項目（第183頁）。

■股四頭肌的肌力退化

　　在股四頭肌麻痺造成膝關節伸直肌肌力變弱的案例上，為了預防患側在站立期膝蓋彎曲，常會看到患者上半身往前方傾斜，身體重心落於膝關節前方的步行方式，或是在走路時用自己的手壓著膝關節前面（圖5-14）。兩側都有問題的話，會在走路時總是上半身往前屈，走下坡路時異常步態會變明顯。

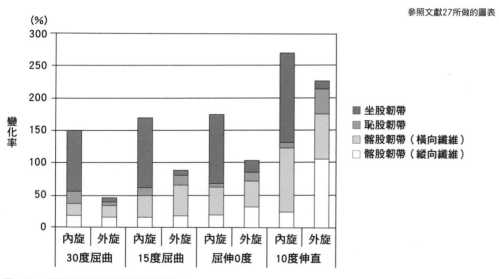

參照文獻27所做的圖表

圖5-13：髖關節肢位不同和韌帶伸直率

隨著髖關節屈伸角度不同，牽制內旋、外旋的組織也會發生變化，整個韌帶的伸直率於30度屈曲、外旋位置時最低；10度伸直、內旋位置時最高，雖然沒將內收和外展算在內，不過這些和關節鬆弛位置是一致的。

c. 外展受限

① 外展受限出現的跛行

髖關節內收攣縮時，骨盆側方傾斜會造成攣縮側下肢看起來有縮短的現象，使攣縮側的站立期類似結構上的長短腳較短側，會用腳尖走路。

② 需要鑑別的異常步態

■長短腳

長短腳的差在三公分以內的話，骨盆、軀幹、下肢的代償會讓異常步態不明顯，這是因為縮短側的站立期時，同側的骨盆會降低傾斜以彌補外表上看起來的長短腳差，此骨盆傾斜則靠脊椎側彎來代償。

另一方面，長短腳差超過三公分的話，就無法靠上述的方法代償，為了彌補長短腳差會變成用腳尖走路。此外，因一側下肢縮短，縮短側的站立期時，身高變低，軀幹往縮短側傾斜，因而出現硬性墜落性跛行。在非縮短側的擺盪期，髖關節、膝關節的屈曲、足關節背屈都會加大。

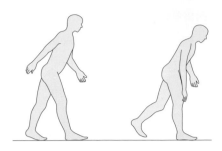

圖5-14：股四頭肌的肌力退化

在股四頭肌麻痺造成膝關節伸肌肌力退化的案例上，常會看到患者在站立期上半身往前方傾斜，採取身體重心落於膝關節前方的步行方式，或是在走路時用自己的手壓著膝關節前面。

3）膝關節的關節活動度受限引起的異常步態

步行時，膝關節需要很大的屈曲、伸直角度，所以膝關節可以說很容易出現因活動範圍受限造成的異常步態。膝關節屈曲攣縮在30度以內的話，步行速度一變快，就會出現和腳縮短類似的異常步態；超過30度的屈曲攣縮通常會出現這種異常步態。

膝關節伸直攣縮時，攣縮側下肢的擺盪期會出現環繞式步態（circumduction gait），對側下肢的站立期就會出現踮腳尖步態。

NOTE：高齡者的步行特徵

　　隨著年紀增長，走路速度會變慢，有人指出主要原因是髖關節屈曲、伸直活動度減少、步幅變小、雙腳支撐期加大、步行率（步頻）減少等和髖關節相關的問題[8],[12]。Murray等學者[9]為了觀察高齡者走路方式的變化，分析了64個（20～87歲）正常男性的走路方式，將高齡者的走路特徵整理於表5-3，並以這個結果為基礎，將高齡者特有的走路姿勢於圖5-15表現出來。

　　此外，植松等學者[10]算出了正常年長女性和正常年輕女性自由步行時的下肢關節力矩（最高值），加以比較分析後，兩個群組出現了不同的結果。年輕群組顯示出和步行速度有關聯的是在著地期的膝蓋屈曲、單腳支撐開始時的膝蓋伸直，與雙腳支撐期中間點的腳背屈等主要的牽制期力矩；相對於此，高齡群組顯示出和步行速度有關聯的是踢出腳後期的膝蓋伸直和開始踢出腳時的足蹠屈力矩。之前就有別的研究[11]指出，高齡者的步行速度之所以會降低，是因為踢出腳時膝蓋伸直和足蹠屈力量變小，而植松等學者的分析證實了這個研究。

　　隨著年紀增長運動能力會下降，感覺功能也會下降，可以將這些步行模式的變化視為彌補功能下降而產生不穩定步行的策略，減少步伐和步行速度、改變步行模式可確保步行的安全性。

參照文獻9所做的圖

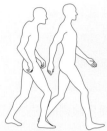

圖5-15：高齡者（左）和年輕人（右）的步行姿勢

高齡者和年輕成人比起來步伐減少，髖關節的屈曲和伸直降低，後腳的足關節蹠屈和腳跟抬起幅度減少，前腳的足關節背屈和腳尖抬起的幅度也變小，上肢則是肩關節的屈曲和肘關節的伸直角度變小。

表5-3：**高齡者的步行特徵**

① 步行速度變慢
② 步幅縮短
③ 步頻（步行率）下降
④ 步幅寬度變大
⑤ 步態週期延長（站立期延長、擺盪期縮短）
⑥ 下肢關節運動範圍減少
　　腳跟著地期　　髖關節屈曲角度、膝關節伸直角度、足關節背屈角度減少
　　腳伸出期　　　髖關節伸直角度、足關節蹠屈角度減少
　　擺盪期　　　　膝屈曲角度、腳跟上升幅度減少
⑦ 頭部上下擺動幅度變小，往旁邊擺動幅度增加
⑧ 軀幹旋轉、水平面的骨盆旋轉活動範圍減少
⑨ 肩關節的活動範圍和肘關節伸直角度減少

5

異常步態（跛行）的評估與治療

4）足關節的關節活動度受限引起的異常步態

　　足關節的患者大多會發生背屈活動度受限的情形，背屈受限會抑制腳踝滾動從站立中期到站立後期所能發揮的作用。

　　足關節蹠屈攣縮（馬蹄狀畸形）的患者是著地初期腳尖先著地，通常會看到腳跟從地面抬起的馬行步態（equine gait），腳踩地時推進力下降，步行速度變慢。背屈受限明顯時，站立期會出現膝關節過度伸直；擺盪期時，腳尖和地面保有空間，因此變成髖關節、膝關節過度屈曲的外展、環繞式步態。

　　足關節背屈攣縮是攣縮側的站立期只有腳跟著地，且站立期縮短，踩地時的推進力減弱，產生跟足步態（calcaneal gait）。

NOTE：滾動功能

　　為了讓身體在站立期能順利往前方移動，有三種滾動功能（rocker function）（圖5-16）。滾動功能是將往下的身體重量轉換成往前方移動所需的一種足部功能，可以讓三個旋轉中心慢慢往前方移動，像搖椅般往前方旋轉，讓身體旋轉的支點始於腳跟，然後往足關節、蹠趾關節（MTP關節）改變，各自被稱作腳跟滾動（heel rocker）、腳踝滾動（ankle rocker）及前足滾動（forefoot rocker）[13]。

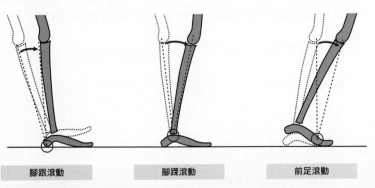

| 腳跟滾動 | 腳踝滾動 | 前足滾動 |

圖5-16：三種滾動功能

腳跟滾動：腳跟承受著地初期之後的身體重量，以腳跟為支點，小腿往前方移動。
腳踝滾動：前足部著地後，以足關節為支點，使小腿往前方被動式移動。
前足滾動：以蹠趾關節為支點，靠前足部著地的滾動功能，將主軌道從以足關節為中心
　　　　　　的旋轉運動，轉變成以蹠骨為中心的旋轉軌道，可防止重心往下。

3. 異常步態（跛行）的評估

　　評估步行的目的是找出異常步態的原因以利後續治療，也能看看治療效果如何，然而因沒有明確的步態評估方法和基準，通常是依照治療師的經驗這種主觀的方法進行。

　　在此解說幾種針對臨床上觀察到的常用固定評估法。

1）藉由觀察得到的步態評估

　　想要藉由觀察來評估步態的話，必須先理解正常步態的機制，基於步態週期各個階段所需的運動功能，考察實際觀察到的步行狀態。

　　觀察到超脫正常步態的現象時，有時會直接反映出功能障礙，有時會因別的功能障礙出現代償的動作，並不是只靠觀察就輕易判斷功能障礙，而是要依照功能診斷來驗證。

a. 觀察矢狀面和冠狀面

　　觀察要從前後和側方進行，對沒有臨床經驗的學生和新手治療師而言，要在短時間內評估步行並找出障礙的原因很難，為了避免不熟悉的施術者做出不當的評估，活用影片補強這點很有效。

冠狀面的觀察指標：雙眼的位置、肩峰、髂前上棘、髂後上棘、坐骨粗隆、大轉子、腓骨頭、內踝、外踝等。

矢狀面的觀察指標：耳道口、肩峰、髂前上棘、髂後上棘、大轉子、腓骨頭、外踝等。

b. 步行觀察的祕訣

　　步行是個有節律且週期性的動作，為了不只看局部的動作，而是看整體動作，首先要觀察步行是否順利、左右節律、動作的時間點是否一致。如果左右站立期的時間和步伐、步幅寬度呈現左右不對稱的話，應該是有其他問題才會造成這些現象的。

　　一個步態週期可區分為七個階段，不過可先大致分為「站立期」和「擺盪期」這兩大時期，再依照自身的觀察力慢慢地細微觀察會比較好了解。

表5-4：步行中，觀察到的下肢、軀幹的主要不正常現象

參考文獻29所作的圖表

	不正常現象	觀察的時期	現象說明
足關節	1) 蹠屈位腳跟著地	著地初期	足關節稍微蹠屈，膝關節完全伸直。
	2) 前足部著地	〃	足關節蹠屈、髖關節屈曲，從前足部開始著地。
	3) 整個腳底著地	〃	整個腳底著地。
	4) 腳掌拍打地面（foot slap）	著地初期～承重反應期	腳跟著地時，背屈肌肉啟動不足引起的突發蹠屈。
	5) 過度蹠屈、背屈	整個步態週期或一小段期間	蹠屈、背屈角度很大。
	6) 過度旋前、旋後	〃	旋前、旋後很明顯。
	7) 腳跟準備離地（heel off）	承重反應期～站立中期	腳跟離地。
	8) 腳跟沒有離地（no heel off）	站立後期～前擺盪期	腳跟沒有離地。
	9) 拖著腳尖（toe drag）	擺盪初期～擺盪末期	擺盪期一部分的腳底或整個腳底著地。
膝關節	1) 屈曲受限	整個步態週期或一小段期間	屈曲角度過小。
	2) 過度屈曲	承重反應期或擺盪期	屈曲角度過大。
	3) 搖擺	整個步態週期或一小段期間	迅速屈伸動作。
	4) 過度伸直	承重反應期～站立中期	過度伸直。
	5) 突然伸直	〃	突然出現的伸直動作。
	6) 外翻、內翻	整個步態週期或一小段期間	起因於膝關節變形。
髖關節	1) 屈曲受限	擺盪中期～承重反應期	屈曲角度過小。
	2) 過度屈曲	〃	屈曲角度過大。
	3) 回抽（past retract）	擺盪末期	因為下肢往前方跨出太大，所以著地初期前要收回下肢。
	4) 內旋、外旋	整個步態週期或一小段期間	內旋、外旋角度很大。
	5) 內收、外展		內收、外展角度很大。
骨盆	1) 抬起	前擺盪期～擺盪中期	單側骨盆過度抬起。
	2) 前傾、後傾	整個步態週期或一小段期間	異常前傾、後傾。
	3) 前方旋轉、後方旋轉不足	〃	前方旋轉、後方旋轉不足。
	4) 過度前方旋轉、後方旋轉	〃	過度前方旋轉、後方旋轉。
	5) 往同側或對側落下	前擺盪期～擺盪末期	單側骨盆下沉。
軀幹	1) 前傾、後傾	整個步態週期或一小段期間	異常前傾、後傾。
	2) 側彎	〃	異常側彎。
	3) 過度前方旋轉、後方旋轉	〃	過度前方旋轉、後方旋轉。

只要是生活在地球上，身體上就會有重力和地面反作用力兩個外力作用，可以用身體重心為指標，由足壓中心和關節中心的相對位置來推測關節力矩。各個階段、各個關節產生的不正常現象列於**表5-4**。

此外，因為姿勢和動作有密切的關係，所以也可以在患者於站姿和單腳站時，觀察他們如何控制姿勢來判斷是否為異常步態。

2）藉由動作誘導得到的步態評估

即使再怎麼仔細觀察，從觀察到的步態評估中得到的只不過是數個障礙原因的「假設」罷了，為了從這些現象當中找出真正的原因，要「誘導」到假設的動作，再從那時患者顯示出的反應來判斷。可是，如果看漏患者的反應，什麼都沒想就強制往不出現代償運動的方向矯正的話，就無法從中得到任何資訊。

步行評估時，要觀察誘導時患者的反應，並從中假設原因是什麼，然後針對假設做驗證開始檢查，從中鎖定原因。

在此舉一個步行評估的例子，以剛完成股骨近端骨折手術後呈現承重困難為例，可能原因包含：①小轉子骨折或內側皮質骨出問題導致骨折部位有壓力，②手術部位和受傷的組織疼痛，③髖關節周圍肌肉的肌力退化，④髖關節內收的活動度受限。只從外表觀察是無法從中找到真正原因為何。因此，可試著把正確的重心誘導至側方，如果可以成功誘導但髖關節內側部會痛的話，就懷疑原因是①，可以透過靠調整負重量及將骨盆移於前傾位時疼痛是否減輕來判斷。此外，如果可以成功誘導，但患者表示手術部位或受侵害的組織會痛，就懷疑原因是②，靠徒手舒緩手術部位，讓臀大肌和臀中肌的起點和終點靠近後是否容易負重來判斷。如果可以成功誘導但骨盆無法保持水平位置，對側的骨盆下沉，則懷疑原因是③，可以透過上述方法幫助肌肉出力後是否較能負重，同時參考臀肌的肌力來判斷，例如即使徒手肌力測試（MMT）時肌力不夠，也必須確認是否真的是因為這個原因造成承重困難。如果是即使扶著骨盆也無法成功誘導的話，就懷疑原因是④，並參考髖關節內收活動度來判斷。

為了誘導動作，可以從需要多少輔助來推測步行障礙的問題點，評估時可參考表5-5。

表5-5：誘導動作時需要的輔助以及可預想的問題點

參照文獻1所做的圖表

誘導時需要的輔助	可預想的問題
修正運動方向時必要的誘導	因習慣的動作造成的影響
輔助必須的力量以做正確的運動	因肌力變弱或運動麻痺（motor paralysis）造成的影響
不給患者阻力就無法誘發	過度努力、動作受限引發的代償、連鎖反應、迴避疼痛、恐懼感所造成的影響
即使輔助也無法誘導運動	因活動度受限所造成的影響

4. 針對步行障礙的運動治療

1）取得步行時所需的關節活動度

以軀幹和髖關節為中心的下肢關節活動度受限是造成異常步態的重要原因，活動度受限也會對支撐力下降或肌力無法發揮等其他因素造成影響，因此首先要試著改善各個關節的活動度（請參考第143頁〈髖關節攣縮的評估與治療〉）。

外傷和剛動完手術的個案上，為了要舒緩處於過度張力狀態的髖關節周圍肌肉，改善循環狀態，用支撐帶除去重力的關節運動很有效。

2）以提高肌肉功能品質為目的之運動治療

正常的行走動作中不需要最大肌力，只要在各個階段適當的時間點做適當的肌肉活動，就能變化各種適當的收縮模式，加藤[14]提出了個疑問，表示只用徒手肌力測試（MMT）判斷肌力是不夠的，包含了強度、時間、空間等要素的肌肉功能相當重要，因此他對這些以往進行的沙包和彈力帶/彈力繩等強調重量或阻力的肌力增強訓練抱持疑問。

為了在單腳站立時保持髖關節穩定，需要外展肌發揮作用。說到外展肌，容易想到臀中肌，不過單腳站時，臀大肌、闊筋膜張肌、臀小肌等外展肌群及其拮抗肌（內收肌）都必須同時收縮。姬野[15]做的剛體彈簧模型研究指出，保持單腳站需要的外展力矩詳細內容如下：臀中肌為46%，臀大肌上段纖維為32%，臀小肌為22%；不過骨盆前傾角度加大到20度時，細項各變為38%、43%、19%。這代表單腳站時，臀中肌不是單獨發揮作用，而是所有外展肌群互相協調活動，所以需要做順應骨盆排列的訓練。此外，隨著運動姿位不同，活動的外展肌群也不同，觀察平躺時髖關節外展運動時的肌肉活動得知，臀大肌的活動比臀中肌少（圖5-17a）；也知道姿勢維持平躺，將髖關節轉為內旋角度的話，臀中肌的活動會增加（圖5-17b）；改為趴姿則臀大肌上段纖維的活動會增加（圖5-17c）。因此也可以像這樣，依照目標的肌肉不同而改變訓練的姿勢。

5

異常步態（跛行）的評估與治療

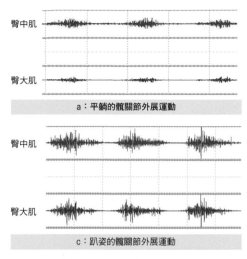

a：平躺的髖關節外展運動

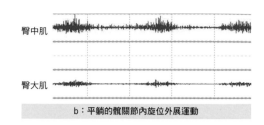

b：平躺的髖關節內旋位外展運動

c：趴姿的髖關節外展運動

圖5-17：不同的運動姿位也會影響到髖關節外展肌群的肌肉活動

隨著運動姿位不同，啟動的外展肌群也不同，採取平躺做髖關節外展運動時的肌肉活動，臀大肌的活動比臀中肌少（a）。採取平躺讓髖關節內旋的話，臀中肌的活動會增加（b）；改為趴姿的話，臀大肌的活動會增加（c）。

參照文獻16所做的圖表

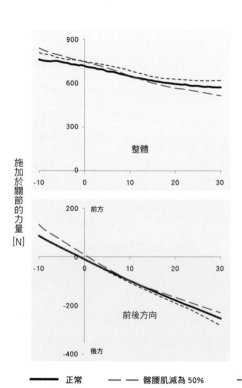

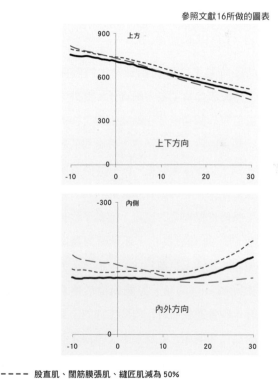

施加於關節的力量 [N]

━━━ 正常　　　── 髂腰肌減為 50%　　　- - - - 股直肌、闊筋膜張肌、縫匠肌減為 50%

※橫軸表示髖關節的角度（度），正數方向表示屈曲，負數方向表示伸直。

圖5-18：髖關節周圍肌肉的代償和施加於關節的力量

這是表示平躺做髖關節屈曲運動時，在模型上將髂腰肌或股直肌的輸出力減少後，對髖關節施加的力量。髂腰肌的輸出力降為50%的話，髖關節位於伸直角度時，股骨頭往前或往內側施加的力量會增加（藍色虛線）。施加於髖關節的力量會隨著髖關節的角度與參與的肌力而受到很大的影響。

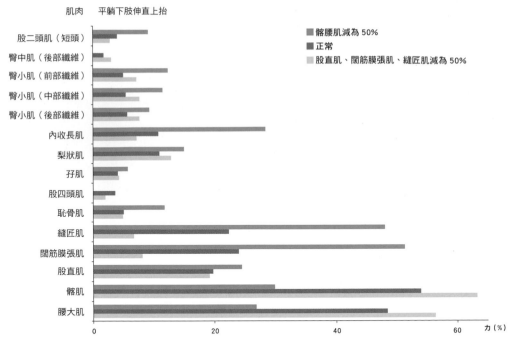

肌肉　　平躺下肢伸直上抬

- 股二頭肌（短頭）
- 臀中肌（後部纖維）
- 臀小肌（前部纖維）
- 臀小肌（中部纖維）
- 臀小肌（後部纖維）
- 內收長肌
- 梨狀肌
- 孖肌
- 股四頭肌
- 恥骨肌
- 縫匠肌
- 闊筋膜張肌
- 股直肌
- 髂肌
- 腰大肌

■ 髂腰肌減為 50%
■ 正常
■ 股直肌、闊筋膜張肌、縫匠肌減為 50%

力（%）

圖5-19：髖關節周圍肌肉的平衡

站姿時為了讓軀幹和骨盆、髖關節穩定，髂腰肌擔負了很大的責任。此外，髂腰肌還有一個功能是在站立中期之後的髖關節伸直階段，補強結構上較脆弱的髖關節前側。Lewis等學者[16]在了解髂腰肌的功能上提出了一份很有意思的報告，他們使用肌肉骨骼模型的模擬，追蹤了從伸直10度到屈曲30度為止，運動時對髖關節施加的力量（上頁圖5-18）。髂腰肌的輸出力降為50％的話，髖關節位於伸直角

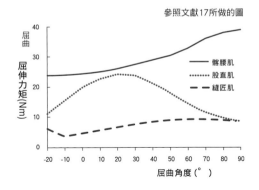

參照文獻17所做的圖

■ 髂腰肌
□ 股直肌
-- 縫匠肌

屈曲角度（°）

圖5-20：髖關節屈曲肌發揮的力矩

度時，股骨頭往前或往內側施加的力量會增加（藍色虛線）。儘管肌肉輸出力減少，對關節的負荷卻增加，這種乍看之下很矛盾的現象，只要看過其他肌肉的作用後也可理解（圖5-19）。髂腰肌的活動減少（■）時，縫匠肌和闊筋膜張肌、內收長肌等有屈曲作用的諸多肌肉會增加代償性出力，相對於髂腰肌只是塊單純有屈曲作用的肌肉，這些肌肉除了屈曲以外，也有內收、外展、內旋、外旋的作用，因此能抵銷掉伴隨屈曲產生的這些作用，結果因諸多肌肉發揮作用，整個關節的負荷反而隨之增加。

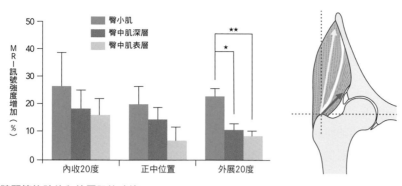

圖5-21：**髖關節的肢位和外展肌的功能**

和髖關節的內收位和正中位置比起來，外展肌力在外展角度時比較弱，於外展角度時，臀小肌比臀中肌容易維持住肌力，能讓臀小肌更有選擇性地收縮。臀中肌的力矩在20度外展角度時，外展作用較弱（黃色箭頭），而臀小肌就算從20度外展角度開始也有啟動的可能（紅色箭頭）。

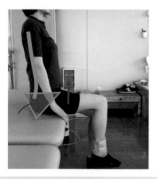

a：髂腰肌

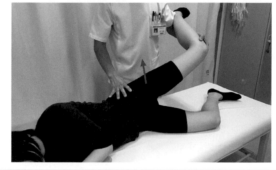

b：臀小肌

圖5-22：**深層肌的訓練**

治療師的阻力太大的話，位於雙關節肌和表層的肌肉就會較活躍。做深層肌的訓練時，選擇做在最終範圍處抵抗力較低的運動比較好。髂腰肌保持腰椎前凸位進行髖關節屈曲運動，考慮到不伴隨骨盆後傾的髖關節原有活動範圍為90度，訓練時將椅子的高度設高一點（a），讓臀小肌從髖關節外展角度開始做外展運動（b）。

　　通常，肌肉的起點和終點接近的話，肌肉收縮會減弱，不過髂腰肌和臀小肌等深層肌肉有個特色是在最終範圍也能啟動[17),18)]。比較股直肌和髂腰肌的屈曲力矩，可知髂腰肌在深屈曲角度時屈曲力矩也很大（圖5-20）。Kumagai等學者[18)]做了個研究調查髖關節位於不同角度時，臀中肌和臀小肌的肌肉活動，報告指出和正中位置比起來，位於縮短的20度外展位時，臀中肌的活動力較低；相較於此，位於深層的臀小肌活動還是維持不變（圖5-21）。此外，位於雙關節肌和表層的肌肉，在做肌力訓練時，若治療師的抵抗太大，會較優先對深層肌發揮作用，因此，做深層肌訓練時，選擇在終端角度的低阻力運動比較好（圖5-22）。

此外，關於控制方向的訓練方面，福井等學者[19]提出報告指出，只靠雙關節肌或單關節肌群的活動，就能往某個方向輸出力量（圖5-23）。在髖關節的屈曲伸直運動上使用懸吊帶，在小腿和床保持平行的狀態下，做髖關節的屈曲伸直運動，可以提高髂腰肌和臀大肌這些單關節肌肉的活動（圖5-24）。在臨床上常用將腰撐起的運動來訓練臀大肌，採取小腿垂直於地面的姿勢將臀部抬起，膕旁肌的活動會變少，可以強調臀大肌這塊單關節肌的活動（圖5-25）。

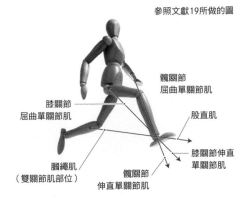

參照文獻19所做的圖

膝關節
屈曲單關節肌

髖關節
屈曲單關節肌

股直肌

膝關節伸直
單關節肌

膕繩肌
（雙關節肌部位）

髖關節
伸直單關節肌

圖5-23：控制方向產生的肌肉運動特殊性（下肢）

步行時需要的肌肉收縮型態是離心收縮比較多，重枝等學者[20]以做過全人工髖關節置換術（THA）的患者為對象做了追蹤調查，其研究指出伴隨步行速度和步長增加。步行時的髖關節伸直角度會減少，且骨盆前傾角度會增加，探究了各種原因，結果發現原因是步行速度慢的話無法讓髂腰肌做離心收縮，骨盆就會前傾代償，而用徒手肌力測試（MMT）有可能看漏這種離心收縮下降的現象。抵抗和肌肉收縮速度的關係是抵抗越大，肌肉收縮速度越慢，為了在進行訓練時考慮肌肉收縮速度，重要的就是要採取減少抵抗、快速穩定的運動（圖5-26）。

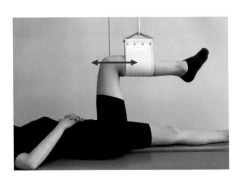

圖5-24：利用懸吊帶做改善髖關節屈曲活動度的運動

於髖關節屈曲伸直運動上使用懸吊帶，在小腿和床保持平行的狀態下，做髖關節屈曲伸直運動，可以提高髂腰肌和臀大肌這些單關節肌肉的活動。

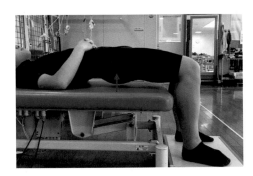

圖5-25：臀大肌訓練

採取小腿垂直於地面的姿勢將臀部抬起，膕旁肌的活動會變少，可以強調臀大肌這塊單關節肌的活動。

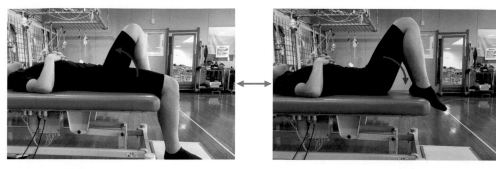

圖5-26：**快速離心性收縮運動**

對側的髖關節呈現屈曲，抑制骨盆前傾，在此狀態下快速反覆做目標側的髖關節屈曲和伸直運動，從無負重開始，等能夠穩定運動後，在小腿遠端綁一公斤左右的重物運動。

3）站姿、承重訓練

步行是個藉由立腳側和對側的連續活動來改變靠足部形成的支撐基底面（base of support），並藉此往前移動的動作。承重訓練是種將步行的構成要素分解，練習站立期某個階段的運動治療，是在進行行走訓練前先做的治療。

a. 控制承重的程度

承重訓練會希望在兩個平行桿之間用雙手支撐著平行桿進行，一剛開始採取站姿，患者大多無法像下頁圖5-27般將重量放在患側上，如果用這個狀態開始訓練步行，就會學習到不正確的走路方式，導致患者要花更多時間學習穩定的步行，或是會增加跌倒的風險。承重訓練雖然是藉由將重心移往患側增加負重，但不是讓軀幹往患側側彎來移動重心，而是骨盆保持水平，靠健側下肢的外展肌發揮作用將重心推到患側，慢慢地減少靠上肢支撐體重的比例，且增加往患側的重量。此時，上肢支撐方式要按照雙手扶平行桿、健側的手扶平行桿、患側的手扶平行桿的順序進行，對著姿勢矯正鏡矯正姿勢很有效，希望患者多利用。

b. 控制重心

能回到正確的站姿後，在靠足部形成的支撐基底面的範圍內練習重心轉移，左右移動時，不要讓體節的排列（alignment）產生變化，只是左右的腳底交換移動重心。治療師要讓患者隨時意識到體節的排列是兩側肩峰連起來的線呈水平，胸骨劍突和肚臍連起來的線呈垂直（圖5-28）。等患側能充分承受重量後，想像站立中期的姿勢，練習患側的單腳站，治療師要指導患者此時單腳站姿是髖關節輕度內收、骨盆前後傾處於中間位

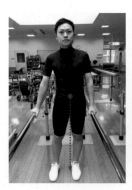
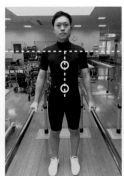
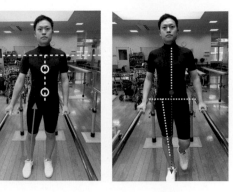

圖5-27：承重訓練

一剛開始採站姿，患者大多會避免將重心壓在患側上（右邊是患側）。

圖5-28：左右移動重心

不讓體節的排列產生變化，只是左右的腳底交換移動重心。治療師要讓患者意識到體節的排列是兩側肩峰連起來的線呈水平，胸骨劍突和肚臍連起來的線呈垂直。

※藍色箭頭表示地面反作用力的力矩。

圖5-29：患側的
　　　　單腳站練習

治療師要指導患者此時單腳站的姿位是髖關節輕度內收、骨盆前後傾的中間位置，體節的排列不變，冠狀面看來重心位於足部垂直線上。

※紅色虛線箭頭是表示重心線。

置，體節的排列不變，冠狀面看來重心位於足部的垂直線上（圖5-29）。此時，治療師要從患者的前方確認髖關節周圍肌肉的肌肉收縮，理想的單腳站是髂腰肌、臀中肌、臀大肌、深層外旋肌群都有適度肌肉收縮（圖5-30）。若體節排列走位的話，重心線穿過髖關節前方，髂腰肌就會鬆弛；重心線穿過髖關節外側，臀中肌就會鬆弛，因此要確認這些肌肉有沒有收縮，且幫忙調整並誘發。如果髖關節周圍肌肉出現肌力退化，就會看到患者表現出沒用到肌力的異常排列來支撐身體，臀中肌和臀大肌上段纖維和肌肉張力無法發揮時，就無法將之誘導至理想的排列。此時，徒手讓薦椎、髂後上棘與大轉子靠近，加些輔助肌力的操作會比較好（圖5-31）。重心的前後移動是利用患側往前跨出一步的站姿進行，設定為患側的站立初期，用健側下肢往前推出的重心保持骨盆和體節的穩定性，用患側下肢來控制。

　　如果在支撐基底面的範圍內能夠順利控制重心移動的話，可以開始用踏步動作變化支撐基底面做控制重心的練習，往前的踏步是從健側往後退一步的狀態開始，接著超越患側往前踏出一步，邊考量股骨頭的覆蓋，邊在站立期的充分承重之下反覆做步行所需的重心轉移（圖5-32）。

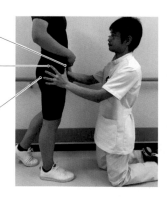

拇指：
觸診確認髂腰肌的肌肉收縮，
重心線穿過髖關節前方的話就會鬆弛。

食指：
觸診確認臀中肌後面的肌肉收縮，
重心線穿過髖關節外側的話就會鬆弛。

中指～小指：
觸診確認臀大肌、深層外旋肌群的肌肉收縮，
重心線穿過髖關節後方且位於外旋的話就會鬆弛。

圖5-30：確認肌肉收縮的位置

治療師在患者的前方確認髖關節周圍肌肉的肌肉收縮，當患者處於理想的站姿時，能感受到其髂腰肌、臀中肌、臀大肌、深層外旋肌群有適度的肌肉收縮。

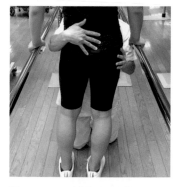

圖5-31：徒手補強肌力的操作

無法發揮臀中肌和臀大肌上部纖維的肌肉張力時，就無法將之誘導至理想的排列，此時，要徒手讓薦椎、髂後上棘與大轉子靠近，加些輔助肌力的操作會比較好。

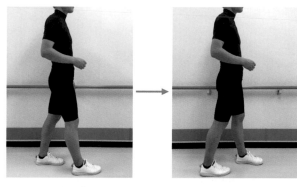

圖5-32：往前方跨步練習

如果在支撐基底面的範圍內能夠順利控制重心轉移的話，可以開始用踏步動作變化支撐基底面做控制重心的練習，往前的踏步是從健側往後退一步的狀態開始，接著超越患側往前踏出一步，邊考量股骨頭的覆蓋，邊在站立期的充分承重之下反覆做步行所需的重心轉移。

c. 承重姿勢下的肌肉收縮練習

站立期的髖關節會做屈曲伸直、內收外展、內旋外旋這些三軸複合運動，瞬間從向心性收縮換到離心性收縮；需要轉換收縮型態時，即從主要動作肌和拮抗肌交互收縮換到同時收縮。

在此介紹如何提高步行所需的肌肉功能。站姿做軀幹旋轉造成的髖關節內外旋運動

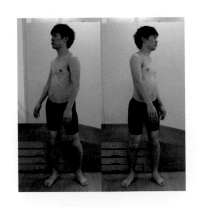
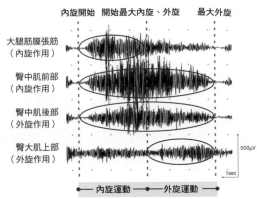

圖5-33：軀幹旋轉造成的髖關節內旋、外旋運動

闊筋膜張肌和臀大肌上段纖維主要是向心性收縮，相對於此，可以在臀中肌看到持續性的肌肉活動，故可練習從向心收縮轉換到離心收縮的收縮型態。

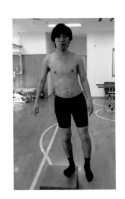
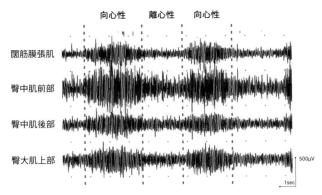

圖5-34：外展肌的向心及離心收縮運動

單腳站做骨盆的上抬和下沉運動時，可以練習到一些外展肌群裡的肌肉收縮轉換，且比起闊筋膜張肌這塊雙關節肌，單關節肌肉的肌肉活動更多，也可練習到收縮轉換。

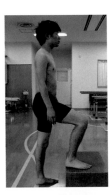
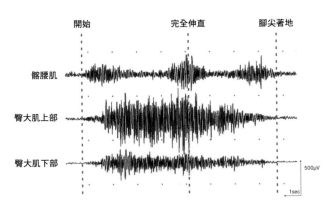

圖5-35：讓對側往上抬的階梯升降

將患側往上跨到檯子上，對側下肢暫時離地之後再踏回地面，觀察從腳尖著地的動作之肌肉活動。

一開始，髂腰肌會比臀大肌早開始肌肉活動，髖關節完全伸直時，腳尖著地前的肌肉活動會增加，表示這和髖關節前方穩定性有關，可觀察到臀大肌（特別是上部纖維）從伸直角度轉到縮短位置這種向心及離心收縮的肌肉活動。

上，闊筋膜張肌和臀大肌上段纖維主要是做向心收縮，臀中肌可做從向心轉換到離心收縮的練習（圖5-33）。單腳站做骨盆的上抬和下沉運動時，可以做一些外展肌群裡的肌肉收縮轉換練習，且比起闊筋膜張肌更可練習到單關節肌的收縮轉換（圖5-34）。

此外，讓患側往前跨上臺子的運動，也可以練習髂腰肌的收縮時間點和臀大肌從伸直角度到縮短位置的收縮練習（圖5-35）。

4）行走訓練

行走訓練要在能夠充分承重及控制重心後再開始進行，從雙手支撐到單手支撐的過程中，或是從靠平行桿移動到拄枴杖移動的過程中，都很容易出現代償運動，因此要特別注意。出現代償運動就表示此時的課題難度超過患者的步行能力，此時，要稍微降低難度且反覆練習，重要的是誘導到正確的動作，特別是從平行桿改到拿枴杖步行的過程當中更需要注意。在平行桿內的步行，可以拉著桿子移動重心，可是用枴杖步行就必須有在支撐基底面裡控制重心的能力，所以控制重心的難度增加了。

步行訓練目的就是將學習到的步行必需功能，反覆做步行運動加以練習，也要從平地移到凹凸不平的地面練習，試圖適應路面環境的變化，提高持久度。

NOTE：高齡者的姿勢變化和對步行的影響

　　高齡者身上最具特色的姿勢變化是脊椎後凸變嚴重造成的駝背，以及因此造成骨盆後傾，隨著年紀增長，脊椎最容易發生的變化是胸椎後凸變大，並漸漸以此為頂點往下方移動，加大彎曲的範圍。如此一來，為了保持脊椎力學上的平衡，頸椎就會出現代償作用讓前凸加大，腰椎的前凸減少[21]。這個脊椎彎曲變化會讓軀幹變成前屈，重心嚴重往前移動，因此會靠骨盆往後傾斜試圖在矢狀面上代償重心位置。再者，骨盆後傾會讓髖關節伸直，不過也會讓膝關節屈曲超過其角度，為了靠足關節背屈保持平衡，下肢的排列就會產生變化（圖5-36）。軀幹前傾越強，膝關節屈曲做的代償就會越大，膝關節做的代償極限為25～30度，超過這個角度，走路時就要把手放在膝蓋上才能走[22]。

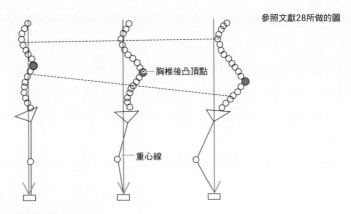

參照文獻28所做的圖

胸椎後凸頂點

重心線

圖5-36：隨著年紀增長的脊椎變化

左：年輕人身上看到的生理性脊椎彎曲。
中間、右：高齡者身上看到的是胸椎彎曲（後凸）加大，彎曲現象以此為頂點往下移動，造成彎曲範圍變大。

　　先前也說過，正常排列的站姿時，幾乎完全不需要肌肉活動，不過如果是駝背這種特殊姿勢的話，為了保持抗重力姿式，主要會用下肢代償，就要多用到臀大肌、髂腰肌、股四頭肌、小腿三頭肌的肌肉。

　　仲田等學者[22]將高齡者的姿勢分為伸直型、Ｓ字型、屈曲型及手放膝上型這四類（右頁圖5-37）。峯等學者[23]利用這樣的分類研究軀幹強制伸直（forced trunk extension）時的駝背姿勢變化和對步行的影響，他們提出的報告指出，屈曲型這種最典型的駝背姿勢會讓軀幹前傾，身體重心往前移動，所以背肌、臀大肌、股四頭肌、小腿三頭肌都要很出力；強制伸直時，軀幹會伸直，不過同時也很明顯會藉由骨盆後傾和膝關節屈曲變大來代償，並且將往前方移動的身體重心往後方修正，藉此讓臀大肌減少出力。另一方面，背肌群、股四頭肌、小腿三頭肌的負擔會加大。身體重心往前方移動後，為了保持姿勢穩定，會讓髖關節伸直肌的臀大肌較出力，試圖讓軀幹（骨盆）穩定。

也就是說，採取讓髖關節伸直肌肉較出力的站姿，就無法提供站立中期之後需要用到的髖關節伸直肌力，以致於無法改變髖關節的角度，很難利用重力當作推進力讓步行穩定。

　　因為這些理由，所以認為為了要穩定地長距離步行，駝背的高齡者需要使用步行輔助器材。要讓那些駝背的高齡者支撐軀幹重量的操作方法很單純，隨手可得的枴杖或步行輔助車便很有效。

　　駝背並不只是表現出這個人因步態和姿勢變化造成的病徵本身，也是表現出某種為了代償病況逐漸惡化後，姿勢異常而產生的結果，因此不要盲目地針對外在好不好看而要求「走路時要抬頭挺胸」，這樣會加大對身體的負擔，也會更害怕跌倒，有可能導致不安全的結果發生。因此，進行適當的步行能力評估和使用步行輔助器材來提高步行效率是很重要的。

參照文獻22所做的圖

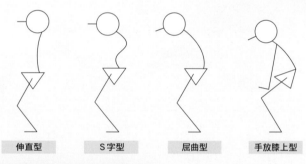

| 伸直型 | S 字型 | 屈曲型 | 手放膝上型 |

圖5-37：仲田等學者提出的高齡者姿勢分類

這能充份反映出椎間盤變形和椎體壓迫性骨折的程度，和以前的分類比起來，在臨床上更具參考意義。

NOTE：靜態步行與動態步行

　　雙腳步行可依移動中的身體重心和支撐基底面的關係，分為靜態步行和動態步行這兩大類。靜態步行指的是身體重心永遠在支撐基底面上步行，說到靜態步行時的身體重心，在單腳上抬時，身體重心是位於支撐腳的腳底，到雙腳支撐期往前踏出的那隻腳的腳底移動。也就是說，靜態步行是為了時時保持平衡，在步行中的所有瞬間都能靜止，在黑暗中摸黑行走或是在平衡木上小心行走時，都會選用這種步行方式。

　　相對於此，我們在日常生活中採用的是動態步行，這是預測身體重心的移動，保持動態平衡行走的步行方式。身體重心不一定處於支撐基底面上，動態步行總是破壞平衡邊讓身體重心往進方向移動，即在動態移動時除了注意不要跌倒，也還要反覆讓另一側的腳往前踏出，因為動態步行是邊保持平衡邊移動，所以在步行過程中沒有靜止的時刻（圖5-38）。

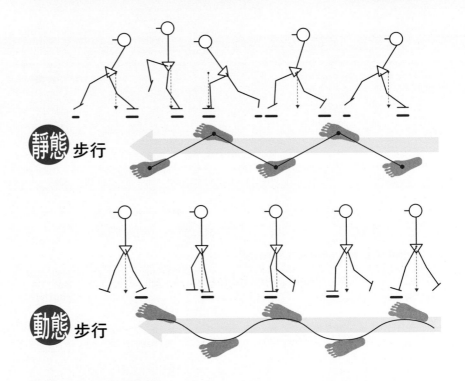

圖5-38：靜態步行和動態步行

二足步行可分為重心永遠在支撐基底面上的「靜態步行」，和保持平衡不跌倒的同時，繼續往行進方向移動重心的「動態步行」。靜態步行時，在單腳往上抬時，重心位於支撐腳的腳底，所以在步行中可以隨時停止，不過動態步行無法在步行動作中途停止。

靜態步行比較容易控制姿勢，優點是隨時都能停止，不過缺點是步行速度緩慢，移動重心時軀幹搖擺很大，能步行的路面環境僅限於平坦的地方。

　　另一方面，動態步行在行走時總是在破壞靜態的平衡，所以比較難控制姿勢，不過優點是步行速度很快，也能走在不平的地面與各種路面上。動態步行是靠動態穩定性支撐，所以無法中途停止，這可說就像是陀螺或腳踏車一樣，是靠活動來保持穩定。

　　靜態步行很難驅動剛才說的CPG在無意識下控制步行，無法隨意控制運動；此外，如果只會靜態步行的話，就只能在平坦的路面行走，跌倒的風險也很高。正常步態基本上是動態步行，步行的運動治療上，重要的是學會實用且具功能性的動態步行。

5

參考文獻

1) 石井慎一郎：動作分析臨床活用講座 バイオメカニクスに基づく臨床推論の実践，メジカルビュー社，2014.

2) 松阪誠應：姿勢・歩行のメカニズム．MB Orthop 13（9）：15-21，2000.

3) 中村隆一，他：基礎運動学 第6版，医歯薬出版：361-420，2003.

4) 熊谷匡晃, 他：股関節内転制限および外転筋力が跛行に及ぼす影響について．PTジャーナル49(1)：87-91，2015.

5) 古賀大介，他：腰椎側方可動性が人工股関節全置換術前後の腰椎－骨盤冠状面アライメント変化および腰痛に与える影響．Hip Joint 33：171-175，2007.

6) 川端悠士，他：人工股関節全置換術例の自覚的脚長差に対する補高は下肢荷重率の均等化に有用か？PTジャーナル50（8）：797-802，2016.

7) Grillner S, et al: On the initiation of the swing phase of locomotion in chronic spinal cats. Brain Res 146: 269-277, 1978.

8) Stephen R, et al: Sensori-motor function, gait patterns and falls in community-dwelling women. Age and Aging 25: 292-299, 1996.

9) Murray MP, et al: Walhing patterns in healthy old men. Gerontol 24: 169-178, 1969.

10) 植松光俊，他：高齢女性の自由歩行における下肢関節モーメント．理学療法学24（7）：369-376，1997.

11) Winter DA, et al: Biomechanical walking pattern changes in the fit and healthy elderly. Phys Ther 70: 340-347, 1990.

12) Crowinshield RD, et al: The effects of walking velocity and age on hip kinematics and kinetics. Clin Orthop 132: 140-146, 1978.

13) Perry J, et al: Basic functions. Chap 3. Gait Analysis: Normal and pathological function. 2nd ed, Slack, Thorofare, p19-47, 2010.

14) 加藤 浩：多関節運動連鎖からみた変形性股関節症の保存的治療戦略．多関節運動連鎖からみた変形性関節症の保存療法 刷新的理学療法，井原秀俊，加藤浩，木藤伸宏編，全日本病院出版会：116-138，2008.

15) 姫野信吉：剛体バネモデルによる股関節骨頭合力の推定について．関節の外科 18：1-6，1991.

16) Lewis CL, et al: Effect of position and alteration in synergist muscle force contribution on hip forces when performing hip strengthening exercises. Clin Biomech 24（1）：35-42, 2009.

17) 小栢進也，他：関節角度の違いによる股関節周囲筋の発揮筋力の変化－数学的モデルを用いた解析－．理学療法学38（2）：97-104，2011.

18) Kumagai M, et al: Functional evaluation of hip abductor muscle with use of magnetic resonance imaging. J Orthop Res 15: 888-893, 1997.

19) 奈良勲監修：二関節筋－運動制御とリハビリテーション－医学書院：146-150，2008.

20) 重枝利佳：人工股関節全置換術後症例の骨盤前傾歩行と股関節屈曲筋群の遠心性収縮能力の関係．国際医療福祉大学博士論文，2015.

21) 山口義臣，他：日本人の姿勢．第2回姿勢シンポジウム論文集：15-33，1977.

22) 仲田和正：老人の姿勢の研究．日整会誌62：1149-1161，1988.

23) 峯 貴文，他：著明な円背を伴う高齢者の歩行練習．PTジャーナル40（8）：649-654，2006.

24) Neumann DA：筋骨格系のキネシオロジー（嶋田智明，平田総一郎監訳），医歯薬出版，東京：547-593，2005.

25) Whittington B, et al: The Contribution of Passive-Elastic Mechanisms to Lower Extremity Joint Kinetics During Human Walking. Gait Posture 27（4）：628-634, 2008.

26) 高草木 薫：歩行の神経機構 Review．Brain Medical 19（4）：307-315，2007.

27) Martin HD, et al: The function of the hip capsular ligaments: a quantitative report. Arthroscopy 24: 188-195, 2008.

28) 高井逸史，他：加齢による姿勢変化と運動制御．日本生理人類学会誌6：11-16，2001.

29) Kirsten GN：観察による歩行分析（月城慶一ほか訳）．医学書院，2005.

5

異常步態（跛行）的評估與治療

6 針對髖關節疾患的評估與運動治療

1. 近端股骨骨折

1）疾患概述

2）骨科的治療

3）評估

4）運動治療

2. 髖關節脫臼骨折、髖臼骨折

1）疾患概述

2）骨科的治療

3）評估

4）運動治療

3. 髖關節退化性關節炎

1）疾患概述

2）骨科的治療

3）評估

4）運動治療

4. 股骨髖臼夾擠症候群（FAI）

1）疾患概述

2）骨科的治療

3）評估

4）運動治療

本章會針對治療師在臨床上常遇到的代表疾患，按照希望大家先理解的基礎知識、骨科治療、評估以及運動治療等順序解說。

　　評估和運動治療的概念，因為有之前的幾章敘述為背景，在此章節會提供適切地複習並加深理解。

1. 近端股骨骨折

1）疾患概述

　　因骨質疏鬆而好發於高齡者的近端股骨骨折，大多是跌倒和撞傷等輕微外力造成的。在日本這種型態的骨折發生率有增加的傾向，隨著整個社會高齡化，也可預想今後患者數會再增加。因為患者年紀比較大，所以很多人會併發全身性疾病，這會成為臥床的要因，且在臥床的要因上僅次於腦中風。此外，這種骨折會影響到癒後情況的因素包含年齡、性別（男性較差）、有無失智症、出院時的步行能力等。

　　此類型骨折的運動治療，要及早設法讓患者恢復受傷前的步行功能，讓他們回歸社會。

a. 分類

　　近端股骨的骨折可分為股骨頸內側骨折（關節囊內骨折）和股骨頸外側骨折（關節囊外骨折）這兩類，兩者合併稱作股骨頸骨折，很多歐美文獻將之稱為femoral neck fracture和femoral trochanteric fracture，我們在這裡稱之為股骨頸骨折、股骨轉子間骨折。

　　近端股骨骨折可分為股骨頭骨折、股骨頸骨折（含骨頭下方）、股骨頸

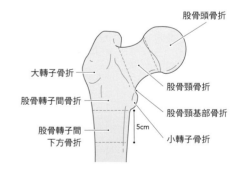

圖6-1：近端股骨骨折的分類

（圖中標示）
股骨頭骨折
大轉子骨折
股骨轉子間骨折
股骨轉子間下方骨折
股骨頸骨折
股骨頸基部骨折
小轉子骨折
5cm

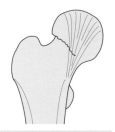
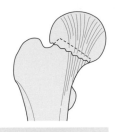
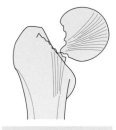
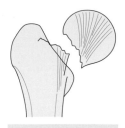

| stage I
不完全骨折 | stage II
完全骨折但沒有移位 | stage III
完全骨折且有部分移位 | Stage IV
骨折且完全移位 |

圖6-2：Garden分類

stage I：不完全骨折
因外展骨折或是嵌入性骨折，內側的骨頭還連接著，如果沒有復位就可能轉變為完全骨折。

stage II：完全骨折但沒有移位
完全骨折，不過骨頭沒有傾斜，軟組織有連接著，有可能變成外翻位。

stage III：完全骨折且有部分移位
股骨頸部的支持帶（Weitbrecht retinaculum）有連接著，看主壓縮骨梁群的方向就知道骨頭的傾斜方向，如果沒做外固定或內固定，就會惡化至stage IV。

Stage IV：骨折且完全移位
股骨頸部的支持帶斷裂，全部的軟組織都沒連接著。
主壓縮骨梁群的方向顯示出和髖臼的骨梁同一個方向。

分類並不限於此，有時在每個階段之間也存在著其他階段。

基部骨折、轉子間骨折及轉子下方骨折這幾類；股骨頸部是關節囊內骨折，股骨頸基部是關節囊內到關節囊外的骨折，轉子間是關節囊外的骨折（圖6-1）。

股骨頸是個骨頭很難癒合的部位，原因有以下幾個：因為沒有骨膜，所以無法期待可以靠外骨膜性癒合組織來癒合，只能希望有初級癒合（primary healing）；因為這在解剖學上是個特殊的形態，所以靠肌力和承重對骨折線發揮剪力；因骨折導致通往股骨頭的營養血管受損；患者多為罹患骨質疏鬆症的高齡者，因此和年輕人比起來骨頭再生能力下降等。相對來說，轉子間骨折是發生在海綿骨很多且血流豐富的部位，因此骨折部位容易癒合。

股骨頸骨折的分類裡最常使用的就是Garden分類（圖6-2），這種分類單純是利用X光影像做的分類，分為stage I 到IV四個階段：stage I 為不完全骨折，stage II 為完全骨折但沒有移位，stage III 為完全骨折且有部分移位，stage IV為骨折且完全移位。因影像判讀者間的一致率很低，故從併發症發生率及治療成果來看，可將Garden分類大致分為兩型以利選擇治療法，即stage I 和stage II 為非移位型，stage III 和stage IV為移位型，該想法已成為主流[2]。

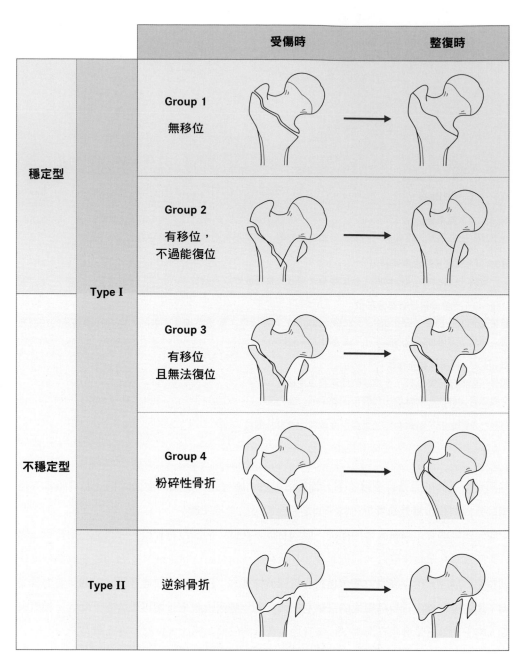

		受傷時	整復時
穩定型	Type I	**Group 1** 無移位	
		Group 2 有移位， 不過能復位	
不穩定型		**Group 3** 有移位 且無法復位	
		Group 4 粉碎性骨折	
	Type II	逆斜骨折	

圖6-3：Evans的分類

Type I：主要骨折線從小轉子附近往外側近端的大轉子延伸

    Group 1：沒有移位到內側的皮質骨，骨頭能夠復合完全復位。

    Group 2：能徒手改善內側皮質骨的單純重疊，變成穩定型的骨折。

    Group 3：內側皮質骨的重疊無法完全改善，骨折部不穩定，可能會轉為內翻。

    Group 4：有內側皮質骨的粉碎性骨折，可能會變成內翻。

Type II：主要骨折線從小轉子附近往外側遠端延伸

6

股骨轉子間骨折最常用的分類是Evans分類（圖6-3），這是單靠X光片正面影像上呈現出的內側皮質骨損傷程度，以及做完復健後是否容易維持來做的分類，主要分為兩大類：骨折線從小轉子往外側近端的大轉子延伸為Type I；相反地，從小轉子往外側遠端延伸的為Type II。Type I裡又依保持復位後是否容易保持其位置而分為四種類型，Evans分類的Group 1、2被稱為穩定型，Group 3、4被稱為不穩定型。

2）骨科的治療

a. 股骨頸骨折

即使是非移位型的保守治療，不癒合的發生率也很高，大部分個案是高齡者，因此，只要是全身狀態允許的話，可選擇手術療法以求早日下床。手術方法有骨接合術和人工股骨頭置換術。非移位型骨折，能期待骨頭癒合，所以可選擇骨接合術；移位型的話，因為不癒合或股骨頭壞死的發生率很高，所以可選擇人工股骨頭置換術（圖6-4）。可是，患者是青壯年時，因考慮到人工髖關節的使用年限，即使是移位型，也有很多人會選擇骨接合術。最近骨接合術的內部固定材料多使用Hansson骨針（Hansson pin）和cannulated cancellous screw（CCS）（下頁圖6-5、6-6）。

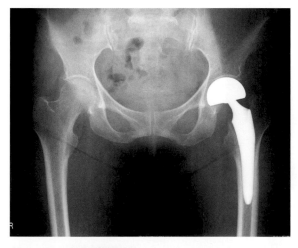

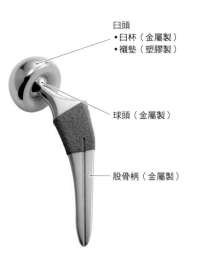

臼頭
• 臼杯（金屬製）
• 襯墊（塑膠製）

球頭（金屬製）

股骨柄（金屬製）

圖6-4：人工股骨頭置換術

人工關節有單極式和雙極式，雙極式是主流。雙極式的人工關節（照片）由臼頭、球頭、股骨柄所構成，臼蓋和臼頭之間、臼頭和球頭之間的這兩處是可活動的，從耐衝擊和磨耗少的觀點來看也比單極式好。

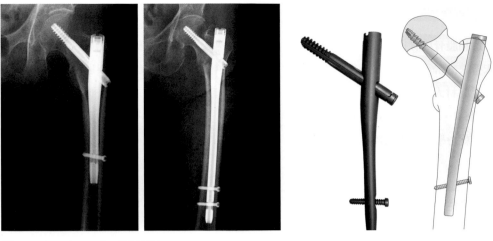

圖6-8：short femoral nail（SFN）

這種方法是兼具sliding lag screw和髓內釘優點的內固定醫材，現在已成為股骨轉子間手術方法的第一選擇。其構造是髓內釘有開洞，滑動式螺絲貫穿髓內釘再插入股骨頭並固定住，髓內釘的遠端插入橫向螺絲，將股骨的骨幹固定住，如果是骨折線遠至遠端的個案等不穩定的骨折，會選擇用長髓內釘。但例如股骨髓腔極端狹窄或是股骨彎曲嚴重導致髓內釘無法插入的特殊個案，就不適合用這種方法。

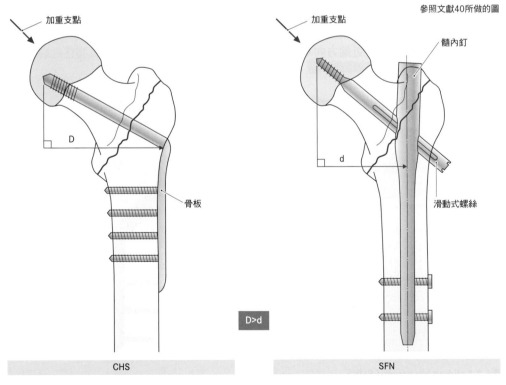

圖6-9：SFN的力學上的優點

說到SFN的優點，因為SFN是將髓內釘插入髓內，故和CHS方式比起來，因為股骨頭的加重支點和承重軸較接近，所以力臂較短，作用於植入醫材的內翻力矩較小。

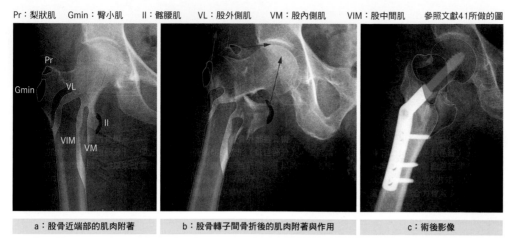

Pr：梨狀肌　　Gmin：臀小肌　　Il：髂腰肌　　VL：股外側肌　　VM：股內側肌　　VIM：股中間肌　　參照文獻41所做的圖

| a：股骨近端部的肌肉附著 | b：股骨轉子間骨折後的肌肉附著與作用 | c：術後影像 |

圖6-10：肌肉的附著與其影響

a：顯示出附著於轉子間周圍的肌肉，轉子間前面有股四頭肌附著，大轉子有臀小肌附著，大轉子近端有梨狀肌附著，小轉子有髂腰肌附著。

b：臀中肌和梨狀肌將大轉子骨片拉往內側，髂腰肌將小轉子骨片拉往近端。遠端骨片有臀小肌、臀大肌、內收肌群發揮作用，間接性地也有膕旁肌和股薄肌、縫匠肌、闊筋膜張肌等肌肉參與，往近端牽引，所以骨折處會屈曲變形。

c：包含股骨頭的骨片和遠端骨片被CHS固定住，但附著在小轉子骨片和大轉子骨片的肌肉也有把骨片拉移位的可能。

※感謝淺野老師提供b、c的影像。

向牽引。遠端的骨片上各有臀小肌和股四頭肌附著，看著這些做骨接合術治療骨折後的影像，可知大轉子的骨片和小轉子的骨片並沒有固定住（圖6-10c），若在這種狀態下承重步行的話，很容易引發疼痛，這是可想而知的。

　　在做運動治療前，掌握做完骨接合術後的復位狀態和穩定性的資訊非常重要，關於股骨頸骨折的整復位，McElvenny指出過度矯正位（overreduction）因股骨頸部內側皮質的buttress效果而讓骨片較穩定（所謂的one cortex medial position）（圖6-11）。股骨轉子間骨折的治療，則比以前更重視由骨梁形成且復位較強的calcar femorale。可是，即使手術中讓calcar femorale一致，很多時候也會因承重階段讓近端骨片移位到遠端骨片的髓內。最近比較推薦確實貼上前內側壁的髓外型復位（圖6-12），單純在X光影像看的話，滑動式螺絲位於股骨頸部內下方，看側面影像的話則位於股骨頸部中央，且要插到股骨頭軟骨下骨附近的深度比較理想，也要先確認有沒有長短腳。

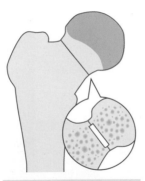
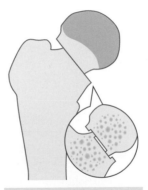
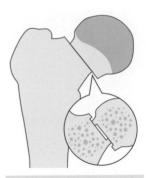

a：解剖學的復位　　　　　b：過度矯正位　　　　　c：underreduction

圖6-11：復位後的穩定性

過度矯正位（所謂的one cortex medial position）的穩定性最大。

※one cortex medial position：從正面影像看來，股骨頸內側皮質骨位於股骨頭內側皮質骨更內側的位置。

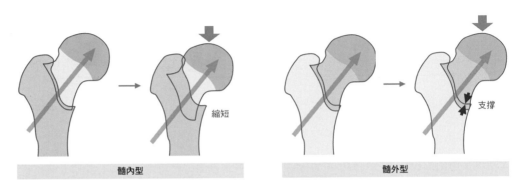

縮短　　　　　　　　　　　　　　　　支撐

髓內型　　　　　　　　　　　　　髓外型

圖6-12：髓內型的復位和髓外型的復位

轉子間後方皮質骨很薄且易粉碎，相對於此，前方皮質骨的構造比較厚且較硬。宇都宮等學者[42]將復位的方式分類為髓內型和髓外型，髓內型是骨頭骨片插入骨幹骨片的髓腔，髓外型是位於髓腔外。此外，生田[43]依照側面圖像分類，骨頭骨片前方皮質骨若位於骨幹骨片前方皮質骨的前方，就稱為subtype A（髓外型），如果是位於同樣位置就稱為subtype N（解剖型），若位於後方就稱為subtype P（髓內型）；髓內型依照負重不同容易出現股骨頸縮短，推薦做能獲得前內側骨性支持的髓外型復位。

※ 參照淺野昭裕老師著（合著）的《Crosslink理學療法教科書　骨頭關節障礙》（MEDICAL VIEW出版社，預定2019年出版）裡出現的圖所做的圖。

b. 手術紀錄

　　為了展開術野，必須先切開皮膚、筋膜，然後進入皮下、肌肉間，受到破壞的軟組織因為疼痛、肌肉出力不全、滑動障礙，都可能是活動度受限的原因。因此，必須先理解伴隨手術侵入（處理）的軟組織破壞範圍及其之後的修復過程（圖6-13、圖6-14及圖6-15、圖6-16），就術後脫臼率而言，處理髖關節後方比處理前方和外側的發生率高，所以必須先確認關節囊和短外旋肌群的處理方式。

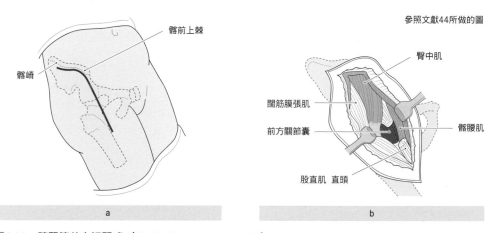

參照文獻44所做的圖

圖6-13：髖關節前方切開式（Smith-Peterson approach）

a：沿著髂嵴前半切開皮膚到髂前上棘為止，若往下方走就改變方向，往膝蓋骨外緣切約8～10公分。

b：閃過外側大腿皮神經，切開縫匠肌和闊筋膜張肌之間的筋膜，將之分成兩塊肌肉，切離深層股直肌的起點，分開股直肌和臀中肌，切開前方關節囊，除去骨頭、插入人工骨頭。在用於最小程度破壞手術（minimum invasive surgery, MIS）的direct anterior approach（DAA）上，不切離股直肌而是切比較內側。

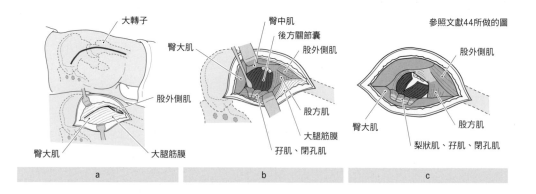

參照文獻44所做的圖

圖6-14：髖關節後方切開式（Southern approach）

a：以大轉子後緣為中央部，沿著臀大肌弓狀切開約10～15公分，切開大腿筋膜。

b：分開臀大肌，於大轉子附著部切離股方肌以外的深層外旋肌群。

c：切開後方關節囊，除去骨頭、插入人工骨頭。

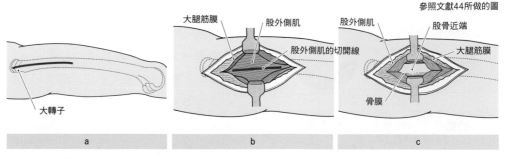

參照文獻44所做的圖

大腿筋膜　　股外側肌　　股外側肌　　股骨近端

股外側肌的切開線　　大腿筋膜

大轉子　　骨膜

a　　b　　c

圖6-15：股骨的側方切開式

a：從大轉子中央沿著股骨往遠端方向切開皮膚。

b：切開大腿筋膜，分開闊筋膜張肌和髂脛束到股骨。

c：縱向切開股外側肌的筋膜，分開股外側肌和股中間肌到股骨，插入醫材後，縫合股外側肌的筋膜和大腿筋膜、髂脛束、皮膚。

參照文獻44所做的圖

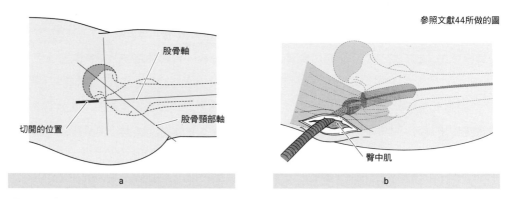

股骨軸

切開的位置　　股骨頸部軸

臀中肌

a　　b

圖6-16：為了放入髓內釘，對股骨近端的處理

a：在股骨軸的延長線上，在比大轉子近端更近的位置切開約3公分的皮膚。

b：切開大腿筋膜，分開臀中肌等肌肉，用手指確認大轉子近端，進行骨釘插入的作業。

c. 關節活動度

　　將包含腰椎、骨盆的髖關節複合體活動度和髖關節本來有的活動度區別後測量（參照第144頁），如同於關節攣縮的評估（參照第155頁）和異常步態的評估（參照第195頁），因為在步行時伸直和內收的活動度很重要，所以考量做ADL的屈曲活動度時，就必須詳細確認這些活動度的限制。

　　如果患者因罹患股骨轉子間骨折的不穩定型而無法接受運動治療，就應該要預想到將來有可能會引起活動度受限或異常步態。

手術創傷或排列異常等因素都可能讓活動度受限，不過為了要探究原因，明確找到是哪些組織的異常造成無法做哪些運動是很重要的。以後方切開的人工股骨頭置換術上出現內收受限為例，行走於髖關節內收外展軸的外側肌肉當中，因手術創傷的臀大肌和梨狀肌等位於後方的肌肉很容易成為限制因子。這樣的例子上，除了藉由觸診判斷伴隨內收增加張力的組織以外，藉由壓痛部位、內收角度、髖關節輕度屈曲和伸直的角度，來確認被動內收時的抵抗感有什麼不同也很重要，因內收出現的前外側組織張力感會提高，髖關節伸直位比髖關節屈曲的內收角度少的話，闊筋膜張肌和臀中肌的前段纖維、臀小肌的前段纖維就是這種內收受限的真正限制因子。SHS和SFN的情況下，遠端螺絲貫穿髂脛束、股外側肌、股中間肌插入，因此如果是膝關節的活動度受限，就要懷疑可能是這些因素影響的。

d. 肌力檢查

和異常步態關聯性很高的外展肌力評估很重要，手術受創的肌肉在修復過程當中會有滑動障礙，同時也會讓肌力變弱，因此要隨時確認變化的狀況。

e. 疼痛

不只是利用主觀評估的visual analog scale（VAS）等方法確認疼痛強度，也要確定只有休息時會痛還是運動時會痛，也要確認壓痛部位以評估肌肉痙攣。

關於承重時疼痛和異常步態的評估，請參照第5章。

4）運動治療

為了預防廢用症候群和併發症，要迅速開始進行運動治療，若必須等很久才能動手術的話，在手術前就要開始指導患者做患肢以外的關節活動度練習和肌力強化運動，並保持好的姿勢，有必要的話，也要做呼吸肌的肌力訓練和排痰練習，預防肺功能障礙。

a. 骨接合術後的運動治療

術後早期，針對手術受創的組織和有壓痛症狀的肌肉，以放鬆和改善組織間的滑動性為目的，要做低負重的肌肉收縮練習，利用各種運動方向的組合都能適應的懸吊帶做主動運動很有效（圖6-17）。針對伴隨小轉子移位不穩定型股骨轉子間骨折，做髂腰肌和恥骨肌的肌肉收縮練習和髖伸的運動時，要留意骨折部位穩不穩定，以疼痛作為指標，晚點實施也可以。

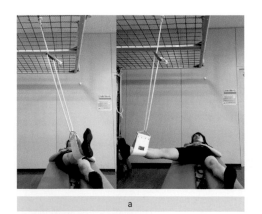
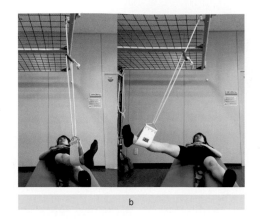
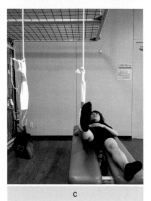

圖6-17：利用懸吊帶的低負重肌肉收縮練習

a、b是顯示出內收外展方向的主動運動，c是顯示出屈曲伸直方向的主動運動，如果目的是做恥骨肌和內收肌的反覆收縮和放鬆，懸吊帶的位置要設在髖關節的稍微外側（a）；如果目的是做闊筋膜張肌和臀中肌的反覆收縮和放鬆，懸吊帶的位置要設在髖關節的稍微內側（b）。屈曲伸直方向的運動上，讓患者負荷不會感到下肢重量程度的重量（2～3公斤），主要目的是做深層外旋肌群的反覆收縮和放鬆。

　　皮膚和其他組織相比會較快修復，所以在做運動治療時很重要的一件事是要留意不要讓創傷周邊發生皮下沾黏。術後早期要考慮到創傷部位的張力，將皮膚誘導至不會妨礙關節運動的方向，術後兩週以後再做有助於皮下滑動的處置比較適合。

　　活動度練習要在髖關節周圍肌肉放鬆的情況下，再從不會給損傷組織帶來負擔的運動開始做，術後早期受到手術創傷的肌肉比較難出力，所以治療師要幫忙支撐下肢的重量做輔助主動運動。如果讓患者突然做被動運動或主動運動，會非常痛，甚至有可能出現骨盆的代償運動，變成無法動到目標肌肉，因此做基本動作就必須有髖關節的屈曲活動度，從大轉子下方往股骨頭方向輕輕施加軸壓，做頸部軸旋轉運動不易產生疼痛且很有效（圖6-18）。此外，為了加大髖關節屈曲的活動度，坐在椅子上做軀幹前屈運動也很有效，軀幹前屈時骨盆固定於後傾位的話，會出現脊椎的代償運動，這點要特別注意（圖6-19）。改善活動度可以幫助患者坐起或站起，並讓步行穩定，所以在確認了活動限制因子之後做運動治療很重要。

肌力強化練習一般而言是盡快在下肢增加負重的狀態下進行運動，另一方面是在低負重下做開放鍊運動（OKC）的阻力運動，可以控制疼痛，且在承重練習之前針對特定動作來訓練很有效。

承重練習和步行訓練請參照第5章敘述的內容，並依個人不同的負重來實施，目標是獲得穩定的站立期。

最近隨著臨床路徑（Clinical Path）的導入，開始承重的時間點和承重的多寡、步行開始的時間等大多遵循固定的指南進行，不過治療師的工作並不是制式地完

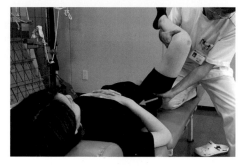

圖6-18：利用股骨頸部軸旋轉做增加活動度的練習（骨接合術後）

考量股骨頸傾斜角和前傾角，從大轉子後下方往近端前方壓迫，同時利用股骨頸部軸旋轉來練習增加活動度。

全按照臨床路徑做步行訓練。針對無法遵循臨床路徑而訓練的個案，要考量手術固定的方式、骨質、疼痛情形等因素，再決定何時開始承重以及調整承重的程度，隨時和主治醫師聯繫，這才是重要的。

b. 人工股骨頭置換術後的運動治療

骨接合術和人工股骨頭置換術後，兩者開始承重的時間點不一樣，骨接合術的目的是骨頭癒合，所以若是不穩定型的骨折或骨折部位穩定性不夠時，延遲開始承重的時期也可

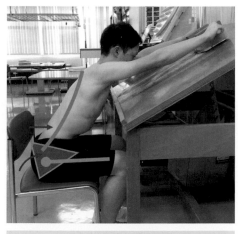

骨盆直立姿勢下做軀幹屈曲

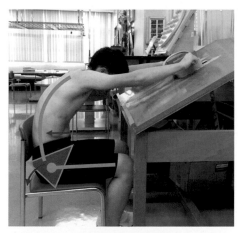

骨盆後傾姿勢下做軀幹屈曲

圖6-19：利用軀幹前屈做髖關節屈曲運動

為了預防骨盆位於後傾位變成用腰椎代償，在做這個運動時要盡可能伸直軀幹，讓骨盆前傾。

以；不過人工股骨頭置換術大多在術後隔天就可以開始做全承重運動了。

剛動完手術時，和骨接合術一樣，針對手術受創的組織和有壓痛症狀的肌肉，要做肌肉收縮練習才能使之放鬆和維持滑動性，進行受創部位的滑動練習可試圖改善活動度。

人工股骨頭置換術就預防脫臼的觀點來看，必須詳閱病歷來確認處理方法、關節囊和外旋肌群的修復狀況、術中的脫臼角度等資訊。若想在術後三週內做增加提高活動度的練習，可做對髖臼保持一定接觸面的股骨頸部軸旋轉運動，藉以大幅降低脫臼的風險。做骨接合術的情況是像要壓著骨折部位般從大轉子下方往股骨頭的方向施加軸壓，相對於此，若是人工股骨頭置換術，則為了防止股骨頭的前方脫位，要從前方輕壓股骨頭來進行（圖6-20）。

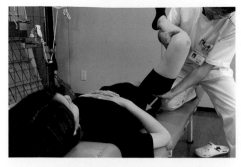

圖6-20：利用頸部軸旋轉，增加活動度的練習（人工股骨頭置換術）

為了提高髖關節的穩定度，要從前方輕壓股骨頭，利用頸部軸旋轉來練習提高活動度。

2. 髖關節脫臼骨折、髖臼骨折

1）疾患概述

　　髖關節是個很深的杵臼關節，由附著於關節內的股骨韌帶和髖臼緣上的關節唇、關節囊韌帶補強，穩定度很高，因此，外傷性的髖關節脫臼僅因車禍等重大外力才會發生。

　　脫臼依相對於臼蓋的股骨位置不同，大致分為前方脫臼和後方脫臼，還有人會加上中心性脫臼，不過這一定會伴隨臼蓋底的骨折，所以不算真的脫臼，而應該視為髖臼骨折。據說到脫臼復位為止的時間會影響到股骨頭壞死的發生率，需要及早復位。外傷性髖關節脫臼大多數都是後方脫臼，其典型受傷型態是儀表板創傷（dashboard injury），這是因為髖關節處在屈曲內收角度時，外來力量由前方往膝蓋沿著股骨長軸方向衝擊而造成的，多伴隨後壁骨折。如果有骨片的關節內鉗閉造成復位障礙，或骨片很大時，皆必須做開放性手術。

　　前方脫臼依照股骨頭的位置可分為閉孔脫臼和恥骨脫臼，前者是強制做出髖關節外展、外旋、屈曲而發生的，後者是強制做外旋和過度伸直而發生的。

　　髖臼是由前柱、後柱、前壁和後壁這四個要素所構成的，前柱（anterior column）是從髂嵴前部穿過髖臼前方到達恥骨，後柱（posterior column）是從髂骨下部到坐骨，兩者成倒Y字形包覆住髖臼[3]（圖6-21）。髖臼骨折是因股骨頭撞擊到某物所發生的，依其撞擊力大小與方向，產生出各種骨折類型。髖臼骨折的分類上，最廣泛使用的是最能夠確實看到髖臼骨折狀態的Juder-Letournel分類（圖6-22）。

參照文獻45所做的圖

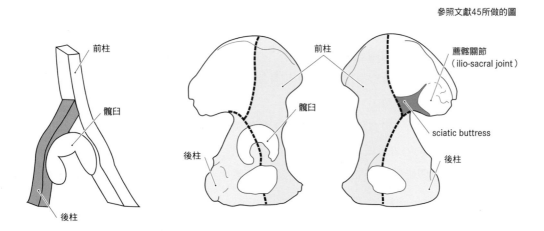

圖6-21：外科上的髖臼與前柱、後柱

基本骨折

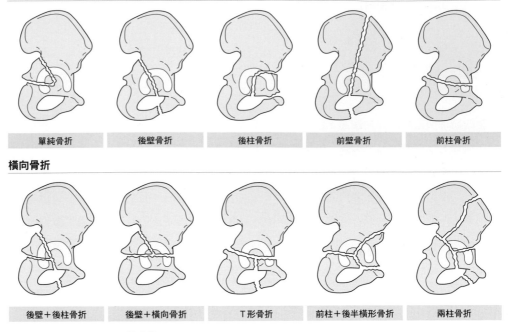

| 單純骨折 | 後壁骨折 | 後柱骨折 | 前壁骨折 | 前柱骨折 |

橫向骨折

| 後壁＋後柱骨折 | 後壁＋橫向骨折 | T形骨折 | 前柱＋後半橫形骨折 | 兩柱骨折 |

圖6-22：Judet-Letournel的分類

單純骨折（elementary fracture）：構成臼蓋的四個要素（前柱、後柱、前壁、後壁）當中，某一個要素全部或一部分分離的骨折。

複合骨折、併發骨折（associated fracture）：含兩個單純骨折以上的骨折。

外傷性髖關節脫臼、髖臼骨折的併發症可能有外傷性股骨頭壞死和退化性髖關節炎、伴隨後方脫臼的坐骨神經麻痺，必須長期觀察病況並做適當的治療。

2）骨科的治療

後方脫臼占了外傷性髖關節脫臼的大部分，治療以減少股骨頭壞死發生為目的的話，只要一做好判斷就能馬上進行脫臼的復位，沒有骨折的脫臼以及沒有移位的骨折，就做兩三週以牽引為主的保守治療。

治療髖關節骨折時，沒有移位或是靠牽引就能得到良好復位的話，就進行保守治療。一般而言，沒有移位的骨折做兩三週的皮膚牽引，有移位的骨折就進行四到六週的下肢牽引，之後再慢慢開始做髖關節活動度練習和部分承重，大致受傷後三個月可以全承重。

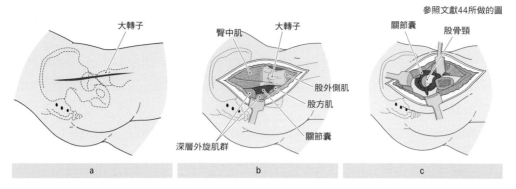

參照文獻44所做的圖

| a | b | c |

圖6-23：髖臼的後方切開式（Kocher-Langenbeck approach）

a：採取側躺，從髂嵴下部穿過大轉子切開皮膚。

b：從臀大肌的前緣開始切開大腿筋膜，筋膜切開部往後方拉開，藉以展開梨狀肌和其他外旋肌群，然後，在終點附近切開這些肌肉，展開後方關節囊。

c：用拉鉤拉大術野，將關節囊切開Ｔ字形，確認骨折部位，通常在這樣的狀態下固定螺釘和接合板，從後柱進入需要大範圍展開時，就切大轉子。

　　無法復位的脫臼骨折或是骨骼牽引時無法將關節面復位，特別是無法復位承重部分的關節面（移位2㎜以上）時，就比較適合動手術，代表性手術有從前柱進入的ilioinguinal路入和從後柱進入的後方切開式（Kocher-Langenbeck）（圖6-23），利用接骨板或螺釘進行整復固定。術後為了加速關節面修復並預防關節攣縮，要盡早開始做關節活動度練習，術後四到六週可開始做部分承重，術後十到十二週可做全承重。

3）評估

　　做保守治療時，在治療初期因為受傷側下肢正在進行牽引，所以要先從評估健側下肢的活動度和肌力開始進行。應避免牽引中的下肢讓髖關節活動，評估疼痛、足關節的活動度和肌力、膝蓋骨的活動性，特別是儀表板創傷（dashboard injury）時，應該先評估膝關節周圍組織有無損傷，長時間下肢牽引固定後，本來沒問題的膝關節出現攣縮的話，會讓之後的治療變困難，所以在做下肢牽引時必須確認膝蓋骨的活動性。也要先確認有無感覺障礙或坐骨神經症狀，牽引做完後，就評估受傷側髖關節和膝關節的活動度和肌力。

　　採用手術治療時，要藉由影像確認關節面復位的狀態，同時也要從主治醫師那裡獲得各種資訊，例如復位狀態和穩定度、外旋肌群和關節囊的再縫合等手術中的情形等。

4）運動治療

　　保守治療時，牽引期間要針對患部以外，做以維持健側下肢活動度和肌力為主的運動，受傷側的下肢要藉由牽引做髖關節和膝關節的活動度練習很困難，因此要做髕股關節和踝關節的活動度練習。

　　以預防牽引中的髖關節攣縮為目的的運動治療，可選擇對股直肌以外的股四頭肌做Quadriceps setting，藉以維持髕股關節的活動度，預防包含髕骨支持帶的伸直部分沾黏及滑動障礙[4]（圖6-24、圖6-25）。

　　受傷側在去除牽引或手術後做活動度練習時，如同在近端股骨骨折的運動治療那節敘述的，重要的是以受傷時損傷或者是手術時受創的組織為主，做肌肉收縮練習，以防止創傷部周邊沾黏。

　　下床後，考慮到骨癒合和韌帶的修復，應和主治醫師邊討論邊從無承重步行開始練習，之後再漸進到部分承重、全承重步行。

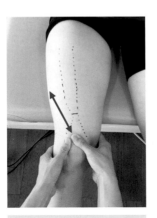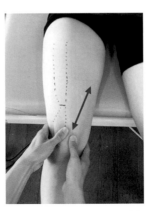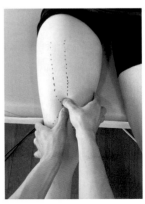

| a：股外側肌 | b：股內側肌 | c：股中間肌 |

圖6-24：股四頭肌的選擇性肌肉收縮練習

將膝蓋骨順著肌肉纖維的走向往末梢方向拉，配合肌肉收縮的時間點，手指離開，肌肉無法順利收縮的話，就選擇利用伸張反射將膝蓋骨快速往下拉幾下（a、b）。針對股中間肌，為了抑制雙關節肌的股直肌活動，往肌肉肌腱交界處做伸直，藉此刺激高爾基腱器官，在Ib抑制下伸直膝關節（c）。

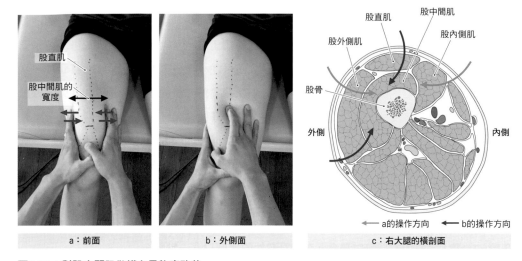

| a：前面 | b：外側面 | c：右大腿的橫剖面 |

圖6-25：**對股中間肌做橫向柔軟度改善**

股中間肌的寬度比股直肌寬5公分，用左右的手指壓股中間肌的肌腹，在股骨上往左右移動（a），因為股中間肌是從大腿前面整個附著到外側，所以對外側部的股中間肌也用同樣方法進行（b）。

6

表6-1：針對髖關節炎的手術治療

參照文獻46所做的圖表

關節保留手術	骨盆側的截骨術	・髖臼移動術 ・髖臼旋轉切骨術 （rotational acetabular osteotomy, RAO） ・髖臼切骨術 （periacetabular osteotomy, PAO） ・Chiari骨盆截骨術 ・髖臼形成術（Spitzy法）
	股骨側的截骨術	・股骨內翻截骨術 ・股骨外翻截骨術 ・大轉子移位術
	軟組織的手術	・關節鏡視下關節清創術 ・肌肉解離術
非關節保留手術	・全人工髖關節置換術（THA） ・關節固定術 ・切除關節形成術	

參照文獻46所做的圖

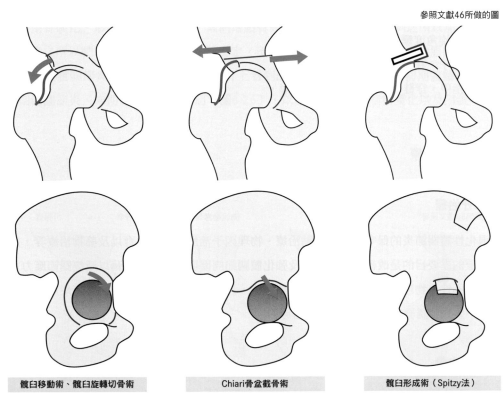

| 髖臼移動術、髖臼旋轉切骨術 | Chiari骨盆截骨術 | 髖臼形成術（Spitzy法） |

圖6-28：針對髖關節炎的骨盆側截骨術

表示出切骨線（紅）和骨片移動方向（藍色箭頭），紫色是外上方關節囊。

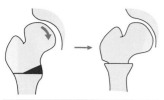

參照文獻46所做的圖

股骨內翻截骨術	股骨外翻截骨術	大轉子移位術
將骨頭切除楔形（紅色部分），使近端骨片內翻（藍色箭頭），以求改善關節適合度與向心性。	將骨頭切除楔形（紅色部分），使近端骨片外翻（藍色箭頭），以股骨頭內側的骨刺（斜線部分）為支點，使承重部的關節間隙變大。	將大轉子切掉一些（紅色線），讓大轉子往遠端外方移動（藍色箭頭），讓外展肌（紅色箭頭）的力矩（虛線）延長，這樣髖關節合力會減少，同時也能讓股骨頭更穩定。

圖6-29：針對髖關節炎的股骨側截骨術

重要考量因素，以截骨術為代表的關節保留手術，目的是改善髖關節半脫位和髖臼發育不全等結構上的異常，緩和症狀並抑制關節炎惡化（圖6-28、6-29）。

另一方面，不保留關節手術的代表為全人工髖關節置換術（THA），目的是除去疼痛並改善活動度受限，恢復髖關節功能和步行功能（圖6-30）。

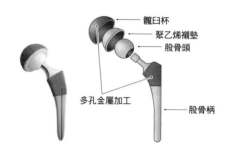

圖6-30：人工髖關節的基本構造

人工髖關節是由髖臼側的髖臼杯、股骨側的股骨頭、股骨柄所構成的。關於髖臼杯和股骨柄的固定方式，有使用骨水泥接合，也有不使用骨水泥而直接焊接（press-fit）起來，或是不使用骨水泥而靠bone-ingrowth固定的方法。

3）評估

a. 影像

確認有無髖臼發育不全及其程度，日本的判斷基準是X光片正面影像上，CE角＜20度、Sharp角＞45度、AHI＜75%、髖臼傾斜角（ARO）＞15度，只是這個指標會受到骨盆前後傾排列的影響，要特別注意（圖3-51）。骨盆的前後傾排列可由骨盆腔的形狀來判斷（圖6-31），骨盆、髖關節的X光片影像多平躺拍攝，不過也會看到趴姿和站姿時骨盆排列產生很大變化的例子，應該要先確認拍攝姿勢。

強烈影響術後患者滿意度的脫臼原因可分為兩類，一類是髖臼杯和股骨頸部衝撞，股骨頭因槓桿原理而超出髖臼的醫材夾擠；另一類是醫材周邊的骨頭互相夾擠，導致以其為支點的脫臼產生骨頭夾擠[6]（圖6-34）。股骨頭直徑較大的話，比較不易發生醫材夾擠，不過無法減少骨頭夾擠。

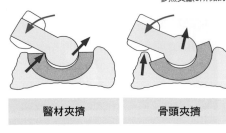

圖6-34：夾擠和脫臼

c. 關節活動度

關節活動度受限的原因有好幾種，有股骨頭和髖臼變形造成的關節面咬合不全這種起因於骨頭的限制，也有關節內游離體嵌入、軟組織縮短和肌肉痙攣這些起因於軟組織的限制，還有因疼痛引起的限制等等，各式各樣的原因都會引發活動度受限，因此要經過詳細的評估後再推測受限因子（參照第164頁的〈限制因子的推斷方法〉）。

病情越嚴重，越會使各個方向的髖關節活動度減少，特別是伸直和外展更容易受限[7]。退化性髖關節炎患者因疼痛或活動度受限，會產生腰椎、骨盆的代償運動，因此要從整個髖關節複合體的活動度和髖關節原有的活動度來推斷受限因子。

此外，胸椎的旋轉和髖關節的關係很大，脊椎的每個位置其活動度都不同，如同圖6-35所示[8]，腰椎部的屈伸範圍很大，不過旋轉範圍極小；胸椎的下部和腰椎類似，其他的胸椎特徵是屈伸範圍小、旋轉範圍大。髖關節的伸直受限時，容易產生骨盆前傾或腰椎前凸的代償問題，因為可以靠胸椎旋轉減輕對髖關節造成過度的壓力，所以要先確認胸椎旋轉活動範圍，包含前胸部位的柔軟度（圖6-36）。

d. 肌力檢查

因髖關節的退化性髖關節炎而引起的疼痛或廢用性肌肉萎縮、骨頭變扁平或外翻造成力臂縮短等原因，都會讓髖關節周圍肌肉的肌力退化，再加上手術受創的肌肉也會因伴隨沾黏的臀肌周圍滑動障礙而讓肌力退化。

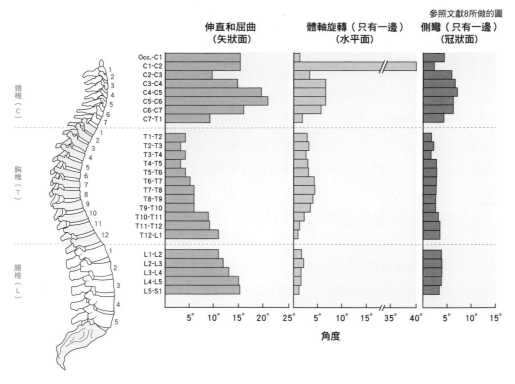

圖6-35：脊椎的活動度

脊椎的每個位置其活動度都不同，腰椎部的屈伸範圍很大，不過旋轉範圍極小；胸椎的下部和腰椎類似，
其他的胸椎特徵是屈伸範圍小、旋轉範圍大。

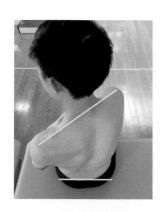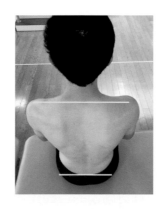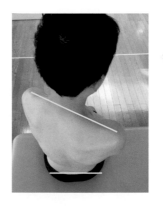

圖6-36：胸椎、胸廓的活動度評估

在骨盆保持前後傾正中位置的情況下評估軀幹的旋轉活動度，以骨盆為基準，評估連結兩側肩峰形成的角
度，不只要確認活動範圍，也要確認胸骨往哪個方向旋轉、在哪個高度出現旋轉運動。

e. 疼痛

主要是鼠蹊部和髖關節前外側部的疼痛，不過也有不少患者主訴經由支配關節囊的閉孔神經、股神經、坐骨神經導致臀部、大腿部、膝關節感到鈍痛，大腿部疼痛的話，必須鑑別是否起因於腰椎的疼痛。

初期多有長距離行走後出現無力或開始行走時出現疼痛（starting pain）的現象，惡化的話會持續疼痛，在不動時或夜間也會痛，若在早期就感到強烈疼痛的話，有可能是伴隨關節唇斷裂。

退化性髖關節炎的疼痛可能起因於軟骨磨耗導致滑液膜炎或破壞軟骨下骨層，或對軟組織施加機械性壓力而產生疼痛，所以必須鑑別出疼痛的原因起於化學性因素（發炎），或是還未適應運動治療的力學原因（參照第71頁〈疼痛的評估〉）。

次發性退化性髖關節炎出現的步行疼痛要因，包含股骨頭覆蓋量減少導致關節合力增大、股骨頭的外上方不穩定，還有力學壓力集中在股骨頭及髖臼前方，關臼蓋發育不全導致股骨頭覆蓋量較少、髖關節周圍肌肉的張力增大和攣縮，也都會引發力學壓力。因此，要先確認骨盆的前後傾排列和髂腰肌、內收肌群等髖關節周圍肌肉的柔軟度。

f. 下肢長度（長短腳的差）

罹患單側退化性髖關節炎的患者，其軟骨消失、股骨頭變扁平或移往外上方，都會造成患側腳變短，長短腳是以實際腳長（ASIS到內踝之間的距離，SMD）和X光片的骨指標為基準評估。此外，若出現伴隨髖關節內收和外展攣縮造成的骨盆傾斜等排列異常，就會產生功能性的長短腳。即使靠THA解除形態上的長短腳，因還殘存著手術前軀幹、骨盆排列異常，導致術後反而覺得功能性（自覺的）長短腳差變大的例子也不少。再者，腳延長的程度不同，坐骨神經和梨狀肌、上孖肌的張力會提高，若腳延長三公分以上，神經受損的風險就會提高，要特別注意。

NOTE：O'Malley肌肉分離術的目的與效果

髖關節周圍肌肉的攣縮對關節軟骨增加異常的力量，是讓退化性髖關節炎惡化的主因，1959年O'Malley提倡分離髂腰肌、關節囊前內側部（Ｙ韌帶）、內收肌群起點、股直肌起點的肌肉分離術。此法的優點是可以改善疼痛，降低肌肉內壓和關節內壓，還能在關節運動時穩定股骨頭中心的運動軌跡，這些皆可視為消痛理論[9]。這顯示出改善位於髖關節內側部的髖關節周圍肌肉，以及關節囊韌帶的柔軟度，在改善退化性髖關節炎的疼痛上扮演了重要的角色。

4）運動治療

a. 保守治療

退化性髖關節炎的治療原則是保守治療，無論是什麼年紀的患者，應該都要先試試保守治療。運動治療的報告中，很多都顯示出以肌力強化和關節活動度練習為主體[10),11)]，從系統性回顧[12)]來看，短期內可有效改善症狀，但是並沒有證據證明能預防長期病況惡化。

Felson等學者[13)]針對讓退化性髖關節炎惡化的主因，舉出了機械性壓力，例如髖臼和股骨頭產生的接觸應力（contact force），他表示處理力學壓力對阻斷髖關節變形和力學壓力的惡性循環很有效果。Correa等學者[14)]針對步行時髖關節的接觸應力做了電腦模擬驗證，提出報告指出接觸應力裡有一大半是因肌肉活動產生的，臀中肌和髂腰肌與往髖關節前方的接觸應力有關，臀中肌和臀大肌與往上方的接觸應力有關，臀中肌與往內側的接觸應力有關。退化性髖關節炎的患者和健康的人比起來，步態週期裡，臀肌的肌肉活動明顯增加，而肌肉活動的增加和關節活動度受限是提高接觸應力的要因。

此外，有報告指出髖臼發育不全者，股骨頭覆蓋量比正常者還少，所以承重時關節應力會集中在股骨頭的前上方，容易出現滑液膜炎和髖關節疼痛[15),16)]。

由此背景看來，在退化性髖關節炎的保守治療上，基本的想法是讓骨盆前傾以增加功能上的骨頭覆蓋量，提高髖關節周圍柔軟度以減少力學壓力集中在髖臼外側，從而提高髖關節的穩定度。赤羽根等學者[17)]和細居等學者[18)]的報告指出，他們實施了以這個想法為基礎的運動治療，得到了良好的結果。

實際上進行運動治療的目的是改善髖關節攣縮並減少關節合力，做髂腰肌、內收肌群、臀肌群等髖關節周圍肌肉的伸直，以提高其柔軟度（圖3-39～圖3-43、圖4-33、圖6-37）。此外，以增加髖關節的功能覆蓋量為目的時，可採取坐位姿勢保持腰椎前凸以及生理上的骨盆前傾位（圖3-67），並在保持腰椎前凸位的狀態下做髂腰肌訓練（圖5-22a），或用彈力帶做上肢上舉運動藉以強化斜方肌與軀幹伸肌群（圖6-38）。

關於如何讓髖關節穩定，在冠狀面上特別重要的肌肉是梨狀肌、臀小肌、臀中肌[19)]，當中又以髖關節深層肌裡的臀小肌散見於近幾年的報告當中。臀小肌有促進力學性支撐和關節運動的功能[20)]，和臀中肌比起來，其向量是朝著向心方向，故在穩定髖關節上發揮了重要功能[21)]。有報告指出在臀小肌的訓練上，外展20度比外展0度時的收縮率更高[22),23)]，因此為了強化臀小肌，可在外展20度時做肌力強化練習（圖5-22b）。

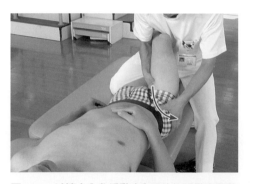

圖6-37：以擴大內收活動度為目的的活動度運動

髂脛束近端除了往闊筋膜張肌表面移動的纖維以外，還往闊筋膜張肌和臀中肌之間移動，面對此筋膜，兩塊肌肉像是羽狀肌股附著著，藉此控制髂脛束的張力[50]。因此為了緩和髂脛束的緊繃，要將闊筋膜張肌和臀中肌視為同一個結構，改善兩塊肌肉的柔軟度，先利用反覆收縮等手法放鬆闊筋膜張肌和臀中肌，且利用圖6-51所示的方法放鬆臀小肌並改善柔軟度後，再按照圖片上的指示操作。

平躺，將健側的髖關節轉為內收，這樣能牽制患者骨盆往下沉，治療師用左手的拇指以及食指到小指抓住髂前上棘與大轉子後緣，另一隻手抓住患者的大腿近端內側，將股骨頭往近端外側方向推，做髖關節內收。此時除了要防止髂前上棘往前方浮出（骨盆左旋轉），同時要確認大轉子的動作和外展肌肉的張力有無升高，使髖關節盡可能處於伸直的角度，到極限時，比起髖關節內收，往股骨軸方向施加軸壓更好。

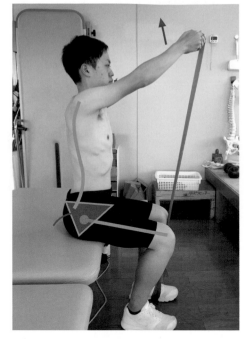

圖6-38：為了維持生理性的腰椎前凸和骨盆前傾所做的豎脊肌群訓練

保持骨盆前傾、腰椎前凸的狀態下，對抗彈力帶做上肢上舉運動，這是個利用肩胛骨以及軀幹固定作用（腹肌群、豎脊肌群）的訓練。

b. 手術療法

① 髖骨旋轉切骨術

髖骨旋轉切骨術（RAO）是將髖臼發育不全的髖骨髖臼切出半球狀，並使之往前外方旋轉的手術，目的是藉此改善股骨頭的覆蓋狀況，將股骨頭往下拉並往內移動。

要先看手術紀錄確認大轉子有無切開，並確認臀中肌、臀小肌、深層外旋肌群和股直肌有無受創。

RAO因為在關節囊附著的狀態下，會將髖臼往前外下方旋轉，使術後前外側的關節囊張力緩和；相反地，後內側的關節囊張力會升高，因而可以改變活動度。通常，前期或初期髖關節炎術後，屈曲活動度會減少10度，外展會減少5度[24]。

術後早期，以放鬆因手術受創的組織和有壓痛的肌肉，以及改善組織間滑動性為目的，要進行低承重的肌肉收縮練習。為了做股骨頭和髖臼關節面的重塑，利用懸吊帶做屈曲、外展方向的主動運動很有效。切開大轉子後，不要貿然地做肌肉收縮練習和內收活動度練習，要階段性地做承重練習。

近年，RAO後產生的次發性股骨髖臼夾擠症（FAI）漸漸受到注目，野口等學者[25]敘述其原因可能是伴隨術後的過度矯正，過度覆蓋而引起AIIS impingement，因此手術前後的影像評估很重要，做髖關節的活動度練習時，以股骨頸部軸為動力軸的運動很有效。

② 人工髖關節置換術

切骨術的代表關節保留手術和人工髖關節置換術（THA）的負重時期不同，切骨術是階段性地進行承重，相對於此，THA大多在手術隔天開始就能做全承重。

術後早期，可以放鬆因手術受創的組織和有壓痛的肌肉，針對以維持滑動性為目的的肌肉做收縮練習，以及受創部位的滑動練習，目標是改善活動度。

THA從預防脫臼的觀點來看，要先確認處理方法、關節囊和外旋肌群的修復狀況、術中的脫臼角度，也要先確認髖臼杯的設置角度和股骨柄的前傾角、擺動角等手術資訊，擺動角是股骨柄的頸部和髖臼杯形成的角度，顯示出最大活動度（圖6-39）。擺動角會依股骨頭直徑、頸部直徑、內襯的形狀而不同，股骨頭直徑越大、頸部越細的話，擺動角越大。關於髖臼杯的設置角度，前方開角變大的話，擺動角會往屈曲方向移動；變小的話，會往伸直方向移動，因此可作為活動範圍的指標。此外，股骨柄側的前傾角變大的話，股骨頭前面的覆蓋會減少，所以前方脫臼的風險就增大了；相反地，股骨柄後傾的話，後方脫臼的風險便會提高。因此，為了安全地做活動度練習，必須先確認髖臼杯和股骨柄的相對位置[5]。術後三週前的活動度練習，股骨頭接觸髖臼的接觸面上，要以固定的股骨頸部軸旋轉為中心進行，這樣能大幅減輕脫臼的風險。人工股骨頭置換術也一樣，為了預防股骨頭的前方位移以求得向心性，可以從股骨頭前方輕輕推壓。

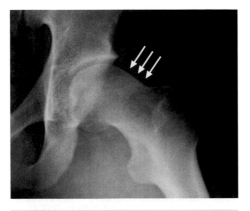

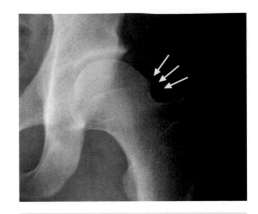

pistol grip deformity：股骨頭到股骨頸移動部的前外側隆起（箭頭）。	bump formation：股骨頭到股骨頸移動部的外側有骨隆起（箭頭）。

圖6-42：凸輪型FAI在Ｘ光上看到的影像表現

＊：已排除掉續發於明顯髖關節疾病的異常股骨到髖臼間的夾擠症。

影像上看到的現象
- 顯示出鉗夾型的夾擠症現象：
  ① CE角40度以上。
  ② CE角30度以上且ARO。
    0度以下。
  ③ CE角25度以上且cross-over sign陽性
  ＊需要靠正確的Ｘ光正面影像來評估，
    特別是cross-over sign容易產生偽陽性，
    所以特別推薦在③的情況下，要用CT、MRI確認
    髖臼的retroversion的存在。

- 顯示出凸輪型的夾擠症現象：
  CE角25度以上
  主項目：α角（55度以上）
  副項目：Head-neck offset ratio（未滿0.14）、
    Pistol grip變形、Herniation pit
  （需包含主項在內兩個項目以上）
  ＊也可用Ｘ光、CT、MRI的任何一項做評估。

理學檢查
- 前方夾擠測試陽性（評估採取髖關節屈曲、內旋位時誘發出疼痛）。
- 髖關節屈曲內旋角度下降（採取髖關節90度屈曲時和內旋角度的健側做比較）。

陽性率最高也最常被使用的檢查是前方夾擠測試。Patrick測試（FABER測試，於髖關節屈曲、外展、外旋位時誘發疼痛的評估）也常當作參考，不過其他的髖關節和薦髂關節疾患也常是高陽性率。此外，有其他髖關節問題時，上述的理學檢查也有可能出現陽性的結果，要特別留意。

診斷的基準
滿足上述的影像表現，再加上有臨床症狀（髖關節疼痛）的病例，在臨床上就判斷為FAI。

除外項目
以下的疾病當中也有一些可能導致次發性股骨到髖臼間的夾擠症，這些就不適用此判斷基準。

- 已知的髖關節疾病
  發炎疾病（風濕性關節炎、僵直性脊椎炎、反應性關節炎、SLE等）、鈣沉著病症、異常骨化、骨腫瘤、痛風性關節炎、血色沉著症、股骨頭壞死、髖關節周圍骨折等，起因於這些病史或是感染或植入物的關節軟骨受損、有明顯的關節炎性質變化之退化性髖關節炎、幼兒期發生的髖關節疾患（發育性髖關節發育不全、股骨頭偏移症、Perthes病、骨骺發育不良等）、髖關節周圍的關節外疾病
- 髖關節手術的病史

圖6-43：FAI※的診斷方針（日本髖關節學會） ※ 狹義

針對髖關節疾患的評估與運動治療

6

顯示出髖臼後傾的X光片上，會看到cross over sign和posterior wall sign（第249頁圖6-41），凸輪型的夾擠症是因為head-neck junction突出或股骨頭和股骨頸的offset減少，在X光片上會看到α角和pistol grip deformity、股骨頭頸部移動部的骨隆起（bump）等現象（圖6-42）。

特徵是慢慢覺得鼠蹊部有疼痛發作，主訴症狀大多為做蹲下或深屈曲動作時會痛，剛開始，以動作時鼠蹊部疼痛和大腿部疼痛為主，不過隨著症狀發展，夜間也會痛或沒有動時也會痛。FAI也會因運動傷害而出現，所以也常發生在積極做運動的青壯年身上。

關於狹義的FAI診斷，2015年日本髖關節學會出了指南，明確記載了理學檢查和影像表現、除外診斷等（圖6-43）。誘發疼痛的前方夾擠症測試（圖6-44），髖關節屈曲90度、最大內收後強制內旋時陽性率很高，伴隨關節唇損傷的情況下，很多時候在FABER測試（圖6-45）也會出現陽性。只是，這些疼痛誘發測試也有可能因為髖關節病變或薦髂關節障礙而呈現陽性，因此無法說這是針對FAI所做的特殊檢查法，必須要能鑑別（請參照第95頁的〈伴隨薦髂關節障礙的髖關節疼痛〉）。

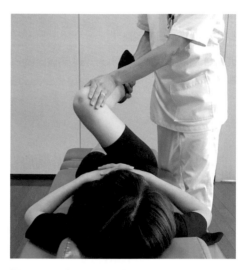

圖6-44：前方夾擠症測試

將髖關節屈曲90度，強制做髖關節內收、內旋，確認此時是否會疼痛。

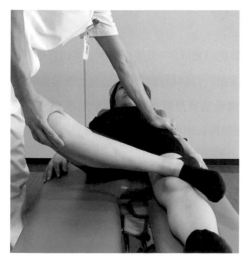
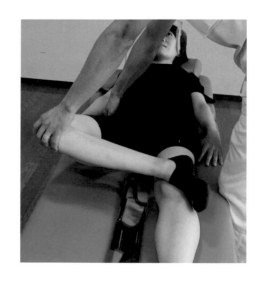

圖6-45：FABER測試（Patrick測試）

將患側的足關節放在健側的膝蓋上並開跨，確認此時是否會疼痛，並確認床面到膝蓋的高度是否左右邊不一樣。

針對髖關節疾患的評估與運動治療

6

3）評估

a. 影像

　　以疾病概述那節敘述的指標為主，可透過X光片診斷FAI特有的股骨和髖臼骨性變化，掌握夾擠的原因和部位。從X光檢查的正面圖像可以診斷出鉗夾型病變，不過針對髖臼後傾或凸輪型病變，就有不少無法明確診斷出來。為了正確診斷這些問題，用CT做3D評估很有效，MRI也不只能用於做形態評估，也能做關節唇、關節軟骨、其他軟組織的本質評估。

b. 手術紀錄

　　髖關節關節鏡手術日漸成熟，FAI變成最適合採用關節鏡手術的疾病，得以將切開的關節囊縫起來。不過術後早期為了避免縫合處有伸直壓力，會先限制髖關節伸直範圍。此外，對軟骨損傷進行微骨折術（microfracture surgery）時，多會設定無承重期。雖然關節鏡手術比較不會侵害到組織，不過在進行運動治療前，很重要的是先從手術法知道受創的軟組織，理解其修復過程。

c. 疼痛

　　確認疼痛部位和哪個部位有壓痛，還有做哪些動作疼痛會加強。FAI的病患大多主訴從鼠蹊部到大轉子會痛，會做出C形手勢表示疼痛部位（圖6-47），做蹲下或長時間坐著等讓髖關節深度屈曲的姿勢時，疼痛會增加；運動選手的話，做旋轉髖關節或跑步、跳躍、踢腿等動作，疼痛都會增加。壓痛大多出現在股骨前面的髂腰肌、股直肌起點部和AIIS、闊筋膜張肌、臀小肌、閉孔外肌、恥骨聯合等處。

　　疼痛誘發測試除了有上述的前方夾擠症測試和FABER測試之外，還有後方夾擠症測試等方法（圖6-48）。

d. 關節活動度

　　因活動度受限造成夾擠症的要因可分為兩大類，一類是骨盆後傾造成的活動度下降，另一類是髖關節後方支撐組織的柔軟度下降，造成obligate translation（關節囊、關節韌帶、肌肉攣縮引起的骨頭位移）。髖關節屈曲角度裡包含了容許骨盆後傾的腰椎後凸角度，骨盆無固定的情況下，量測到的屈曲角度減掉髖關節原有的屈曲角度，就是包含腰椎後凸角

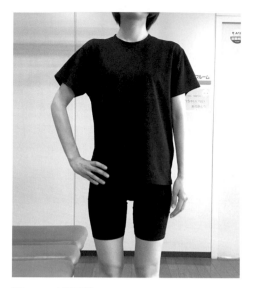

圖6-47：C形手勢

患者罹患FAI多主訴從鼠蹊部到大轉子會痛，大多會做出C形手勢表示疼痛部位。

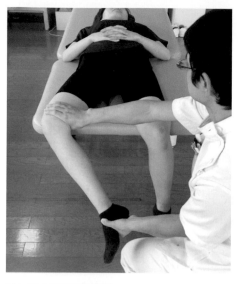

圖6-48：**後方夾擠測試**

採取髖伸強制做髖關節外展外旋位時，確認會不會痛。

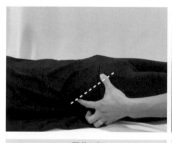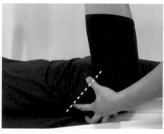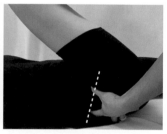

| 屈曲0度 | 屈曲90度 | 深屈曲位 |

圖6-49：**PM測試**

這是讓髖關節屈曲時，評估髖關節和骨盆協調運動的測試。正常情況下，隨著屈曲角度增加，ASIS和髂嵴連結起來的線和水平線形成的角度會變大。

度的骨盆後傾活動度。限制骨盆後傾活動度的因素包含：腰椎小面關節攣縮、多裂肌攣縮以及薦髂韌帶攣縮。評估骨盆後傾活動度的方法有PLF測試（posterior lumbar flexibility test）（圖3-27）和PM測試（pelvic mobility test）（圖6-49）。髖關節原有的活動度減少的話，原因可能是讓股骨頭往前方obligate translation的深層外旋肌群和臀大肌、坐股韌帶為主的後方關節囊的柔軟度變差（圖3-71）。

針對髖關節疾患的評估與運動治療

6

e. 肌力檢查

有報告指出FAI會讓髖關節屈曲、內收、外展及外旋肌力退化[36]，為了讓髖關節的肌群適當活動，軀幹需要穩定。因此，評估髖關節的肌力時，必須同時評估髖關節的動作肌群和軀幹穩定肌群兩者的肌力。

例如，髖關節的屈曲力量變差的話，一般都會懷疑是髂腰肌的肌力退化，不過軀幹的肌力退化也會導致不穩定，故無法斷言只是因為髂腰肌的肌力退化。為了適當活動髂腰肌，必須有能讓其起點穩定的軀幹肌力。此時，比較骨盆固定狀態和非固定狀態下的髖關節屈曲力，就能判斷出是髂腰肌還是軀幹固定肌的肌力退化（圖6-50、表6-2）。

軀幹訓練近年備受注目，物理治療師在評估軀幹穩定能力時，選擇評估方法很重要。

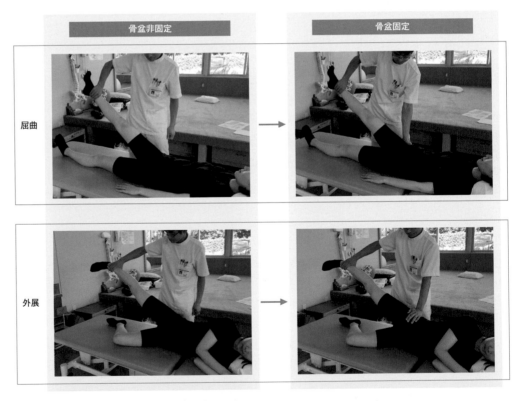

圖6-50：髖關節的動作肌和軀幹肌肉的肌力評估

髖關節的肌力是髖關節的動作肌和與骨盆穩定有關的軀幹肌肉合起來的肌力，若髖關節的動作肌功能不全，骨盆非固定時的肌力評估就會靠軀幹肌肉代償來保持肌力，不過骨盆固定時無法靠軀幹肌肉代償，肌力就會變弱。另一方面，軀幹肌肉功能不全的話，骨盆固定時的肌力評估，不會出現肌力變差的現象；不過骨盆非固定時，骨盆就無法穩定，肌力會變差。

表6-2：髖關節的肌力評估

	骨盆非固定	骨盆固定
髖關節動作肌變弱	乍看之下正常	變弱
軀幹肌肉變弱	變弱	乍看之下正常
正常	無論骨盆固定或非固定時，肌力都無差異	

4）運動治療

a. 保守治療

如果夾擠的要因只是骨形態異常的話，不靠手術改變骨形態是無法治癒的，可是，約八成的FAI患者會採用以運動治療為主的保守治療來改善症狀，避免動手術。改善FAI運動治療的基本概念，是改善有可能引起夾擠的功能因素。

希望能藉由關節活動度受限的評估，判斷出問題是出在骨盆的活動度還是髖關節的活動度，首先要確認好治療對象再加以改善。為了提高骨盆的活動度，可以進行除去腰椎小面關節攣縮、解除多裂肌痙攣、除去薦髂韌帶攣縮，藉以恢復髖關節位於屈曲時骨盆能充分後傾的柔軟度（圖3-44、圖3-45以及圖3-70）。髖關節本身的活動度受限大致分為後方組織和前方組織兩類，針對髖關節後方組織，要改善以臀大肌和深層外旋肌群（特別是閉孔外肌）、坐股韌帶為主的後方關節囊的柔軟性，企圖使股骨頭的運動軌跡正常（圖3-73、圖3-84以及圖3-89）。針對髖關節前方組織，可試圖改善引起夾擠症的股直肌起點之柔軟度，以及改善和鄰近組織的滑動性、連結肌肉的臀小肌柔軟度（圖6-51）；針對開跨時的疼痛，就進行容易成為限制因子的內收長肌和臀小肌的放鬆和伸直。

此外，股骨頸部軸旋轉的屈曲是有效避免引起夾擠的運動。雖然矢狀面上的屈曲容易引發夾擠，不過在正確的股骨頸部軸上旋轉的話，就不會引發夾擠。再者，當頸部軸運動到

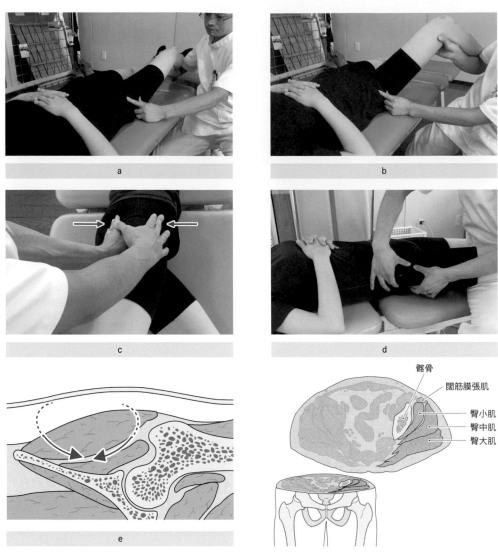

髂骨
闊筋膜張肌
臀小肌
臀中肌
臀大肌

圖6-51：改善臀小肌的柔軟度

a、b：表示以放鬆臀小肌（前段纖維）為目的反覆進行收縮的起始位置（a）和最終肢位（b），物理
　　　治療師的拇指和食指分別放在臀小肌的大轉子附著部和臀小肌前部纖維的起點，讓拇指往食指
　　　靠近，誘發肌肉收縮。

c、d：直接做臀小肌牽拉，（c）採取側躺，讓患側位於上方進行，將左右手前後夾住的肌肉往前後
　　　搖晃。（d）採取平躺進行，用雙手前後抓住般將抓住的肌肉往前後搖晃，同時為了放鬆外展
　　　肌群，將髖關節輕度外展後，直接搖晃位於深層的臀小肌，用像是要將臀小肌從髂骨剝離的感
　　　覺進行。

e：顯示骨盆周圍的外展肌群和用c、d手法時，臀小肌的操作方法。

極限時，能使後方組織充分伸直，股骨頸部軸旋轉的活動範圍增大即反映出後方組織的伸直，也意味著改善了obligate translation。

　　肌力強化是以髖關節周圍肌肉、軀幹肌肉為對象進行，為了提高髖關節的向心性，改善深層外旋肌群、臀小肌、髂腰肌的肌力功能很重要。而針對軀幹的訓練，則可提高腹橫肌的活動以抑制闊背肌和腰方肌、豎脊肌群等淺層肌肉的過度活動，從而有效穩定骨盆後傾運動[37),38)]。

b. 手術治療

　　手術較保守，針對FAI做的關節鏡手術後，在早期運動治療上，要避免對修復的關節囊和關節唇造成壓力，必須注意前方關節囊伸直的髖關節伸直，並注意對前上方的關節唇施加壓力的髖關節屈曲、外展、內旋動作。關節唇本身不會施加造成負荷的承重，針對軟骨損傷做微骨折術（microfracture surgery）時，多會設定不承重期間。

　　術後兩三週後，必須留意還未完全好的發炎症狀以及修復部位的力學壓力，以預防沾黏為目的，並且對術中切開受創的闊筋膜張肌和臀中肌、臀小肌、股直肌做肌肉收縮練習，以及溫和的活動度練習。

　　術後三週以後，包含髖關節過度伸直，可階段性地增加活動度練習的範圍，藉以改善肌肉功能以及基本的運動功能。有報告[39)]指出FAI術後患者和正常的人比起來，站立末期髖關節伸直活動度變小，必須在確認影響伸直活動度的因子後，進行適當的活動度練習。此外，用關節鏡切開受創的肌肉容易併發柔軟度變差以及肌力退化，因此要積極地強化這些部位的肌力，在訓練時要留意收縮樣式及運動方向。

　　運動選手的話，術後三個月起要開始做符合其運動特性的訓練，以在三四個月內歸隊為目標。

參考文獻

1) 日本整形外科学会，日本骨折治療学会（監修）：大腿骨頸部／転子部骨折診療ガイドライン，改定第2版，南江堂，2011.

2) Parker MJ: Garden grading of intracapsular fractures: meaningful or misleading? Injury 24: 241-242, 1993.

3) Judet R, et al: Fractures of the acetabulum. Classification and surgical approaches for open reduction. J Bone Joint Surg 46-A: 1615-1646, 1964.

4) 整形外科リハビリテーション学会 編：整形外科運動療法ナビゲーション 下肢・体幹，メジカルビュー社：76-79，2008.

5) 伊藤 浩，他：THA術後脱臼の予防．関節外科 25：19-23，2006.

6) Bartz RL, et al: The effect of femoral component head size on posterior dislocation of the artificial hip joint. J Bone Joint Surg 82A: 1300-1307, 2000.

7) Holm I, et al: Reliability of goniometric measurements and visual estimates of hip ROM in patients with osteoarthrosis. Physiother Res Int 8（4）: 241-248, 2000.

8) Neumann DA：筋骨格系のキネシオロジー 原著第3版（Andrew PD，有馬慶美，日高正巳監訳），医歯薬出版，東京：377-405，2018.

9) 高田一彦：変形性股関節症に対する筋解離術の臨床的研究．日整会誌 51（4）：181-193，1977.

10) 古谷逸夫，他：二次性変股症に対する運動療法．京都理学療法士会誌 28：58-63，1999.

11) 前山 彰，他：臼蓋形成不全股における外転筋力訓練による股関節動的不安定性の変化．Hip joint 35：719-721，2009.

12) McNair PJ, et al: Exercise therapy for the management of osteoarthritis of the hip joint: a systematic review. Arthritis Research & Therapy 11: R98, 2009.

13) Felson DT: Osteoarthritis as a disease of mechanics. Osteoarthritis Cartilage 21（1）: 10-15, 2013.

14) Correa TA, et al: Contributions of individual muscles to hip joint contact force in normal walking. J Biomech 28; 43（8）: 1618-1622, 2010.

15) 帖佐悦男，他：Hip-spine syndrome の分類における症状とX線学的特徴．関節外科 23（4）: 28-35，2004.

16) 土井口祐一，他：骨盤傾斜異常と股関節症の進展メカニズム－股関節正面像を用いた骨盤傾斜の解析から－．関節外科 23（4），2004.

17) 赤羽根良和，他：変形性股関節症に対する我々の運動療法と治療成績について．整形リハ学会誌 12：7-12，2009.

18) 細居雅敏，他：変形性股関節症に対する積極的運動療法－骨盤前方被覆量の増加と関節合力の減少に着目した運動療法の試み－．整形リハ学会誌 11：61-64，2008.

19) A.I.KAPANDJI：カパンジー機能解剖学II 下肢，医歯薬出版，東京：28-36，1986.

20) 田中貴広，他：股関節の運動学．理学療法 23：1642-1650，2006.

21) Gottschalk F, et al: The functional anatomy of tensor fasciae latae and gluteus medius and minimus. J Anat 166: 179-189, 1989.

針對髖關節疾患的評估與運動治療

6

22) 平尾利行，他：股関節深層筋トレーニングに関する検討－超音波画像診断装置を用いて－.
Hip joint 35：62-65，2009.

23) Kumagai M, et al: Functional evaluation of hip abductor muscle with use of magnetic resonance imaging.
J Orthop Res 15: 888-893, 1997.

24) 茂呂 徹，他：寛骨臼回転骨切り術. 整・災外 44：637-642，2001.

25) 野口森幸，他：寛骨臼回転骨切り術後の二次性 FAI に対して股関節鏡視下骨軟骨形成術を行った
6例. 仙台市立病院医誌 35：6-11，2015.

26) 島添裕史，他：人工股関節全置換術後早期の股関節外転筋力の推移. 理学療法学 32：423-428，
2005.

27) 室伏祐介，他：変形性股関節症に対する理学療法. 高知県理学療法 19：15-23，2012.

28) 南角 学，他：人工股関節置換術後患者の術後早期における靴下着脱方法と股関節屈曲可動域の関
連性. 理学療法科学 24：241-244，2009.

29) Ganz R, et al: Femoroacetabular Impingement. Clin Orthop Relat Res 417: 112-120, 2003.

30) Larson CM, et al: Making a case for anterior inferior iliac spine/subspine hip impingement: three
representative reports and proposed concept. Arthroscopy 27: 1732-1737, 2011.

31) Hetsroni I, et al: Anterior inferior iliac spine deformity as an extraarticular source for hip impingement:
a series of 10 patients treated with arthroscopic decompression. Arthroscopy 28: 1644-1653, 2012.

32) Hetsroni I, et al: Anterior Inferior Iliac Spine Morphology Correlates With Hip Range of Motion: A Cla,
2013.

33) Ganz R, et al: Surgical dislocation of the adult hip a technique with full access to the femoral head and
acetabulum without the risk of avascular necrosis. J Bone Joint Surg 83-B: 1119-1124, 2001.

34) Beaulé PE, et al: Quality of life following femoral head-neck osteochondroplasty for femoroacetabular
impingement. J Bone Joint Surg 89-A: 773-779, 2007.

35) 内田宗志：股関節鏡視下手術の関節症予防効果. 関節外科 35（3）：274-279，2016.

36) Casartelli NC, et al: Hip muscle weakness in patients with symptomatic femoroacetabular impingement.
Osteoarthritis Cartilage 19: 816-821, 2011.

37) 立石聡史，他：FAI の術後リハビリテーション. 関節外科 36（2）：176-188，2017.

38) 藤井康成，他：骨盤の運動性と下肢運動連鎖. 臨スポーツ医 30：247-254，2013.

39) Brisson N, et al: The effects of cam femoroacetabular impingement corrective surgery on lower-extremity
gait biomechanics. Gait Posture 37: 258-263, 2013.

40) 正田悦朗：大腿骨転子部骨折. 髄内釘型内固定材料を用いた治療－その利点と問題点－. 関節外
科 28（10）：1197-1204，2009.

41) 浅野昭裕：運動療法に役立つ単純 X 線像の読み方，メジカルビュー社：180-181，2011.

42) 宇都宮啓，他：大腿骨転子部骨折の分類法－近位骨片と遠位骨片の回旋転位に注目して－. 整・
災外 48：1561-1568，2005.

43) 生田拓也：大腿骨転子部骨折における骨折型分類について. 骨折 24：158-162，2002.

針對髖關節疾患的評估與運動治療

6

44) 松本正知：骨折の機能解剖学的運動療法 その基礎から臨床まで 体幹・下肢，中外医学社，2015.

45) 久保俊一（編）：股関節学 寛骨臼骨折，金芳堂：687，2014.

46) 久保俊一（編）：股関節学 変形性股関節症，金芳堂：570-621，2014.

47) 土井口祐一，他：骨盤傾斜異常と股関節症の進展メカニズム－股関節正面像を用いた骨盤傾斜の解析から－．関節外科 23（4）：484-492.

48) 永井 聡，他：入門講座　画像のみかた③股関節画像のみかた．PT ジャーナル 43（6）：534，2009.

49) 日本整形外科学会診療ガイドライン委員会，変形性股関節症ガイドライン策定委員会編：変形性股関節症診療ガイドライン．6，南江堂，東京：130－133，2008.

50) 林典雄：運動療法のための運動器超音波機能解剖 拘縮治療との接点，文光堂：110－114，2015.

索引

索引（二劃～六劃）

Hansson骨針 ··· 219

■ 二劃

二足行走 ··· 10

人工股骨頭置換術 ·············· 219, 229

人工髖關節置換術 ·············· 241, 247

力矩 ·· 187

力偶 ·· 113

力學壓力 ······················· 69, 244, 245

力臂 ·· 242

■ 三劃

上方支持帶動脈 ···························· 41

下方支持帶動脈 ···························· 41

大骨盆 ·· 18

大腿內側皮膚皺褶 ···················· 14

大腿的內收肌 ······························ 32

大腿的伸肌 ······························ 32

大腿的屈肌 ······························ 34

大轉子 ·························· 16, 22, 30

大轉子骨梁群 ······························ 22

小面關節 ·· 88

小面關節的各個椎間疼痛發生部位 ········ 89

小面關節障礙的臨床特徵 ········ 92

小骨盆 ·· 18

小轉子 ·· 22

弓狀線 ·· 18

■ 四劃

不明原因的股骨頭壞死 ················· 40

不保留關節手術 ···························· 239

不癒合 ·· 219

不穩定 ·· 236

不穩定的關節 ······························ 68

中期髖關節炎 ······························ 236

中樞模式產生器 ···························· 189

內收大肌 ················· 28, 33, 34, 38

內收肌結節 ······························ 34

內收肌群 ······························ 87

內收長肌 ············· 27, 32, 33, 38, 200

內收短肌 ······························ 34, 38

內拉通氏線 ······························ 16

內側旋股動脈 ······················· 40, 41

內髂動脈 ······························ 40

分界線 ·· 18

分離壓力 ·· 168

化學性刺激 ······························ 73

反射性痙攣 ······························ 112

反摺頭 ·· 124

反覆收縮 ·· 128

反覆性的等長收縮 ···················· 169

心因性疼痛 ······························ 71

手術部位的分離壓力 ················· 168

支撐基底面 ······························ 210

日本骨科學會髖關節功能判定標準 ·········· 47

月狀面 ·· 18

牛頓試驗 ·· 98

■ 五劃

主張力骨梁群‧‧‧‧‧‧‧‧‧‧‧‧‧‧‧‧‧‧‧‧‧‧‧‧ 21

主壓縮骨梁群‧‧‧‧‧‧‧‧‧‧‧‧‧‧‧‧‧‧‧‧‧‧‧‧ 21

代償運動‧‧‧‧‧‧‧‧‧‧‧‧‧‧‧‧‧‧‧‧ 185, 242

凸輪型‧‧‧‧‧‧‧‧‧‧‧‧‧‧‧‧‧‧‧‧‧‧‧‧‧‧‧‧‧‧‧249

功能不全‧‧‧‧‧‧‧‧‧‧‧‧‧‧‧‧‧‧‧‧‧‧‧‧‧‧‧116

功能性的長短腳‧‧‧‧‧‧‧‧‧‧‧‧‧‧‧‧‧‧244

半腱肌‧‧‧‧‧‧‧‧‧‧‧‧‧‧‧‧‧‧ 32, 34, 39

半膜肌‧‧‧‧‧‧‧‧‧‧‧‧‧‧‧‧‧‧‧‧‧‧ 34, 39

四足動物‧‧‧‧‧‧‧‧‧‧‧‧‧‧‧‧‧‧‧‧‧‧‧‧‧ 10

外方開角‧‧‧‧‧‧‧‧‧‧‧‧‧‧‧‧‧‧‧‧‧‧‧‧‧241

外展肌力‧‧‧‧‧‧‧‧‧‧‧‧‧‧‧‧‧‧‧‧‧‧‧‧‧227

外側大腿皮神經‧‧‧‧‧‧‧‧‧‧‧‧‧‧‧‧‧ 35

外側旋股動脈‧‧‧‧‧‧‧‧‧‧‧‧‧‧‧‧‧‧‧ 41

外傷性髖關節脫臼‧‧‧‧‧‧‧‧‧‧‧‧‧‧231

外頸動脈‧‧‧‧‧‧‧‧‧‧‧‧‧‧‧‧‧‧‧‧‧‧‧‧‧ 41

外翻骨‧‧‧‧‧‧‧‧‧‧‧‧‧‧‧‧‧‧‧‧‧‧‧‧‧‧‧‧ 21

弗萊貝格試驗‧‧‧‧‧‧‧‧‧‧‧‧‧‧‧‧‧‧‧130

末期髖關節炎‧‧‧‧‧‧‧‧‧‧‧‧‧‧‧‧‧‧‧236

本體感受器‧‧‧‧‧‧‧‧‧‧‧‧‧‧‧‧‧‧‧‧‧ 71

正常的運動軌跡‧‧‧‧‧‧‧‧‧‧‧‧‧‧‧‧170

生物力學‧‧‧‧‧‧‧‧‧‧‧‧‧‧‧‧‧‧‧ 46, 62

生活指導‧‧‧‧‧‧‧‧‧‧‧‧‧‧‧‧‧‧‧‧‧‧‧237

生理上的骨盆前傾位‧‧‧‧‧‧‧‧‧‧245

生殖股神經‧‧‧‧‧‧‧‧‧‧‧‧‧‧‧‧‧‧‧‧‧ 35

皮下的滑動性‧‧‧‧‧‧‧‧‧‧‧‧‧‧‧‧‧‧‧168

皮節‧‧‧‧‧‧‧‧‧‧‧‧‧‧‧‧‧‧‧‧‧‧‧‧‧‧‧‧‧‧ 98

皮膚受到切割性傷害‧‧‧‧‧‧‧‧‧‧‧157

皮膚性攣縮‧‧‧‧‧‧‧‧‧‧‧‧‧‧‧‧‧‧‧‧‧157

皮膚的標記‧‧‧‧‧‧‧‧‧‧‧‧‧‧‧‧‧‧‧‧‧ 14

矢狀面平衡‧‧‧‧‧‧‧‧‧‧‧‧‧‧‧‧‧‧‧‧‧ 78

矢狀面的觀察指標‧‧‧‧‧‧‧‧‧‧‧‧‧195

■ 六劃

休息時會痛‧‧‧‧‧‧‧‧‧‧‧‧‧‧‧‧‧‧‧‧‧227

先天性攣縮‧‧‧‧‧‧‧‧‧‧‧‧‧‧‧‧‧‧‧‧‧157

先天性髖關節脫臼‧‧‧‧‧‧‧‧ 14, 236

全人工髖關節置換術‧‧‧‧‧‧‧‧‧‧239

向心性‧‧‧‧‧‧‧‧‧‧‧‧‧‧‧‧‧‧‧‧‧‧‧‧‧‧‧236

地面反作用力‧‧‧‧‧‧‧‧‧‧‧‧‧‧‧‧‧‧‧196

多裂肌‧‧‧‧‧‧‧‧ 15, 93, 103, 113, 116, 119

多裂肌反射性痙攣‧‧‧‧ 88, 94, 113, 132

多裂肌反覆收縮‧‧‧‧‧‧‧‧‧‧‧‧‧‧‧103

多裂肌功能不全‧‧‧‧‧‧‧‧‧‧‧‧‧‧‧116

多覺型感受器‧‧‧‧‧‧‧‧‧‧‧‧‧‧ 72, 73

孖上肌‧‧‧‧‧‧‧‧‧‧‧‧‧‧‧‧‧‧‧‧‧‧‧‧‧‧‧ 30

孖下肌‧‧‧‧‧‧‧‧‧‧‧‧‧‧‧‧‧‧‧‧‧‧‧‧‧‧‧ 30

成熟期‧‧‧‧‧‧‧‧‧‧‧‧‧‧‧‧‧‧‧‧‧‧‧‧‧‧‧160

早期‧‧‧‧‧‧‧‧‧‧‧‧‧‧‧‧‧‧‧‧‧‧‧‧‧‧‧‧‧168

次發性股骨髖臼夾擠‧‧‧‧‧‧‧‧‧‧247

次發性退化性髖關節炎‧‧‧‧‧‧‧236

次發性髖關節炎‧‧‧‧‧‧‧‧‧‧‧‧‧‧ 62

耳狀面‧‧‧‧‧‧‧‧‧‧‧‧‧‧‧‧‧‧‧‧‧ 18, 95

肌力退化‧‧‧‧‧‧‧‧‧‧‧‧‧‧‧‧‧‧‧‧‧‧‧242

肌力強化練習‧‧‧‧‧‧‧‧‧‧‧‧‧‧‧‧‧‧229

肌內壓‧‧‧‧‧‧‧‧‧‧‧‧‧‧‧‧‧‧‧ 110, 124

肌肉出力不全‧‧‧‧‧‧‧‧‧‧‧‧‧‧‧‧‧225

肌肉功能‧‧‧‧‧‧‧‧‧‧‧‧‧‧‧‧‧‧‧‧‧‧‧198

肌肉功能逆轉‧‧‧‧‧‧‧‧‧‧‧‧‧‧‧‧‧ 32

肌肉收縮距離·····································161

肌肉收縮練習·································227, 230

肌肉伸直距離·····································161

肌肉性攣縮·······································157

肌肉放鬆···169

肌肉活動···245

肌肉幫浦作用·································168, 169

肌肉攣縮···160

肌節再結合·······································170

肌腱交界處·······································169

自由神經末梢··································35, 71

自覺性的長短腳···································186

行走訓練···207

■ 七劃

伴隨小面關節障礙的髖關節痛·······················88

伴隨薦髂關節障礙的髖關節痛·······················95

伸直鬆弛現象······································94

位能···176

吸收撞擊··49

坐股韌帶·····································24, 122

坐骨···17

坐骨大孔··38

坐骨切跡··38

坐骨神經·····················14, 35, 38, 130, 244

坐骨神經的壓迫····································129

坐骨神經麻痺······································232

坐骨粗隆······································15, 31

坐骨棘···31

夾擠·······················21, 69, 119, 121, 124, 166

夾擠性神經病變····································126

尾骨···30

希爾頓氏定律······································112

形態上的長短腳····································244

改善組織間滑動性··································247

改善循環···168

改善薦髂關節的攣縮····························104, 132

改善攣縮·····································104, 132

步行的控制·······································189

步行速度···193

步行輔助器材·····································209

步幅寬度···177

步態評估···195

步態週期···177

沃德氏三角·······································22

沈通線···54

足壓中心···196

足關節背屈攣縮····································194

足關節蹠屈攣縮（馬蹄狀畸形）······················194

身體重心···196

初期髖關節炎·····································236

■ 八劃

受創部位的滑動練習···························230, 247

呼吸肌的肌力訓練··································227

屈曲鬆弛現象··································94, 110

帕西尼氏小體······································35

往肌腱移轉部位做伸直刺激··························170

承重反應期⋯⋯⋯⋯⋯⋯⋯⋯⋯⋯⋯179

承重姿勢下的肌肉收縮訓練⋯⋯⋯⋯⋯⋯205

承重訓練⋯⋯⋯⋯⋯⋯⋯⋯⋯⋯⋯⋯203

沾黏⋯⋯⋯⋯⋯⋯⋯⋯156, 157, 167

物理治療⋯⋯⋯⋯⋯⋯⋯⋯⋯⋯⋯237

直立二足行走⋯⋯⋯⋯⋯⋯⋯⋯ 10, 176

直頭⋯⋯⋯⋯⋯⋯⋯⋯⋯⋯⋯⋯⋯124

股二頭肌⋯⋯⋯⋯⋯⋯ 34, 39, 109, 115

股三角（Scarpa三角）⋯⋯⋯⋯ 16, 85

股中間肌⋯⋯⋯⋯⋯⋯⋯⋯⋯⋯⋯128

股內側肌⋯⋯⋯⋯⋯⋯⋯⋯⋯ 109, 128

股方肌⋯⋯⋯⋯⋯⋯⋯⋯⋯⋯ 22, 30

股方肌支的關節囊分支⋯⋯⋯⋯⋯ 35

股四頭肌⋯⋯⋯⋯⋯⋯⋯⋯⋯ 37, 126

股四頭肌麻痺⋯⋯⋯⋯⋯⋯⋯⋯⋯191

股四頭肌腱⋯⋯⋯⋯⋯⋯⋯⋯⋯⋯ 32

股外側肌⋯⋯⋯⋯⋯⋯⋯⋯⋯ 109, 128

股直肌⋯⋯⋯ 32, 46, 87, 109, 113, 124

128, 166, 200

股直肌反摺頭⋯⋯⋯⋯⋯⋯⋯⋯⋯ 26

股直肌深處的壓迫⋯⋯⋯⋯⋯⋯⋯126

股直肌縮短測試⋯⋯⋯⋯⋯⋯⋯⋯ 87

股神經⋯⋯⋯⋯⋯⋯ 32, 35, 38, 244

股神經的前皮支⋯⋯⋯⋯⋯⋯⋯⋯ 35

股神經的滑動運動⋯⋯⋯⋯⋯⋯⋯128

股神經障礙⋯⋯⋯⋯⋯⋯⋯⋯⋯⋯126

股骨⋯⋯⋯⋯⋯⋯⋯⋯⋯⋯⋯⋯ 20

股骨切開術⋯⋯⋯⋯⋯⋯⋯⋯⋯⋯ 62

股骨的形狀⋯⋯⋯⋯⋯⋯⋯⋯⋯⋯ 12

股骨旋轉⋯⋯⋯⋯⋯⋯⋯⋯⋯⋯⋯241

股骨粗線外唇⋯⋯⋯⋯⋯⋯⋯⋯⋯ 34

股骨距⋯⋯⋯⋯⋯⋯⋯⋯⋯⋯⋯⋯ 23

股骨頭⋯⋯⋯⋯⋯⋯⋯⋯ 16, 20, 26

股骨頭的向心性⋯⋯⋯⋯⋯⋯⋯⋯ 69

股骨頭骨折⋯⋯⋯⋯⋯⋯⋯⋯⋯⋯216

股骨頭脫臼度⋯⋯⋯⋯⋯⋯⋯⋯⋯ 54

股骨頭韌帶（圓韌帶）⋯⋯⋯⋯ 19, 26

股骨頭圓韌帶動脈⋯⋯⋯⋯⋯⋯ 40, 41

股骨頭塌陷變形⋯⋯⋯⋯⋯⋯⋯⋯ 41

股骨頭頸部移動部的骨隆起⋯⋯⋯251

股骨頭覆蓋⋯⋯⋯⋯⋯⋯⋯⋯⋯⋯ 17

股骨頭覆蓋面積⋯⋯⋯⋯⋯⋯⋯⋯109

股骨頭覆蓋面積減少⋯⋯⋯⋯⋯⋯113

股骨頭覆蓋量⋯⋯⋯⋯⋯⋯ 244, 245

股骨頭壞死⋯⋯⋯⋯⋯⋯⋯⋯⋯⋯232

股骨頸⋯⋯⋯⋯⋯⋯⋯⋯⋯⋯⋯ 20

股骨頸內側骨皮質⋯⋯⋯⋯⋯⋯⋯ 21

股骨頸內側骨折⋯⋯⋯⋯⋯⋯⋯⋯216

股骨頸外側骨折⋯⋯⋯⋯⋯⋯⋯⋯216

股骨頸的存在意義⋯⋯⋯⋯⋯⋯⋯ 21

股骨頸骨折（含骨頭下方）⋯⋯⋯216

股骨頸骨折⋯⋯⋯⋯⋯⋯ 22, 216, 219

股骨頸基部骨折⋯⋯⋯⋯⋯⋯⋯⋯216

股骨頸部軸屈曲⋯⋯⋯⋯⋯⋯ 128, 145

股骨頸部軸旋轉⋯⋯⋯⋯⋯⋯⋯⋯100

股骨頸部軸旋轉⋯⋯⋯⋯ 228, 230, 247

股骨頸傾斜角⋯⋯⋯⋯⋯⋯⋯⋯⋯ 21

股骨頸縮短⋯⋯⋯⋯⋯⋯⋯⋯⋯⋯ 23

股骨轉子間內翻骨切開術⋯⋯⋯⋯ 62

股骨轉子間外翻骨切開術⋯⋯⋯⋯ 62

索引

股骨轉子間骨折·······················168, 216, 221

股骨轉子間線······························25

股骨髖臼夾擠症···················61, 122, 249

股動脈···································40

股薄肌···························32, 38, 149

肺功能障礙······························227

近端股骨································20

近端股骨骨折···························216

長短腳······················82, 192, 241, 244

非活動性痛覺感受器························72

■ 九劃

保持腰椎前凸位··························245

冠狀面的觀察指標·······················195

前方夾擠症測試·························251

前方脫臼······························231

前方開角······························241

前方關節囊······························22

前足滾動······························194

前後傾正中位置·························241

前後薦髂韌帶···························95

前開角································18

前傾角··························22, 241, 247

前臀肌線······························30

前薦髂韌帶·····························95

前擺盪期······························180

前髖關節炎····························236

姿勢矯正鏡····························203

後下營養動脈···························41

後天性攣縮·····························157

後方脫臼·····························231

後側腰椎活動度測試·······················92

後頸動脈································41

後臀肌線································30

後薦髂韌帶·····················95, 103, 104

急速破壞型髖關節炎······················113

按步試驗······························130

活動度受限·························164, 242

派爾特斯病·······························40

流體潤滑································50

致痛物質······························158

苦息樂卡因····························252

重力·································196

重心··································11

重心移動······························204

限制因子的推斷方法······················164

修復過程··························225, 241

倒立鐘擺模式····························176

剛體彈簧模型····························60

原發性髖關節退化性關節炎··················236

原發性髖關節炎··················105, 106, 249

派翠克試驗······························98

■ 十劃

徒手肌力測試·························183, 198

恥股韌帶·······················24, 29, 167

恥骨··································17

恥骨上支······························25

索引

恥骨肌⋯⋯⋯⋯⋯ 33, 37, 38, 100, 110, 126, 191

恥骨肌線⋯⋯⋯⋯⋯⋯⋯⋯⋯⋯⋯⋯⋯ 33

恥骨梳⋯⋯⋯⋯⋯⋯⋯⋯⋯⋯⋯⋯⋯ 18, 33

恥骨脫臼⋯⋯⋯⋯⋯⋯⋯⋯⋯⋯⋯⋯231

恥骨結節⋯⋯⋯⋯⋯⋯⋯⋯⋯⋯⋯⋯ 15

恥骨聯合⋯⋯⋯⋯⋯⋯⋯⋯⋯⋯⋯ 15, 33

根斯倫試驗⋯⋯⋯⋯⋯⋯⋯⋯⋯⋯ 98

浮腫⋯⋯⋯⋯⋯⋯⋯⋯⋯⋯⋯⋯⋯160

浮腫管理⋯⋯⋯⋯⋯⋯⋯⋯⋯⋯⋯156

消痛理論⋯⋯⋯⋯⋯⋯⋯⋯⋯⋯⋯244

疼痛⋯⋯⋯⋯⋯⋯⋯⋯⋯⋯⋯⋯⋯160

疼痛的惡性循環⋯⋯⋯⋯⋯⋯ 113, 158

疼痛誘發測試⋯⋯⋯⋯⋯⋯⋯⋯⋯251

症候性股骨頭壞死症⋯⋯⋯⋯⋯ 40, 219

真正的髖關節屈曲角度⋯⋯⋯⋯⋯123

神經性攣縮⋯⋯⋯⋯⋯⋯⋯⋯⋯157

神經病變性疼痛⋯⋯⋯⋯⋯⋯⋯ 71, 72

神經學的抑制手法⋯⋯⋯⋯⋯⋯158

站立中期⋯⋯⋯⋯⋯⋯⋯⋯⋯ 179, 203

站立末期⋯⋯⋯⋯⋯⋯⋯⋯⋯⋯179

站立期⋯⋯⋯⋯⋯⋯⋯⋯⋯⋯⋯177

胸椎⋯⋯⋯⋯⋯⋯⋯⋯⋯⋯⋯⋯208

胸椎旋轉⋯⋯⋯⋯⋯⋯⋯⋯⋯⋯242

胸腰筋膜⋯⋯⋯⋯⋯⋯⋯⋯⋯⋯115

脊椎矢狀面排列⋯⋯⋯⋯⋯⋯⋯ 81

脊椎冠狀面排列⋯⋯⋯⋯⋯⋯⋯ 82

脊椎側彎和旋轉⋯⋯⋯⋯⋯⋯⋯241

脊椎側彎變形⋯⋯⋯⋯⋯⋯⋯⋯186

脊髓反射⋯⋯⋯⋯⋯⋯⋯⋯⋯⋯158

脊髓神經的後內側支⋯⋯⋯⋯⋯ 88

脊髓神經後內側支⋯⋯⋯⋯⋯ 88, 94

脊髓神經後外側支⋯⋯⋯⋯⋯⋯ 88

訓練⋯⋯⋯⋯⋯⋯⋯⋯⋯⋯ 201, 227

起源於薦髂關節的梨狀肌症候群⋯⋯ 129, 131

馬行步態⋯⋯⋯⋯⋯⋯⋯⋯⋯⋯194

馬蹄狀畸形⋯⋯⋯⋯⋯⋯⋯⋯⋯194

骨刺形成⋯⋯⋯⋯⋯⋯⋯⋯⋯⋯237

骨性受限⋯⋯⋯⋯⋯⋯⋯⋯⋯⋯164

骨盆、脊椎矢狀面排列⋯⋯⋯⋯ 81

骨盆、脊椎冠狀面排列⋯⋯⋯⋯ 82

骨盆⋯⋯⋯⋯⋯⋯⋯⋯⋯⋯⋯⋯ 18

骨盆切開術⋯⋯⋯⋯⋯⋯⋯⋯⋯ 62

骨盆水平線（兩側淚滴下端連成的線）⋯⋯⋯ 53

骨盆代償動作⋯⋯⋯⋯⋯⋯⋯⋯146

骨盆形態角⋯⋯⋯⋯⋯⋯⋯⋯⋯ 80

骨盆的形狀⋯⋯⋯⋯⋯⋯⋯⋯⋯ 11

骨盆的側方傾斜⋯⋯⋯⋯⋯⋯⋯241

骨盆的旋轉角度⋯⋯⋯⋯⋯⋯⋯ 77

骨盆前傾⋯⋯⋯⋯⋯⋯⋯⋯⋯ 83, 191

骨盆前傾角度⋯⋯⋯⋯⋯⋯⋯⋯202

骨盆前傾姿勢⋯⋯⋯⋯⋯⋯⋯⋯116

骨盆後傾⋯⋯⋯⋯⋯⋯ 113, 144, 191

骨盆後傾排列⋯⋯⋯⋯⋯⋯⋯⋯106

骨盆排列⋯⋯⋯⋯⋯⋯⋯⋯⋯⋯239

骨盆腔的形狀⋯⋯⋯⋯⋯⋯⋯⋯239

骨盆傾斜⋯⋯⋯⋯⋯⋯⋯⋯⋯ 80, 244

骨盆傾斜角⋯⋯⋯⋯⋯⋯⋯⋯⋯ 81

骨脆弱⋯⋯⋯⋯⋯⋯⋯⋯⋯⋯⋯113

骨接合術⋯⋯⋯⋯⋯⋯⋯⋯⋯⋯219

骨硬化像⋯⋯⋯⋯⋯⋯⋯⋯⋯⋯237

索引

索引（十劃～十三劃）

骨間韌帶 ································ 95

骨幹 ····································· 20

骨梁構造 ······························ 21

骨頭夾擠 ····························· 242

骨頭的標記 ··························· 15

骨癒合 ······························· 217

骨囊腫 ······························· 237

高爾基－馬佐尼氏小體 ·········· 35

高爾基腱器官 ······················ 169

高齡者的姿勢 ······················ 208

退化性脊椎後凸（LDK）········· 106, 109

■ 十一劃

側縫際 ······························· 115

副張力骨梁群 ······················· 22

副閉孔神經 ·························· 35

副壓縮骨梁群 ······················· 22

動力學 ································· 46

動能 ································· 176

動態步行 ····························· 210

將腰撐起的運動 ···················· 202

患者教育 ····························· 237

排列 ······················ 81, 82, 106, 239

排出致痛物質 ······················ 168

排痰練習 ····························· 227

接觸應力 ····························· 245

控制方向的訓練 ···················· 202

控制重心 ····························· 203

梨狀肌 ···················· 31, 122, 171

梨狀肌上孔 ·············· 38, 129, 130

梨狀肌下孔 ················· 38, 130

梨狀肌本身有問題的梨狀肌症候群 ····· 132

梨狀肌症候群 ·········· 129, 131, 132

深屈試驗 ······························ 98

深股動脈 ······························ 40

深層外旋六肌 ························ 30

混合型 ······························· 249

牽拉 ································· 160

異常步態 ····························· 181

疏鬆性結締組織 ···················· 161

痊癒期 ······························· 160

粗線 ································· 12

粗線內唇 ······························ 33

終末感覺 ····························· 164

組織的修復過程 ···················· 160

組織間的滑動 ······················ 168

脛骨神經 ······························ 39

脛骨粗隆 ······························ 32

直膝抬腿測試 ······················ 130

處理 ······················ 225, 233, 241

處理髖關節後方 ···················· 225

蛋白聚醣 ······························ 49

被動要素 ····························· 188

軟骨下骨 ······························ 50

軟骨下骨質 ·························· 237

軟骨基質 ······························ 49

軟骨細胞 ······························ 49

軟骨壓縮與回彈 ···················· 50

閉孔內肌 ······················ 30, 122

閉孔外肌⋯⋯⋯⋯⋯⋯ 30, 38, 122, 134

閉孔外肌的壓痛所見⋯⋯⋯⋯⋯⋯⋯135

閉孔外肌溝⋯⋯⋯⋯⋯⋯⋯⋯⋯ 13

閉孔肌壓痛⋯⋯⋯⋯⋯⋯⋯⋯⋯134

閉孔神經⋯⋯⋯⋯⋯⋯⋯⋯ 35, 244

閉孔神經支配⋯⋯⋯⋯⋯⋯⋯ 32

閉孔神經皮支⋯⋯⋯⋯⋯⋯⋯ 35

閉孔神經受壓病變⋯⋯⋯⋯⋯134

閉孔動脈⋯⋯⋯⋯⋯⋯⋯⋯⋯ 40

閉孔脫臼⋯⋯⋯⋯⋯⋯⋯⋯⋯231

■ 十二劃

創傷治療過程⋯⋯⋯⋯⋯⋯⋯161

單腳支撐期⋯⋯⋯⋯⋯⋯⋯⋯177

單腳站⋯⋯⋯⋯⋯⋯⋯⋯⋯⋯204

循環障礙⋯⋯⋯⋯⋯⋯⋯⋯⋯160

提供養分⋯⋯⋯⋯⋯⋯⋯⋯⋯ 52

提高肌肉功能品質⋯⋯⋯⋯⋯198

痙攣⋯⋯⋯⋯⋯⋯⋯⋯⋯ 158, 160

發炎期⋯⋯⋯⋯⋯⋯⋯⋯⋯⋯160

結締組織⋯⋯⋯⋯⋯⋯⋯⋯⋯161

結締組織性攣縮⋯⋯⋯⋯⋯⋯157

結締組織的黏彈性⋯⋯⋯⋯⋯169

腓骨頭⋯⋯⋯⋯⋯⋯⋯⋯⋯⋯ 34

著地初期⋯⋯⋯⋯⋯⋯⋯⋯⋯179

視覺類比量表⋯⋯⋯⋯⋯⋯⋯ 74

量測關節活動度的目的⋯⋯⋯146

開始行走時出現疼痛⋯⋯⋯⋯244

開放鍊運動（OKC）⋯⋯⋯⋯229

雅各比線⋯⋯⋯⋯⋯⋯⋯⋯⋯ 15

■ 十三劃

匯聚投射學說⋯⋯⋯⋯⋯⋯⋯ 75

圓韌帶⋯⋯⋯⋯⋯⋯⋯⋯⋯ 19, 26

感覺接受性疼痛⋯⋯⋯⋯⋯ 71, 72

感覺接受器⋯⋯⋯⋯⋯⋯⋯⋯ 71

搖擺式步態⋯⋯⋯⋯⋯⋯⋯⋯186

源自於小面關節的梨狀肌症候群⋯⋯⋯132

溫熱療法⋯⋯⋯⋯⋯⋯⋯⋯⋯237

滑液⋯⋯⋯⋯⋯⋯⋯⋯⋯⋯⋯ 50

滑液膜炎⋯⋯⋯⋯⋯⋯⋯⋯⋯244

滑液關節⋯⋯⋯⋯⋯⋯⋯⋯⋯ 50

腫脹⋯⋯⋯⋯⋯⋯⋯⋯⋯⋯⋯160

腰大肌⋯⋯⋯⋯⋯⋯⋯⋯⋯⋯ 29

腰大肌腱⋯⋯⋯⋯⋯⋯⋯⋯⋯ 26

腰背筋膜⋯⋯⋯⋯⋯⋯⋯⋯⋯115

腰背腱膜⋯⋯⋯⋯⋯⋯⋯⋯⋯ 30

腰椎神經叢⋯⋯⋯⋯⋯⋯⋯⋯ 35

腰椎前凸⋯⋯⋯⋯⋯⋯⋯⋯⋯191

腰椎後凸⋯⋯⋯⋯⋯⋯⋯⋯⋯191

腳延長⋯⋯⋯⋯⋯⋯⋯⋯⋯⋯244

腳板前進線夾角⋯⋯⋯⋯⋯⋯177

腳跟滾動⋯⋯⋯⋯⋯⋯⋯⋯⋯194

腳踝滾動⋯⋯⋯⋯⋯⋯⋯⋯⋯194

腹股溝韌帶⋯⋯⋯⋯⋯⋯ 14, 126

腹橫肌⋯⋯⋯⋯⋯⋯⋯⋯ 113, 116

腹橫肌功能不全⋯⋯⋯⋯⋯⋯116

裘馨氏跛行⋯⋯⋯⋯⋯⋯⋯⋯183

跟足步態⋯⋯⋯⋯⋯⋯⋯⋯⋯⋯⋯194
跨步步幅⋯⋯⋯⋯⋯⋯⋯⋯⋯⋯⋯177
路面環境⋯⋯⋯⋯⋯⋯⋯⋯⋯⋯⋯211
運動的軌道⋯⋯⋯⋯⋯⋯⋯⋯⋯⋯68
運動軌跡⋯⋯⋯⋯⋯⋯⋯⋯⋯⋯⋯165
運動時會痛⋯⋯⋯⋯⋯⋯⋯⋯⋯⋯227
運動學⋯⋯⋯⋯⋯⋯⋯⋯⋯⋯⋯⋯46
過度矯正位⋯⋯⋯⋯⋯⋯⋯⋯⋯⋯223
鉗夾型⋯⋯⋯⋯⋯⋯⋯⋯⋯⋯⋯⋯249
預防脫臼⋯⋯⋯⋯⋯⋯⋯⋯⋯⋯⋯230
鼠蹊部⋯⋯⋯⋯⋯⋯⋯⋯⋯⋯⋯⋯14
鼠蹊部疼痛⋯⋯⋯⋯⋯⋯⋯⋯⋯⋯251

■ 十四劃

實際腳長⋯⋯⋯⋯⋯⋯⋯⋯⋯⋯⋯244
對皮膚知覺領域的放射痛⋯⋯⋯⋯⋯112
對髖關節施加的作用力⋯⋯⋯⋯⋯⋯56
滾動功能⋯⋯⋯⋯⋯⋯⋯⋯⋯⋯⋯194
維持皮下的滑動性⋯⋯⋯⋯⋯⋯⋯160
誘導動作⋯⋯⋯⋯⋯⋯⋯⋯⋯⋯⋯196
輔助肌力的操作⋯⋯⋯⋯⋯⋯⋯⋯204

■ 十五劃

僵硬⋯⋯⋯⋯⋯⋯⋯⋯⋯⋯⋯⋯⋯155
儀表板創傷⋯⋯⋯⋯⋯⋯⋯231, 233
劈啪聲⋯⋯⋯⋯⋯⋯⋯⋯⋯⋯⋯⋯165
增生期⋯⋯⋯⋯⋯⋯⋯⋯⋯⋯⋯⋯160
摩擦係數⋯⋯⋯⋯⋯⋯⋯⋯⋯⋯⋯50

標記⋯⋯⋯⋯⋯⋯⋯⋯⋯⋯⋯14, 15
潤滑⋯⋯⋯⋯⋯⋯⋯⋯⋯⋯⋯⋯⋯49
潤滑機制⋯⋯⋯⋯⋯⋯⋯⋯⋯⋯⋯50
潮線⋯⋯⋯⋯⋯⋯⋯⋯⋯⋯⋯⋯⋯49
緻密結締組織⋯⋯⋯⋯⋯⋯⋯⋯⋯161
膕旁肌⋯⋯⋯⋯⋯⋯⋯⋯⋯⋯34, 46
膝蓋骨的活動性⋯⋯⋯⋯⋯⋯⋯⋯233
膝關節伸直攣縮⋯⋯⋯⋯⋯⋯⋯⋯192
膝關節攣縮⋯⋯⋯⋯⋯⋯⋯155, 234
膠原蛋白⋯⋯⋯⋯⋯⋯⋯⋯⋯⋯⋯49
膠原蛋白纖維的架橋（cross link）形成⋯⋯161
豎脊肌群⋯⋯⋯⋯⋯⋯⋯⋯⋯⋯⋯113
踏步動作⋯⋯⋯⋯⋯⋯⋯⋯⋯⋯⋯204
輪匝⋯⋯⋯⋯⋯⋯⋯⋯⋯⋯⋯⋯⋯24
駝背⋯⋯⋯⋯⋯⋯⋯⋯⋯⋯⋯⋯⋯208
魯菲尼式小體⋯⋯⋯⋯⋯⋯⋯⋯⋯35

■ 十六劃

整復位⋯⋯⋯⋯⋯⋯⋯⋯⋯⋯⋯⋯223
機械式受器⋯⋯⋯⋯⋯⋯⋯⋯35, 71
機械性刺激⋯⋯⋯⋯⋯⋯⋯⋯⋯⋯73
橫韌帶⋯⋯⋯⋯⋯⋯⋯⋯⋯⋯⋯⋯51
隨著姿勢變化的髖關節周圍肌肉活動⋯⋯⋯110
靜態步行⋯⋯⋯⋯⋯⋯⋯⋯⋯⋯⋯210
鴨行步態⋯⋯⋯⋯⋯⋯⋯⋯⋯⋯⋯186

■ 十七劃

壓力分散⋯⋯⋯⋯⋯⋯⋯⋯⋯⋯⋯52

壓迫⋯⋯⋯⋯⋯⋯⋯⋯⋯⋯⋯⋯⋯⋯129

壓痛⋯⋯⋯⋯⋯⋯⋯⋯⋯⋯14, 135, 160

壓痛所見⋯⋯⋯⋯⋯⋯⋯⋯ 135, 165

縫匠肌⋯⋯⋯ 15, 32, 37, 125, 126, 200

縮短⋯⋯⋯⋯⋯⋯⋯⋯⋯ 157, 167

臀上皮神經⋯⋯⋯⋯⋯⋯⋯⋯⋯ 35

臀上神經⋯⋯⋯⋯⋯⋯⋯ 35, 38, 130

臀上動脈⋯⋯⋯⋯⋯⋯⋯⋯⋯⋯ 40

臀下皮神經⋯⋯⋯⋯⋯⋯⋯⋯⋯ 35

臀下神經⋯⋯⋯⋯⋯⋯⋯ 35, 38, 130

臀下動脈⋯⋯⋯⋯⋯⋯⋯⋯⋯⋯ 40

臀下緣⋯⋯⋯⋯⋯⋯⋯⋯⋯⋯⋯ 14

臀大肌⋯⋯⋯⋯ 14, 27, 30, 38, 115, 202

臀小肌⋯⋯⋯ 30, 38, 86, 125, 200, 245

臀中皮神經⋯⋯⋯⋯⋯⋯⋯⋯⋯ 35

臀中肌⋯⋯⋯⋯⋯ 28, 30, 38, 86, 103

臀中肌效率⋯⋯⋯⋯⋯⋯⋯⋯⋯ 21

臀中肌無力步行⋯⋯⋯⋯⋯⋯⋯186

臀中肌無力跛行⋯⋯⋯⋯⋯⋯⋯183

臀肌粗隆⋯⋯⋯⋯⋯⋯⋯⋯⋯⋯ 30

臀肌筋膜⋯⋯⋯⋯⋯⋯⋯⋯⋯⋯ 30

臨床路徑⋯⋯⋯⋯⋯⋯⋯⋯⋯⋯229

臨界值⋯⋯⋯⋯⋯⋯⋯⋯⋯⋯⋯ 72

■ 十八劃

薦棘韌帶⋯⋯⋯⋯⋯⋯⋯⋯⋯⋯ 95

薦椎⋯⋯⋯⋯⋯⋯⋯⋯⋯⋯⋯⋯ 30

薦椎耳狀面⋯⋯⋯⋯⋯⋯⋯⋯⋯ 95

薦椎神經叢⋯⋯⋯⋯⋯⋯⋯ 35, 38

薦椎結節韌帶⋯⋯⋯⋯⋯⋯ 30, 95

薦髂關節⋯⋯⋯⋯⋯⋯⋯ 17, 93, 95

薦髂關節性疼痛⋯⋯⋯⋯⋯⋯⋯ 97

薦髂關節的支配神經⋯⋯⋯⋯⋯ 96

闊背肌⋯⋯⋯⋯⋯⋯⋯⋯⋯⋯⋯115

闊筋膜張肌⋯⋯ 15, 30, 38, 85, 102, 125, 166, 200

隱神經⋯⋯⋯⋯⋯⋯⋯⋯⋯⋯⋯126

擴大腰薦椎部伸直角度⋯⋯⋯⋯103

擺動角⋯⋯⋯⋯⋯⋯⋯⋯⋯⋯⋯247

擺盪中期⋯⋯⋯⋯⋯⋯⋯⋯⋯⋯180

擺盪末期⋯⋯⋯⋯⋯⋯⋯⋯⋯⋯180

擺盪初期⋯⋯⋯⋯⋯⋯⋯⋯⋯⋯180

擺盪期⋯⋯⋯⋯⋯⋯⋯⋯⋯⋯⋯177

藉由觸診確認限制因子⋯⋯⋯⋯166

軀幹前傾⋯⋯⋯⋯⋯⋯⋯⋯⋯⋯191

軀幹後傾⋯⋯⋯⋯⋯⋯⋯⋯⋯⋯191

轉子下方骨折⋯⋯⋯⋯⋯⋯⋯⋯217

轉子間⋯⋯⋯⋯⋯⋯⋯⋯⋯ 20, 22

轉子間嵴⋯⋯⋯⋯⋯⋯⋯ 22, 24, 31

轉子間線⋯⋯⋯⋯⋯⋯⋯⋯ 22, 24

轉子窩⋯⋯⋯⋯⋯⋯⋯⋯⋯⋯⋯ 31

轉子窩前面外側⋯⋯⋯⋯⋯⋯⋯ 25

轉移痛⋯⋯⋯⋯⋯⋯⋯⋯⋯ 37, 74

醫材夾擠⋯⋯⋯⋯⋯⋯⋯⋯⋯⋯242

雙腳支撐期⋯⋯⋯⋯⋯⋯⋯⋯⋯177

離心性收縮⋯⋯⋯⋯⋯⋯ 110, 203

鵝足⋯⋯⋯⋯⋯⋯⋯⋯⋯⋯ 32, 34

■ 十九劃

穩定性······················245
穩定的關節····················68
藥物治療···················237
邊界潤滑·····················50
關節力矩················188, 196
關節力量···················188
關節不穩定性·················236
關節中心···················196
關節內壓·····················58
關節內壓上升·················110
關節合力··········56, 58, 62, 63, 245
關節周圍肌肉的收縮力·············58
關節固定術····················68
關節性攣縮··················157
關節的向心性·················236
關節保留手術·············62, 239
關節活動度受限···············242
關節活動度受限的評估············164
關節唇··················19, 51, 70
關節唇的生物力學···············51
關節唇的構造···················51
關節唇斷裂··············244, 249
關節液擴散····················50
關節軟骨············19, 49, 51, 52
關節軟骨受損·············50, 250
關節間隙···················236
關節應力··············58, 63, 245
關節鬆弛位置·················167
關節鏡手術··················253

關節囊·······················24
關節囊分支····················35
關節囊韌帶···············24, 167
關節攣縮的發生機制·············155
髂下腹神經····················35
髂下腹神經皮支·················35
髂肌·······················29
髂股韌帶········22, 24, 29, 31, 70, 167
髂前上棘··················14, 15
髂前下棘··············15 , 25, 252
髂後上棘··················15, 30
髂骨·······················17
髂骨耳狀面····················95
髂骨棘·······················15
髂骨結節·····················15
髂骨翼·······················15
髂脛束···················30, 85
髂嵴····················15, 30
髂嵴切線·····················15
髂嵴外唇·····················30
髂腰肌······29, 84, 100, 109, 110, 113, 126, 191
髂腰肌血腫··················126
髂腰肌的功能·················200
髂腰肌的功能不全··············116
髂腰韌帶··············95, 119, 121
髂腹股溝神經···················35

■ 二十劃

懸吊帶⋯⋯⋯⋯⋯⋯⋯⋯ 202, 227, 247

■二十一劃

蘭喬洛戈斯國家康復中心⋯⋯⋯⋯⋯179

■二十三劃

攣縮⋯⋯⋯⋯⋯⋯ 69, 119, 155, 158

攣縮期⋯⋯⋯⋯⋯⋯⋯⋯⋯⋯161

纖維化⋯⋯⋯⋯⋯⋯⋯⋯ 156, 157

纖維脂肪組織⋯⋯⋯⋯⋯⋯⋯⋯ 19

纖維軟骨⋯⋯⋯⋯⋯⋯⋯⋯⋯ 19

髓外型的整復⋯⋯⋯⋯⋯⋯⋯⋯223

■二十四劃

讓這些部位休息⋯⋯⋯⋯⋯⋯⋯160

髕支持帶⋯⋯⋯⋯⋯⋯⋯⋯⋯234

■二十五劃

觀察指標⋯⋯⋯⋯⋯⋯⋯⋯⋯195

髖內翻⋯⋯⋯⋯⋯⋯⋯⋯⋯⋯ 21

髖臼⋯⋯⋯⋯⋯⋯⋯⋯⋯ 18, 231

髖臼上緣⋯⋯⋯⋯⋯⋯⋯⋯⋯ 25

髖臼切跡⋯⋯⋯⋯⋯⋯⋯⋯⋯ 19

髖臼角⋯⋯⋯⋯⋯⋯⋯⋯⋯⋯ 53

髖臼杯的設置角度／角度⋯⋯ 241, 247

髖臼的深度指數⋯⋯⋯⋯⋯⋯⋯ 54

髖臼前方覆蓋⋯⋯⋯⋯⋯⋯⋯⋯249

髖臼後傾⋯⋯⋯⋯⋯⋯⋯⋯⋯251

髖臼負重部硬化帶⋯⋯⋯⋯⋯⋯ 54

髖臼骨折⋯⋯⋯⋯⋯⋯⋯⋯⋯232

髖臼發育不全⋯⋯⋯ 53, 61, 69, 236, 246

髖臼傾斜角（ARO）⋯⋯⋯⋯⋯239

髖臼窩⋯⋯⋯⋯⋯⋯⋯⋯⋯⋯ 18

髖臼緣⋯⋯⋯⋯⋯⋯⋯⋯⋯⋯ 24

髖臼橫韌帶⋯⋯⋯⋯⋯⋯⋯ 19, 51

髖臼關節唇⋯⋯⋯⋯⋯⋯⋯⋯ 51

髖骨⋯⋯⋯⋯⋯⋯⋯⋯⋯⋯⋯ 17

髖骨旋轉切骨術⋯⋯⋯⋯⋯ 63, 246

髖骨深層肌群⋯⋯⋯⋯⋯⋯ 27, 29

髖骨淺層肌群⋯⋯⋯⋯⋯⋯ 27, 30

髖關節⋯⋯⋯⋯⋯⋯⋯⋯⋯⋯ 10

髖關節內收受限⋯⋯⋯⋯⋯⋯⋯184

髖關節內收攣縮⋯⋯⋯⋯⋯⋯⋯192

髖關節內旋位做舉腿試驗⋯⋯⋯⋯131

髖關節外展肌力⋯⋯⋯⋯⋯⋯⋯184

髖關節外旋肌群⋯⋯⋯⋯⋯ 122, 129

髖關節合力增加⋯⋯⋯⋯⋯⋯⋯113

髖關節伸直角度⋯⋯⋯⋯⋯⋯⋯202

髖關節伸直受限⋯⋯⋯⋯⋯⋯⋯248

髖關節周圍肌肉活動⋯⋯⋯⋯⋯110

髖關節屈曲攣縮⋯⋯⋯⋯⋯⋯⋯ 83

髖關節的正面影像⋯⋯⋯⋯⋯⋯241

髖關節的活動度⋯⋯⋯⋯⋯⋯⋯ 46

髖關節的穩定度⋯⋯⋯⋯⋯⋯⋯245

髖關節的關節囊⋯⋯⋯⋯⋯⋯⋯167

髖關節前側支撐組織⋯⋯⋯⋯⋯123

索引（二十五劃）

髖關節後側支撐組織⋯⋯⋯⋯⋯⋯⋯121

髖關節活動障礙⋯⋯⋯⋯⋯⋯⋯⋯162

髖關節原有的活動度⋯⋯⋯⋯⋯⋯144

髖關節唇損傷⋯⋯⋯⋯⋯⋯⋯⋯⋯ 69

髖關節疼痛⋯⋯⋯⋯⋯⋯⋯⋯ 88, 95

髖關節複合體⋯⋯⋯⋯ 119, 144, 226, 242

髖關節複合體的活動度⋯⋯⋯⋯⋯144

髖關節囊⋯⋯⋯⋯⋯⋯⋯⋯⋯⋯⋯ 35

■#

α角 53, 61, 251

■A

acetabular depth ratio 54
acetabular head index 53
acetabular labrum 51
acetabular roof obliquity 54
Adam'sarch 21
adhesion 156, 158
adhesional phase 161
ADR 54
AHI 53, 239
AIIS 252
AIIS impingement 247
amplitude 161
ankle rocker 194
anterior impingement sign 122
anterior inferior iliac spine：AIIS 252
Anterior pelvic plane（APP） 77
APP 77
ARO 54, 107, 239

■B

biomechanics 46
bump 251

■C

C7 plumb line 78
calcaneal gait 194

calcar femorale 23, 223
cam type 249
cannulated cancellous screw（CCS） 219
CCS 219
center-edge angle 53
central pattern generator：CPG 189
CE角 53, 61, 107, 239, 249
Chiari骨盆截骨術 63
close-packed position 191
combined anteversion 241
compensate sagittal balance 78
complex hip-spine syndrome 76
contact force 245
contractive phase 161
counter-nutation 95, 105
CPG 189
crepitation 165
cross link 161
cross over sign 251
Crowe分類 54
Crowe等學者的分類 241

■D

dashboard injury 231, 233
decompensate sagittal balance 78
deep flexion test 98
dense connective tissue 161
dermatomes：皮節 98
direct head 32, 124
double limb support 177

索引

髖關節攣縮的評估與運動治療

出　　　　版／楓葉社文化事業有限公司
地　　　　址／新北市板橋區信義路163巷3號10樓
郵 政 劃 撥／19907596　楓書坊文化出版社
網　　　　址／www.maplebook.com.tw
電　　　　話／02-2957-6096
傳　　　　真／02-2957-6435
監　　　　修／林典雄、淺野昭裕
執　　　　筆／熊谷匡晃
審　　　　定／吳欣穎
翻　　　　譯／林佳翰
責 任 編 輯／周佳薇
校　　　　對／周季瑩
港 澳 經 銷／泛華發行代理有限公司
定　　　　價／950元
出 版 日 期／2023年9月

國家圖書館出版品預行編目資料

髖關節攣縮的評估與運動治療／熊谷匡
晃執筆；林佳翰譯. -- 初版. -- 新北市：
楓葉社文化事業有限公司, 2023.09
面；　公分
ISBN 978-986-370-582-6（平裝）
1. 骨盆　2. 關節　3. 運動療法
416.617　　　　　　　112012237